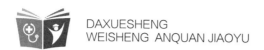

DAXUESHENG
WEISHENG ANQUAN JIAOYU

大学生
卫生安全教育

姜　辉　主编　　　姜桂娟　主审

化学工业出版社

·北京·

内容简介

大学校园是人口密集的场所，也是社会公共卫生安全需维护的重点，因其不仅关系着社会的和谐稳定，更关乎国家发展接班人的健康与安全。进行卫生安全教育，有助于提高基层防病治病和健康管理能力，践行党的二十大精神。

《大学生卫生安全教育》共分十章，具体包括绪论、食品卫生、环境卫生、劳动卫生、突发公共卫生事件的应急处理、预防接种与免疫规划、自然灾害的应急处理、科学运动指导、中医药健康管理、健康教育与日常维护，同时配有相关政策文件及练习题参考答案（以二维码形式呈现），供读者加深知识理解。

本书可作为公共课教材，适用人群为高职高专类院校师生，同时也可供中职、技工校各专业及行业从业人员参考使用。

图书在版编目（CIP）数据

大学生卫生安全教育/姜辉主编. —北京：化学工业出版社，2021.6（2024.9重印）

ISBN 978-7-122-38922-0

Ⅰ. ①大… Ⅱ. ①姜… Ⅲ. ①大学生-卫生保健-高等职业教育-教材 Ⅳ. ①R161

中国版本图书馆 CIP 数据核字（2021）第 066548 号

责任编辑：章梦婕　李植峰　　　　　　文字编辑：何金荣
责任校对：王　静　　　　　　　　　　装帧设计：王晓宇

出版发行：化学工业出版社（北京市东城区青年湖南街 13 号　邮政编码 100011）
印　　装：大厂聚鑫印刷有限责任公司
787mm×1092mm　1/16　印张 15¼　字数 346 千字　2024 年 9 月北京第 1 版第 3 次印刷

购书咨询：010-64518888　　　　　　售后服务：010-64518899
网　　址：http://www.cip.com.cn
凡购买本书，如有缺损质量问题，本社销售中心负责调换。

定　　价：38.00 元

《大学生卫生安全教育》 编审人员

主　　编　姜　辉

副 主 编　吴　英　于玲玲　李晓红

编写人员（按姓名笔画排序）

　　　　　于玲玲 （ 黑龙江农业经济职业学院 ）

　　　　　王志红 （ 黑龙江农业经济职业学院 ）

　　　　　李晓红 （ 黑龙江农业经济职业学院 ）

　　　　　吴　英 （ 黑龙江农业经济职业学院 ）

　　　　　金晓晖 （ 大连枫叶职业技术学院 ）

　　　　　姜　辉 （ 黑龙江农业经济职业学院 ）

　　　　　徐　伟 （ 黑龙江幼儿师范高等专科学校 ）

　　　　　徐瑞东 （ 黑龙江农垦科技职业学院 ）

　　　　　郭　莹 （ 牡丹江市卫生学校 ）

　　　　　靳丽梅 （ 黑龙江农业经济职业学院 ）

主　　审　姜桂娟 （ 黑龙江农业经济职业学院 ）

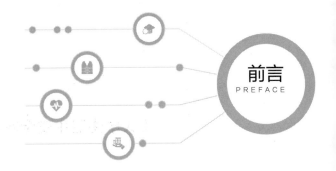

前言
PREFACE

　　2020年新冠肺炎病毒席卷全球，防范突发性公共卫生安全事件及日常防护又一次引起了全人类的高度关注。高校是人口密集的场所，也是公共卫生安全重点要关注的场所。大学生公共卫生安全是高校校园和谐建设的重要组成部分，是高校管理工作的重点，也是关系着高校学生的健康和生命的重中之重。加强和改进大学生公共安全教育不仅要从生活环境入手，更重要的是培养大学生的公共卫生安全意识、良好的生活习惯，从而做好安全教育工作、提高基层防病治病和健康管理能力，践行党的二十大精神。

　　世界卫生组织（WHO）将公共卫生分为八大类：第一是传染病控制；第二是食品安全；第三是烟草控制；第四是药品和疫苗的可得性；第五是环境卫生；第六是健康教育与促进；第七是食品保障与营养；第八是卫生服务。本书从学生应知应会的角度出发，内容涵盖了世界卫生组织所确定的全部内容，介绍了预防免疫接种、环境卫生、食品卫生、劳动卫生、运动指导、公共卫生应急事件处理、自然灾害应急处理、中医药健康管理、健康教育与日常维护等相关知识。

　　本书重点关注学生日常学习生活中会遇到的公共卫生安全问题，分析这些问题会给学生造成的不良影响，从而提出预防解决方案，帮助学生加强对卫生安全知识的学习，从容面对可能会遇到的突发事件及日常风险。

　　本书由姜辉担任主编，吴英、于玲玲、李晓红担任副主编，姜桂娟担任主审。具体分工如下：姜辉编写绪论和第九章，李晓红编写第一章，徐瑞东编写第二章，王志红、吴英编写第三章，于玲玲编写第四章和第六章，金晓晖、郭莹编写第五章，徐伟编写第七章，靳丽梅编写第八章，金晓晖对各章练习题参考答案及全书政策文件进行搜集整理，姜辉对全书进行统稿。

　　本书在编写过程中得到了黑龙江农业经济职业学院、大连枫叶职业技术学院、黑龙江农垦科技职业学院、黑龙江幼儿师范高等专科学校、牡丹江市卫生学校有关领导的大力支持。在本书的编写过程中，参考了有关书籍和研究资料，在此对作者一并表示感谢。

　　鉴于编者水平有限，疏漏之处在所难免，希望读者批评指正，以便后续再版完善，深表感谢！

编者

目录

CONTENTS

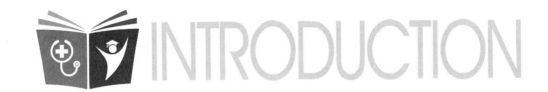

绪论

公共卫生起源于人类对健康的认识和需求，人类早期对健康的需求是和生存发展密切相关的。当人口增长的压力促使人类从食物的采集者变成食物的生产者后，人类的定居和群居便带来了各种影响健康的问题，如传染病或食物源性及水源性疾病在人群中的流行等，人类逐渐地认识到为了继续生存和发展，必须通过有组织的努力来解决因大规模群居带来的负面健康问题，公共卫生的概念也就在这个过程中产生了。

2019年12月新型冠状病毒肺炎疫情在我国暴发，给我国社会生活和经济发展带来了巨大影响。面对突发公共卫生事件，以习近平同志为核心的党中央，始终将人民群众的生命安危放在首位，在党中央统一领导下，全国一盘棋，上下联动，全面动员、全面部署、全面防控，全国各族人民众志成城，奋勇抗击疫情，在极短的时间内使重大突发公共卫生事件得以有效控制，全国各地逐步复工、复产、复学，取得了阶段性胜利。

新冠肺炎疫情的暴发、防控让我们看到了突发卫生事件对我国公共卫生安全提出的挑战和要求，应急管理是国家治理体系和治理能力的重要组成部分，需积极推进我国应急管理体系和能力现代化发展。

高校是应对公共卫生事件的重要阵地，高校人员高度聚集，大部分高校人员均在万人以上，在相对集中的场所集中上课、住宿、活动，一旦发生公共卫生事件则非常容易引起交叉感染，引起恐慌蔓延，同时也会打破正常的教学秩序，给高校的发展，学生的就业、学习、生活都带来巨大的冲击，影响高校及全社会的安全稳定。在日常的教育过程中积极开展卫生安全教育，让学生充分了解所生活的区域环境卫生、食品卫生及目前年龄段可能出现的危害健康的安全及隐患，以及如何做好应对等内容尤为必要。

一、公共卫生安全的概念

公共卫生是组织社会共同努力，改善环境卫生条件，预防控制传染病和其他疾病流行，以培养人们的良好卫生习惯和文明生活方式，通过提供医疗服务，达到预防疾病、促进人民身体健康的目的。公共卫生是一项公共事业，属于国家和全体国民所有，提高国民的健康水平是社会发展的重要目标。

二、卫生安全教育的内容

卫生安全是关系到大众健康的公共事业，联系到校园实际生活，其具体内容包括食品卫生、环境卫生、劳动卫生、传染病预防、科学运动指导、突发公共卫生事件等方面。对重大疾病尤其是传染病（如艾滋病、肺结核、SARS、COVID-19 等）的预防、监控和医治；对食品、药品、公共环境卫生的监督管制，以及相关的卫生宣传、健康教育、免疫接种等均属于典型的卫生安全范畴。

1. 食品卫生

食品卫生是公共卫生的组成部分，也是食品科学的内容之一。食品卫生是为防止食品污染和有害因素危害人体健康而采取的综合措施。从狭义上讲，食品卫生是指食品干净、未被细菌污染，不使人致病。

如在学校食堂用餐时如果发现食品变质、味道不对或者食物没有做熟，一定要第一时间找到管理人员，拒绝食用不熟和变质食物，同时尽量少吃冷餐食品。一旦出现食物中毒现象一定要第一时间上报、第一时间就医，食堂会将留样食品送检，确保学生身体健康安全。

2. 环境卫生

环境卫生是研究自然环境和生活环境与人群健康的关系，环境卫生的范围非常广泛，并且非常复杂，包括我们日常接触到的饮水、废污处理、每天食用的食品、病媒管制、工业卫生、空气污染、噪声污染、居舍卫生等。环境卫生是随着人类社会生活改变而演变的。我们应该充分利用环境有益因素，用科学的手段控制有害环境因素，提出卫生要求和预防对策，增进人体健康，提高人群的健康水平。

学校是师生工作和学习的主要场所，确保学校卫生的主要任务是监测学生健康状况，对学生进行健康教育，培养学生良好的卫生习惯，改善学校卫生环境和教学卫生条件。如在班级大扫除中，一是要戴好口罩等做好个人的防护工作；二是要对垃圾进行分类，不要让清理出来的垃圾对学校公共环境造成二次污染；三是选择正确的消毒产品，所使用的消毒液等消毒产品不要造成对人体和环境的伤害。

3. 劳动卫生

劳动卫生也称生产卫生、工业卫生，主要包括生产场所的劳动卫生、职业病防治和"三废"治理、工业设计卫生和职工多发病和慢性病防治等。通过改善劳动条件，创造安全、卫生、满意和高效的作业环境，提高劳动者的职业生活质量。

如在实践岗位实习锻炼的时候，要按照岗位的要求做好工作防护，按照岗位的操作规范工作。在今后的就业工作中，也积极做好劳动保护，尽最大能力降低职业病等疾病的发生。

4. 传染病预防

加强对传染病、学生常见病的预防和治疗。传染病预防分为主动性预防和补救性预防两类。主动性预防是按照有关法律、法规制度和条文，结合本区域疾病发生的特点，分季节、分年龄进行有计划的预防工作；补救性预防是针对发现有可能引起流行的病例，如突遇传染病例的出现，采取紧急隔离治疗、患者环境消毒、群体免疫注射等科学的方法进行突出性补救的预防。

如发现同学发生传染性疾病时，第一时间向辅导员老师汇报，如果需要应及时联系疾控部门，并对现场进行保护，避免传染性疾病扩散。

5. 突发公共卫生事件

突发公共卫生事件，是指突然发生、造成或者可能造成社会公众健康严重损害的重大传染病疫情、群体性不明原因疾病、重大食物和职业中毒以及其他严重影响公众健康的事件。

当有突发性公共事件发生时，大家不要恐慌，第一时间进行汇报，做到早发现、早诊断、早治疗。同时，在对突发公共事件未确定具体病因或疾病来源的前提下不要随意传播，做到不传谣、不信谣。

三、卫生安全教育的任务

高校在大学生卫生安全服务方面，主要涉及建立大学生健康档案、健康教育、预防接种、心理障碍或心理疾病患者管理、结核病患者健康管理、中医药健康管理、传染病和突发公共卫生事件报告和处理、卫生监督协管服务等主要方面的任务（表1）。

表1　大学生卫生安全服务项目

序号	类别	服务对象	项目及内容
1	建立大学生健康档案	全日制在校大学生	建立健康档案
			健康档案维护管理
2	健康教育	全日制在校大学生	提供健康教育资料
			设置健康教育宣传栏
			开展公众健康咨询服务
			举办健康知识讲座
			开展个体化健康教育
3	预防接种	重点人群	预防接种管理
			预防接种
			疑似预防接种异常反应处理
4	心理障碍或心理疾病患者管理	校园内诊断明确的心理障碍或心理疾病患者	患者信息管理
			随访评估和分类干预
			健康体检
5	传染病和突发公共卫生事件报告和处理	校园内服务人员	传染病疫情和突发公共卫生事件风险管理
			传染病和突发公共卫生事件的发现和登记
			传染病和突发公共卫生事件相关信息报告
			传染病和突发公共卫生事件的处理
6	卫生监督协管	校园内人员	食品安全信息报告
			职业卫生咨询指导
			饮用水卫生安全巡查
			学校卫生服务
			非法行医和非法采供血信息报告
7	结核病患者健康管理	校园内肺结核病可疑者及诊断明确的结核病患者（包括耐多药患者）	可疑者推介转诊
			患者随访管理

1．建立大学生健康档案

高校要对入学的学生进行体检，并在其自愿的基础上，为学生建立统一、规范的居民健康档案并及时更新，同时实施计算机管理。

2．健康教育

针对健康素养基本知识和技能及校区重点健康问题，向大学生提供健康教育宣传信息和健康教育咨询服务，设置健康教育宣传栏，开展健康知识讲座等健康教育活动。

3．预防接种

为需要人群接种流感疫苗、乙肝疫苗、甲肝疫苗等疫苗，发现、报告预防接种中的疑似异常反应，并协助调查处理。

4．传染病预防

及时发现、登记并报告校区内发现的传染病病例和疑似病例，参与疫点现场处理；开展传染病防治知识宣传和咨询服务；配合专业公共卫生机构，对非住院传染病患者进行治疗管理。

5．心理障碍或心理疾病患者管理

对校区内心理障碍或心理疾病患者进行登记管理；在专业机构指导下对患者进行治疗随访和康复指导。

四、卫生安全教育的意义

卫生安全教育是维护大学生安全的一项基础教育，是人才保障的根本教育，它应该始终贯穿于高校人才培养的全过程。

许多疾病与大学生的不良习惯有着密切关系，通过卫生安全教育来改变大学生的不健康行为是本课程设置的意义所在。高校卫生安全教育的突出特点是通过有计划、有目的、有评价的教育活动，影响和改变大学生的不健康行为，促进大学生养成有益的健康行为，使之达到最佳的健康状态，对疾病诊疗起到增效作用。高校通过卫生安全教育的开展，有利于普及学生对校园公共卫生方面知识的了解，能够科学预防传染性疾病的传播，能够正确对待突发公共卫生事件的应急处理。

1．增进对疾病的认识

随着社会的发展，一些不良生活习惯造成的传染性疾病威胁着在校大学生的身体健康，比如寝室生活中的吸烟、酒精中毒都源于不良生活习惯。

2．增进对食品安全的认识

现在大学生存在一个较为普遍的现象，就是饮食不规律，不按时按点就餐的同学居多，经常通过叫外卖来解决自己的饮食问题，很少关注食品安全。

3．增进对环境卫生安全的认识

大学生基本都住在寝室，很多同学不注重个人寝具卫生，甚至有的很少清洗衣服、床单、被罩，嫌麻烦也不经常送洗衣间清洗。学校不进行卫生检查的时候，寝室的卫生环境令人堪忧。更有同学长时间不洗澡，不晒被子。这些坏的生活习惯给疾病准备了"温床"。

通过卫生安全教育，可增进学生对以上问题的认识，从而避免不良事件的发生，保障学生安全。

4. 有利于降低突发公共卫生事件带来的恐慌程度

恐慌情绪是重大突发公共卫生事件暴发下个体的本能反应，重大突发公共卫生事件的危险性、威胁性与不确定性推动恐慌情绪形成，当事件与每个人息息相关时，恐慌情绪具有较高的传染性。

通过卫生安全教育能帮助学生对突发公共安全事件有所了解，知悉突发事件的处理程序，最大限度地降低学生面对突发公共卫生安全事件时的恐慌程度。

5. 有利于提升学校监管水平

学校应更加关注学生的心理健康，强化心理健康教育，提升管理水平。

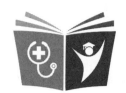

CHAPTER ONE

第一章
食品卫生

学习要点

通过本章的学习，了解人体必需营养素、膳食营养和膳食平衡的要求，帮助自己在日常生活中做到健康膳食，保证拥有一个健康的身体。日常饮食偶尔会发生食物中毒的情况，因此学会食品中毒的简单处理方法也是保障身体健康的必要保证。

第一节
人体必需营养素

学习目标

1. 了解人体必需营养素的种类、生理功能及主要的食物来源。

2. 了解各种营养素缺乏会出现的症状，学会如何通过食物的选择来解决营养素缺乏的问题。

3. 了解膳食纤维对人体健康的作用。

一、糖类

糖类，也称碳水化合物，是由碳、氢、氧三种元素组成的一类多羟基醛或多羟基酮类化合物，包括一些具有甜味的糖质及具有糖类性质的化合物。糖类是广泛存在于生物体内的有机成分，它们在自然界中构成植物骨架并作为能源贮备，对人体具有广泛的生理作用。

（一）可利用糖类的生理功能

1. 供能储能

糖类的主要功能是供给能量，人体所需的大部分能量是由糖类氧化分解供给的。糖类来源广泛、耐贮存，在体内消化、吸收、利用较其他热源物质迅速而且完全，即使在缺氧的条件下，仍能通过酵解作用，为机体提供部分能量。

2. 构成组织及重要生命物质

糖类是构成机体组织并参与细胞的组成和多种活动的重要物质。糖类是机体重要的构成成分之一，在遗传中也起着重要的作用。

3. 参与其他营养素的代谢

（1）节约蛋白质作用　机体需要的能量，主要由糖类提供，当膳食中糖类供应不足时，机体为了满足自身对葡萄糖的需要，则通过糖原异生作用产生葡萄糖。因为脂肪一般不能转变成葡萄糖，所以主要是动用体内的蛋白质，甚至是器官中的蛋白质，如肌肉、肝、肾、心脏中的蛋白质，对人体及各器官造成损害。食物中供给充足的糖类则可免于过多作用蛋白质作为机体的能量来源而消耗，使蛋白质用于最适宜发挥其特有生理功能的地方，糖类的这种作用称为节约蛋白质作用（也称为蛋白质的保护作用）。

（2）抗生酮作用　脂肪在体内彻底被代谢分解需要糖类的协同作用。当膳食中糖类供应不足时，体内脂肪或食物中的脂肪被动员并加速分解为脂肪酸来供应能量，在这一代谢过程中，由于脂肪酸不能被彻底氧化而会产生酮体。尽管肌肉和其他组织可利用酮体产生能量，但体内过多的酮体会影响机体的酸碱平衡，以致产生酮血症和酮尿症。而膳食中供给充足的糖类就可以起到抗生酮作用。人体每天至少需要 50～100g 的糖类才可防止酮血症的产生。

4. 解毒功能

肝脏中储备有较为丰富的糖原时，肝脏对某些细菌毒素和化学毒物（如四氯化碳、酒精、砷等）都有解毒能力，可消除或减轻这些物质的毒性或生物活性。例如在大学期间很多女同学采用节食的方法减肥，在节食过程中由于糖类摄入极少，肝脏的解毒功能明显下降，这就是由机体中肝糖原不足造成的。

5. 改善感官品质

食糖是食品烹调加工不可缺少的原料。另外，利用糖类的各种性质，可以加工出色、香、味、形各异的多种食品，使其具有特殊的色泽和香味，如我们经常吃的面包，其表面的金黄色和香气就是糖反应的结果。

（二）糖类的食物来源

糖类主要来源于植物性食物，如粮谷类、薯类和根茎类食物中都含有丰富的淀粉。粮谷类一般含糖类 60%～80%，薯类中含量为 15%～29%，豆类中为 40%～60%。单糖和双糖除一部分存在于水果、蔬菜等天然食物中外，绝大部分存在于加工后的食物中，其主要来源有甜味水果、蜂蜜、蔗糖、糖果、甜食、糕点和含糖饮料等。各种乳及乳制品中的乳糖是婴儿最重要的糖类来源。膳食纤维含量丰富的食物主要是水果、蔬菜、豆类、坚果和各种谷类。

二、脂类

脂类是人体需要的重要营养素之一，一般按结构分为脂肪和类脂两类。脂肪在膳食中提供的能量，约占每日总能量摄入的 20％～30％。脂类还是细胞膜、神经髓鞘等人体细胞组织的组成成分，具有重要的生理功能。营养学上重要的脂类主要有甘油三酯、磷脂和固醇类物质。食物中的脂类 95％是甘油三酯，5％是其他脂类。人体贮存的脂类中甘油三酯高达 99％。

（一）脂类的生理功能

1. 机体热能的来源

脂肪是食物中产生热能最高的一种营养素，每克脂肪在体内氧化可产生 37.6kJ（9.0kcal）热能，其发热量比碳水化合物高得多。因此，体内贮存的脂肪是人体的"能源库"，当机体需要时可被动用，参加脂肪代谢和供给热能。另外，当人体摄入能量不能及时被利用或过多时，无论是蛋白质、脂肪还是糖类，都是以脂肪的形式储存下来。皮下脂肪还可滋润皮肤，防止体温外散，在寒冷环境中有利于保持体温。

2. 组成人体组织细胞的成分

类脂质是细胞结构的基本原料，特别是磷脂和固醇等。磷脂对生长发育非常重要，固醇是合成固醇类激素的重要物质。脂肪是器官和神经组织的防护性隔离层，具有保护和固定体内各种脏器以及关节等的作用。

3. 供给必需脂肪酸

必需脂肪酸是组织细胞的组成成分，对线粒体和细胞膜特别重要，必需脂肪酸缺乏时，会引起皮肤细胞对水分的通透性增加，生长停滞，生殖功能发生障碍。

4. 提供脂溶性维生素，并对食物的营养价值有一定的保护作用

在许多植物油中含有丰富的维生素 E，如麦胚油、玉米油、豆油、芝麻油和菜籽油等。鱼肝油、奶油、蛋黄油中含有较多的维生素 A 和维生素 D。每日膳食中适量的脂肪，有利于脂溶性维生素的消化和吸收。另外，由于脂肪在食物的烹调加工过程中还可分布于食物表面，保护食物中的维生素等物质免于与氧接触而氧化，从而保护食物的营养价值。

5. 改善食物的感官性状

烹调油脂能赋予食物特殊的风味，引起食欲，同时脂肪由胃进入十二指肠时，可刺激产生肠抑胃素，使肠蠕动受到抑制，造成食物在胃中停留时间较长，消化吸收的速度相对缓慢，从而具有饱腹感。

（二）脂肪的食物来源

膳食中脂肪主要来源于食用油脂、动物性食物和坚果类。日常膳食中的植物油主要有豆油、花生油、菜籽油、芝麻油、玉米油等，主要含不饱和脂肪酸，并且是人体必需脂肪酸的良好来源。动物性食物中以畜肉类脂肪含量最为丰富，在水产品、奶油等中也较多，

动物脂肪相对含饱和脂肪酸和单不饱和脂肪酸较多，多不饱和脂肪酸含量较少。

除动物性食物外，植物性食物中以坚果类（如花生、核桃、瓜子、榛子、葵花子等）脂肪含量较高，最高可达 50％以上，但其脂肪的组成大多以亚油酸为主，所以是不饱和脂肪酸的重要来源。

另外，含磷脂丰富的食物有蛋黄、瘦肉、脑、肝脏、大豆、麦胚和花生等。含胆固醇丰富的食物是动物的内脏、脑、蟹黄和蛋黄，肉类和乳类中也含有一定量的胆固醇。

三、蛋白质

蛋白质是一切生命的物质基础，是人体最重要的营养素之一。人类整个的生命过程都与蛋白质有关，没有蛋白质就没有生命。正常成人体内蛋白质含量为 16％～19％，大约占整个人体重量的 1/5，人体干物质重量的一半。

（一）蛋白质的生理功能

1. 构成和修复机体的组织

正常成人体内含蛋白质 16％～19％，是组成机体所有组织和细胞的主要成分，人体各组织、器官中无一不含蛋白质。机体的神经、肌肉、内脏、血液、骨骼、牙齿甚至手指、脚趾、头发中都含有大量的蛋白质。因此，蛋白质是人体不能缺少的构成成分，构成机体组织、器官的成分是蛋白质最重要的生理功能。

身体受伤、手术等情况也需要蛋白质作为机体修复的材料。只有摄入足够的蛋白质才能维持机体组织的更新，才能保证机体正常的生长和发育。

2. 构成体内各种重要的生理活性物质

生命活动有条不紊地进行，有赖于机体中多种生理活性物质的调节。人体中许多具有重要生理作用的活性物质都是以蛋白质作为主要组成成分或由蛋白质提供必需的原料，参与调节生理功能。人体的各项生命活动无一不与蛋白质有关，生命现象总是和蛋白质同时存在的。长期不吃瘦肉、牛奶、蛋等优质蛋白质，就会出现生理功能紊乱的情况。

3. 供给能量

1g 食物蛋白质在体内约产生 16.7kJ（4.0kcal）的能量，是人体能量来源之一，人体每天所需要的能量约有 10％～15％来自蛋白质。

（二）蛋白质的食物来源

蛋白质广泛存在于动植物性食物之中。蛋白质的动物性食物来源主要有各种肉类、乳类和蛋类等。肉类包括禽、畜和鱼的肌肉，新鲜肌肉中含蛋白质 15％～22％，是人体蛋白质的重要来源。乳类（牛乳）一般含蛋白质 3.0％～3.5％，是富含多种营养素的优质蛋白质食物来源。蛋类含蛋白质 11％～14％，是优质蛋白质的重要来源。

蛋白质的植物性食物来源主要有大豆、谷类和花生等。在我国谷类是膳食中蛋白质的主要来源。为改善我国目前膳食蛋白质的供给，可考虑在谷类的基础上加上一定比例的动物性蛋白质和豆类蛋白质。

四、矿物质

矿物质与其他有机营养物质不同，它们既不能在人体内合成，也不能在体内代谢过程中消失，除非排出体外。所以人体应不断地从各类食物中补充矿物质以满足机体的需要。

根据矿物质在人体中的含量和人体对它们的需要量，可分为常量元素和微量元素两大类。

常量元素又称宏量元素，有钾、钠、钙、镁、硫、磷、氯七种。

微量元素又称痕量元素，FAO/WHO 的专家委员会提出了人体必需微量元素的概念，并将"必需微量元素"分为了三类：第一类为人体必需的微量元素，有铁（Fe）、碘（I）、锌（Zn）、硒（Se）、铜（Cu）、钼（Mo）、铬（Cr）、钴（Co）等八种；第二类为人体可能必需的微量元素，有锰（Mn）、硅（Si）、镍（Ni）、硼（B）、钒（V）等五种；第三类为具有潜在毒性，但在低剂量时，对人体可能具有必需功能的微量元素，包括氟（F）、铅（Pb）、镉（Cd）、汞（Hg）、砷（As）、铝（Al）、锂（Li）、锡（Sn）。

（一）钙

钙是构成人体的重要组分，约占人体总重量的 1.5%～2.0%，正常人体内含有约1000～1200g 的钙。

1. 钙的缺乏与过量

（1）钙的缺乏　钙缺乏症是较常见的营养性疾病。人体长期缺钙会导致骨骼、牙齿发育不良，血凝不正常，甲状腺功能减退等。青少年缺钙易患骨质疏松症，易患龋齿，影响牙齿的健康。成人骨质疏松症常见于中年以后，女性比男性多见。

（2）钙的过量与毒性　钙摄入过量可能对机体产生不良作用，主要有以下三方面危害。

① 增加肾结石的危险性　资料表明，钙摄入增多，与肾结石患病率增加有直接关系。高钙尿是肾结石的一个重要危险因素。草酸、蛋白质和膳食纤维摄入量高，是易与钙结合形成结石的相关因子。所以过量钙摄入是肾石病发生的一种重要因素。

② 乳碱综合征　乳碱综合征是高钙血和伴随或不伴随代谢性碱中毒和肾功能不全的症候群。临床表现为高钙血症、可逆或不可逆肾衰、软组织转移性钙化，昏睡甚至昏迷、碱中毒、碱超负荷后出现易兴奋、头痛和情感淡漠。

③ 钙和其他矿物质的相互干扰作用　钙和其他一些矿物质之间存在着不良的相互作用，高钙膳食能够影响一些元素的生物利用率。a. 可明显抑制铁吸收，并存在剂量反应关系，其确切机制还不清楚。b. 高钙膳食可降低锌的生物利用率，一些代谢研究报告发现高钙膳食对锌净吸收率和锌平衡有影响。在肠道中钙和锌有相互拮抗作用。c. 高钙膳食对镁代谢有潜在副作用。

2. 钙的食物来源

乳及乳制品含钙丰富，吸收率高，是钙的重要来源。水产品中小虾米皮含钙特别多，其次是海带。此外，豆腐及豆制品、排骨、绿叶蔬菜等中含钙量也很丰富。但有的蔬菜如苋菜、菠菜、蕹菜等同时含草酸较多，会影响钙的吸收。谷类里含一定量的钙，但同时又含较多的植酸和磷酸盐，故不是钙的良好来源。骨粉中含钙20%以上，吸收率约为70%；蛋壳粉也含有大量的钙。膳食中补充骨粉或蛋壳粉作为钙制剂可以改善钙的营养状况。但必须注意的是，无论是活性钙还是非活性钙，钙制剂都不能替代正常的食物来源，在使用时要正确选择，人体钙的主要来源还是应从膳食中摄取。硬水中含有相当量的钙，也不失为一种钙的来源。常见食物中钙含量见表1-1。

表 1-1　常见食物中钙含量

单位：mg/100g

食物名称	含量	食物名称	含量	食物名称	含量
牛乳	104	豌豆（干）	67	蚌肉	190
干酪	799	大米	13	大豆	191
蛋黄	112	荠菜	294	豆腐	164
猪肉（瘦）	6	海带（干）	348	雪里蕻	230
牛肉（瘦）	9	紫菜	264	苋菜	178
羊肉（瘦）	9	木耳	247	大白菜	45
鸡肉	9	虾皮	991	枣	80

注：来源于杨月欣主编的《中国食物成分表标准版》第6版。

（二）磷

磷是人体内含量较多的元素之一，在人体中的含量居矿物质的第二位。成人体内含磷600～700g，约占体重的1%，矿物质总量的1/4。其中85%～90%与钙一起以羟基磷灰石结晶的形式储存在骨骼和牙齿中，10%与蛋白质、脂肪、糖类及其他有机物结合构成软组织，其余则分布于骨骼肌、皮肤、神经组织和其他组织及膜的成分中。软组织和细胞膜中的磷，多数是有机磷酸酯，骨中的磷为无机磷酸盐。

1. 磷的缺乏与过量

（1）磷的缺乏　磷广泛存在于食物中，几乎所有的食物中均含有磷，一般不会由于膳食的原因而引起磷的缺乏。磷缺乏还可见于使用静脉营养过度而未补充磷的患者。在严重磷缺乏和磷耗竭时，可发生低磷血症。磷缺乏主要引起厌食、贫血、肌无力、骨痛、佝偻病和骨软化、全身虚弱、对传染病的易感性增加、感觉异常、共济失调、精神错乱甚至死亡。这些严重症状常限于血清无机磷降至9mg/L以下才出现。

（2）磷的过量与毒性　一般情况下，不易发生由膳食而引起的磷过量。在某些特殊情况下，摄入磷过多时，可发生高磷血症，造成一些相应的危害。

① 对骨骼的不良作用　导致甲状旁腺素释放增加，形成继发性甲状旁腺素的升高，由此可引起骨骼中骨细胞与破骨细胞的吸收，称为肾性骨萎缩性损害。

② 转移性钙化作用　高磷血症最明显的危害作用是引起非骨组织的钙化，当细胞外液中钙、磷浓度超过磷酸氢钙溶解度的极限时，这种情况便可能发生。

③ 对钙吸收的干扰　若钙的摄入偏低（如每天低于400mg），而磷的摄入远多于钙时，会影响钙被吸收的效率。根据我国膳食营养素参考摄入量（DRIs）要求，膳食中的钙磷比值宜在（1～2）:1之间。

④ 毒性　磷的毒性研究主要为急性毒性，可引起肝组织坏死和脂肪肝，主要损害网状组织。

2. 磷的食物来源

磷在食物中分布很广，无论动物性食物或植物性食物都含有丰富的磷，动物的乳汁中也含有磷。磷是与蛋白质并存的，瘦肉、禽、蛋、鱼、乳及动物的肝、肾等均是磷的良好来源，海带、紫菜、芝麻酱、花生、干豆类、坚果、粗粮中含磷也较丰富。但在粮谷类食物中磷主要是以植酸磷的形式存在，若不经过加工处理，吸收利用率低。膳食中应注意钙与磷的比例，对需要高钙膳食的人，膳食钙磷比值宜在（1～2）：1之间，1.5：1最适宜。

（三）镁

镁是人体细胞内的主要阳离子，仅次于钾和磷，在细胞外液仅次于钠和钙居第三位。镁是多种酶的激活剂，在能量和物质代谢中有重要作用。现在发现越来越多的疾病与镁耗竭有关。

正常成人体内含镁约25g，其中60％～65％存在于骨骼和牙齿中，27％分布于软组织中，2％存在于体液内。镁在软组织中以肝和肌肉浓度最高，血浆中镁浓度为1～3mg/100mL。

1. 镁的缺乏与过量

（1）镁的缺乏　引起镁缺乏的原因很多，如镁摄入不足、吸收障碍、丢失过多以及多种临床疾病等。食物中的镁充裕，且肾脏有良好的保镁功能，所以，因摄入不足而缺镁者罕见。镁缺乏多数由疾病引起镁代谢紊乱所致。但最近发现克山病患者有低镁血症，所以镁缺乏可能是克山病病因之一。镁缺乏的症状以神经系统和心血管系统为主，主要表现为食量减少、血清中镁水平低、神经肌肉过度兴奋、心律失常、血压升高、骨质疏松。

（2）镁的过量与毒性　正常情况下，肠、肾及甲状旁腺等能调节镁代谢，一般不易发生镁中毒。用镁盐抗酸、导泻利胆、抗惊厥或治疗高血压脑病，亦不会发生镁中毒。以下几种情况有可能发生镁中毒：

① 肾功能不全者，尤其是尿少者，接受镁剂治疗时，容易发生镁中毒。

② 糖尿病酮症的早期，由于脱水，镁从细胞内溢出到细胞外，血镁常升高。

③ 肾上腺皮质功能不全、黏液水肿、骨髓瘤、草酸中毒、肺部疾患及关节炎等疾病时血镁升高。

④ 孕妇用镁剂治疗时，可导致婴儿因血镁突然增高而死亡。

⑤ 偶尔大量注射或口服镁盐也可引起高镁血症，尤其在脱水或伴有肾功能不全者中更为多见。血清镁高于1.03mmol/L（2.5mg/dL）为高镁血症。

2. 镁的食物来源

自然界中的食物虽然普遍都含有镁，但食物中的镁含量差别却很大。镁主要存在于绿叶蔬菜、谷类、干果、蛋、鱼、肉、乳中。谷物中小米、燕麦、大麦和小麦含镁丰富，动物内脏含镁亦多。除了食物之外，从饮水中也可以获得少量镁。但饮水中镁的含量差异很大。如硬水中含有较高的镁盐，软水中含量相对较低。常见含镁较丰富的食物见表1-2。

表 1-2　镁含量较丰富的常见食物　　　　　单位：mg/100g

食物	镁含量	食物	镁含量	食物	镁含量	食物	镁含量
大黄米	116	荞麦	258	苋菜	119	香菇(干)	147
大麦	158	麸皮	382	口蘑(白蘑)	167	发菜(干)	129
黑米	147	黄豆	199	木耳(干)	152	苔菜(干)	1257

（四）钾

钾为机体较重要的阳离子之一。正常人体内钾总量约为 50mmol/kg。其中 98% 在细胞内。正常人血清钾浓度为 3.5～5.0mmol/L。人体的钾主要来自食物，成人每日从膳食中摄入的钾为 2400～4000mg。

1. 钾的缺乏与过量

（1）钾的缺乏　人体内钾总量减少可引起钾缺乏症，可在神经肌肉、消化、心血管、泌尿、中枢神经等系统发生功能性或病理性改变。主要表现为肌肉无力或瘫痪、心律失常、横纹肌溶解症及肾功能障碍等。

体内缺钾的常见原因是摄入不足或损失过多。正常进食的人一般不易发生摄入不足，但由于疾病或其他原因需长期禁食或少食，而静脉补液内少钾或无钾时，易发生摄入不足。损失过多的原因比较多，可经消化道损失，如频繁呕吐、腹泻、胃肠引流、长期用缓泻剂或轻泻剂等。在校学生在春季容易发生胃肠感冒的情况，会出现短时间的腹泻、呕吐等症状，这时应及时补充钾元素；经肾损失，如各种以肾小管功能障碍为主的肾脏疾病，可使钾从尿中大量丢失；经汗丢失，夏季高温天气长时间在户外进行剧烈运动，因大量出汗就会导致钾大量丢失，这时也要及时补充钾元素，避免造成肌肉无力、心律失常、横纹肌溶解症等。

（2）钾的过量与毒性　体内钾过多，血钾浓度高于 5.5mmol/L 时，可出现毒性反应，称高钾血症。主要表现在神经肌肉和心血管方面。

体钾和血钾浓度增高的原因主要是摄入过多及排出困难。一般摄入含钾过多的食物不会导致钾过多，但是伴有肾功能不全则可发生。如果摄入量大于 8000mg/d 者也可发生高钾血症，一般多见于大量输入含钾药物或口服钾制剂等。排泄困难一般多见于严重肾功能衰竭、各种原因引起肾上腺皮质功能减退及各种原因引起醛固酮分泌减少的患者。此外，酸中毒、缺氧、大量溶血、严重组织创伤、中毒反应等也可使细胞内钾外移引起高钾血症。

2. 钾的食物来源

食物中含钾十分广泛，蔬菜和水果是钾的最好来源。每 100g 食物钾含量高于 800mg 的有赤豆、蚕豆、黄豆、冬菇、紫菜等。每 100g 蔬菜和水果中含钾 200mg 左右，鱼类中含钾 200～300mg，肉类中含钾 150～300mg，谷类中含钾 100～200mg。

（五）钠

钠是人体不可缺少的常量元素，性质非常活泼，自然界多以钠盐形式存在，食盐是人体获得钠的主要来源。一般情况下，成人体内钠含量大约为 6200～6900mg 或 95～

106mg/kg，占体重的 0.15％，体内钠主要存在于细胞外液，占总钠量的 44％～50％，骨骼中含量高达 40％～47％，细胞内液含量较低，仅 9％～10％。正常人血浆钠浓度为 135～140mmol/L。

1. 钠的缺乏与过量

（1）钠的缺乏 一般情况下人体不易缺乏钠，但在某些情况下，如禁食、少食、膳食钠限制过严、摄入量非常低时，高温、重体力劳动、过量出汗、胃肠疾病、反复呕吐、腹泻（泻剂应用）等使钠过量排出或丢失时，或某些疾病等造成体内钠含量降低，而又未能补充丢失的钠时，均可引起钠的缺乏。血浆钠＜135mmol/L 时，即为低钠血症。

钠的缺乏在早期症状不明显，血钠过低时，则渗透压下降，细胞肿胀。当失钠达 0.75～1.2g/kg 体重时，可出现恶心、呕吐、视力模糊、脉搏细速、血压下降、肌肉痉挛、疼痛反射消失，甚至淡漠、昏迷、休克、急性肾衰竭而死亡。

（2）钠的过量与毒性 正常情况下钠不在体内蓄积，但某些情况下，如由于肾功能受损时易发生钠在体内蓄积，可导致毒性作用。血浆钠＞150mmol/L 时称为高钠血症。血钠过高可出现口渴、面部潮红、软弱无力、烦躁不安、精神恍惚、谵妄、昏迷、血压下降，严重者可致死亡。

急性过量摄入食盐（每天达 35～40g）可引起急性中毒，出现水肿、血压上升、血浆胆固醇升高等。此外，长期摄入较高量的食盐，有可能增加胃癌发生的危险性。

2. 钠的食物来源

钠普遍存在于各种食物中，一般动物性食物钠含量高于植物性食物，但人体钠来源主要为食盐（钠），加工、制备食物过程中加入的钠或含钠的复合物（如谷氨酸、碳酸氢钠等），以及酱油、盐渍或腌制肉或烟熏食品、酱咸菜类、发酵豆制品、咸味休闲食品等。

（六）铁

铁是人体必需的微量元素，也是体内含量最多的微量元素。膳食中的铁吸收率较低，易致缺乏，故这种营养素受到广泛的关注。成人体内含铁总量 4～5g，体内铁按其功能可分为功能铁和贮备铁两类。功能铁约占 70％，它们大部分存在于血红蛋白和肌红蛋白中，少部分存在于含铁酶和运铁蛋白中；贮备铁约占总铁量的 30％，主要以铁蛋白和含铁血黄素的形式存在于肝、脾和骨髓中。生物体内各种形式的铁都与蛋白质结合在一起，没有游离的铁离子存在。

1. 铁的缺乏与过量

（1）铁的缺乏 铁缺乏可引起缺铁性（营养性）贫血，它是一种世界性的营养缺乏症，在我国患病率很高，青春期女性若膳食中的铁摄入不足就更易造成营养性贫血。

缺铁性贫血的症状有：皮肤黏膜苍白，易疲劳、头晕、畏寒、气促、心动过速、记忆力减退等。大学期间如果不注意膳食，尤其是女同学就容易出现缺铁性贫血。当体内血清铁浓度减低严重时，血中血红蛋白的含量减少。成年男性血红蛋白的正常值为（14±1.3）g/dL，女性（12.5±1.0）g/dL。

（2）铁的过量与毒性 通过各种途径进入体内的铁量的增加，可使铁在人体内贮存过多，因而可导致铁在体内潜在的有害作用。体内铁的贮存过多与多种疾病有关。一般情况下，铁的贮存增加而不伴有组织损害时，称为含铁血黄素沉积症；如果人体内出现组织损害，特别在肝脏中有铁的大量增加时，称为血色病。血色病的主要症状有肝硬化、糖尿病、皮肤高度色素沉着、心力衰竭等。另外，若大量摄食补铁剂或补铁的强化食品时，也可发生铁中毒。

2. 铁的食物来源

铁广泛存在于各种食物中，但分布极不均衡，吸收率相差也极大。动物性食物中含有丰富的铁，如动物肝脏、猪瘦肉、牛羊肉、禽类、鱼类、动物全血等不仅含铁丰富而且吸收率很高，是膳食中铁的良好来源，但鸡蛋和牛乳中铁的吸收率低。植物性食物中含铁量不高，且吸收率低，以大豆、油菜、芹菜、萝卜缨、荠菜等铁的含量较高。在我国的膳食结构中，植物性食物摄入比例较高，血红素铁的含量低，应注意多从动物性食物中摄取铁。

另外，用铁质烹调用具烹调食物可在一定程度上对膳食起到强化铁的作用。常见食物中铁的含量见表 1-3。

表 1-3　常见食物中铁的含量　　　　　　单位：mg/100g

食物	铁含量	食物	铁含量	食物	铁含量
稻米	2.3	黑木耳(干)	97.4	胡萝卜	0.6
猪肉(瘦)	1.4	猪肝	22.6	鸡肝	8.2
芹菜	8.5	油菜	0.7	大白菜	4.4
绿豆	6.5	芝麻酱	58.0	鸡蛋	2.0
虾米	11.0	桂圆干	4.4	花生	1.9

（七）碘

碘是人体必需的微量元素，正常成人体内含碘 20～50mg，其中 70%～80%存在于甲状腺组织内，是合成甲状腺激素必不可少的成分。其余分布在骨骼肌、肺、卵巢、肾、淋巴结、肝、睾丸和脑组织中。甲状腺中的含碘量随年龄、摄入量及腺体的活动性不同而有差异。

1. 碘的缺乏与过量

（1）碘的缺乏　机体因缺碘而导致的一系列障碍统称为碘缺乏病。人体碘的来源约 80%～90%来自食物，10%～20%来自饮水，<5%的碘来自空气。由于环境、食物缺碘造成的碘缺乏病常呈地方性。地区和个体的某些因素能影响人体对碘的需要量，不少食物如萝卜、甘蓝属蔬菜、黄豆、花生、核桃、木薯、栗子等均含有可引起碘需要量增加的致甲状腺肿的物质，易造成人体内碘的缺乏。处于内陆、山区的人群，一般远离海洋，水和土壤中含碘极少，因而食物含碘量也不高，长期生活在缺碘环境中容易发生碘缺乏病。

碘缺乏的典型症状为甲状腺肿大，由于缺碘造成甲状腺素合成分泌不足，引起垂体促甲状腺激素代偿性合成分泌增多，从而刺激甲状腺组织增生、肥大。

（2）碘的过量与毒性　较长时间的高碘摄入也可导致高碘性甲状腺肿、碘性甲状腺功能亢进、桥本甲状腺炎等。碘过量通常发生在高碘地区以及在治疗甲状腺肿等疾病中使用过量的碘剂等情况。在我国的河北、山东等地的居民，曾因饮用深层高碘水或摄入高碘食物而引起甲状腺肿，只要限制高碘食物的摄入即可预防。

2. 碘的食物来源

海洋生物含碘量很高，如海带、紫菜、鲜海鱼、干贝、淡菜、海参、海蜇、龙虾等，其中干海带含碘可达240mg/kg；而远离海洋的内陆山区，土壤和空气中含碘量较少，这些地区的食物含碘量不高。

陆地食品含碘量以动物性食品高于植物性食品，蛋、乳含碘量相对稍高（$40\sim90\mu g$/kg），其次为肉类，淡水鱼的含碘量低于肉类。植物含碘量是最低的，特别是水果和蔬菜。在碘缺乏地区采取碘强化措施是防治碘缺乏的重要途径，如在食盐中加碘、食用油中加碘及自来水中加碘等。食用碘盐是最方便、有效的预防碘缺乏的方法。

（八）锌

锌作为人体必需的微量元素广泛分布于人体的所有组织和器官中。

1. 锌的缺乏与过量

（1）锌的缺乏　儿童长期缺锌可导致侏儒症，主要表现为生长停滞。青少年除生长停滞外，还会出现性成熟推迟、性器官发育不全、第二性征发育不全等。不论儿童或成人缺锌，均可引起味觉减退及食欲不振，出现异食癖，还会出现皮肤干糙、免疫功能降低等症状。严重缺锌时，即使肝脏中有一定量维生素A储备，亦可出现暗适应能力降低。

（2）锌的过量与毒性　人体一般来说不易发生锌中毒，但若盲目过量补锌或食用因镀锌罐头污染的食物和饮料等时均有可能引起锌过量或锌中毒。成人摄入2g以上的锌即可发生锌中毒，引起急性腹痛、腹泻、恶心、呕吐等症状。过量的锌还可干扰铜、铁和其他微量元素的吸收和利用，损害免疫功能。大剂量的锌甚至可导致贫血、生长停滞和突然死亡。锌中毒通常在停止锌的接触或摄入后，短期内症状即可消失。

2. 锌的食物来源

动物性食物是锌的主要来源，蔬菜、水果含量低，牡蛎含锌量最高，常见食物中锌的含量见表1-4。

表 1-4　常用食物中锌的含量　　　　　　　　单位：mg/100g

食物	锌含量	食物	锌含量	食物	锌含量
稻米（大米）	1.70	小麦粉（标准粉）	1.64	小米	1.87
香菇（干）	6.29	黑木耳	3.18	菠菜	0.85
花生仁（炒）	2.82	葵花籽（炒）	5.91	南瓜子（炒）	7.12
牛肉	3.67	猪肉	2.06	胡萝卜（红）	0.23
牛乳粉（全脂）	3.14	鸡蛋（全）	1.00	牛乳	0.42

五、维生素

维生素是促进人体生长发育和调节生理功能所必需的一类低分子有机化合物。维生素的种类很多，化学结构各不相同，在体内的含量极微，但它在体内调节物质代谢和能量代谢中起着十分重要的作用。

按照维生素的溶解性能不同将其分为脂溶性维生素、水溶性维生素以及类维生素物质三大类。

脂溶性维生素包括维生素 A、维生素 D、维生素 E、维生素 K。水溶性维生素包括 B 族维生素（维生素 B_1、维生素 B_2、维生素 PP、叶酸、维生素 B_6、维生素 B_{12}、泛酸、生物素等）和维生素 C。类维生素物质包括胆碱、生物类黄酮（维生素 P）、肉毒碱（维生素 B_T）、辅酶 Q（泛醌）、肌醇、维生素 B_{17}（苦杏仁苷）、硫辛酸、对氨基苯甲酸（PABA）、维生素 B_{15}（潘氨酸）。

（一）维生素 A

维生素 A，又叫视黄醇，是人类最早发现的维生素。维生素 A_1 主要存在于海鱼中，而维生素 A_2 主要存在于淡水鱼中，维生素 A_2 的生物活性为维生素 A_1 的 40%。棕榈酸视黄酯是视黄醇的主要储存形式。

类胡萝卜素主要来自植物，尤其是黄色、红色蔬菜水果含量最多。目前已发现约 600 种类胡萝卜素，仅约 1/10 是维生素 A 原，其中最重要的为 β-胡萝卜素，它常与叶绿素并存。此外，还有 α-胡萝卜素、γ-胡萝卜素和叶黄素等，也属于维生素 A 原。

1. 维生素 A 的缺乏

维生素 A 缺乏早期的症状是暗适应能力下降，严重者可致夜盲症；维生素 A 缺乏可引起眼干燥症，进一步发展可引起失明。维生素 A 缺乏除了引起眼部症状外，还会引起机体不同组织上皮细胞干燥、增生及角化，食欲降低，易感染。另外，维生素 A 缺乏时，血红蛋白合成代谢障碍，免疫功能低下。

2. 维生素 A 的过量与毒性

由于维生素 A 为脂溶性维生素，其在体内的排泄率不高，食入过量可在体内蓄积而导致中毒。主要表现为厌食、恶心、呕吐、肝脾肿大、长骨变粗及骨关节疼痛、过度兴奋、肌肉僵硬、皮肤干燥、瘙痒、鳞皮、脱发等。成人每天摄入 $22500 \sim 150000 \mu g RE$，3～6 个月后可出现上述症状，但大多数是由于摄入维生素 A 纯制剂或吃了某些野生动物肝、鱼肝而引起的，一般食物中摄入的维生素 A 不会引起中毒。通过食物食入大量胡萝卜素，除在皮肤脂肪积累使其呈黄色外，尚未发现有其他的毒性。

（二）维生素 D

维生素 D 为一组存在于动植物组织中的固醇类化合物，其中以维生素 D_3 和维生素 D_2 最重要。

1. 维生素 D 的缺乏

成人维生素 D 缺乏会使已成熟的骨骼脱钙，表现为骨质软化症。常见的症状是骨痛、肌无力，易变形，活动时加剧，严重时骨骼脱钙而引起骨质疏松症和骨质软化症，发生自发性或多发性骨折。

2. 维生素 D 的过量与毒性

通常经食物摄入的维生素 D 一般不会过量，但摄入过量含维生素 D 的补品，可引起不适甚至中毒。文献中已有因喝强化过量维生素 D 的牛乳，而发生维生素 D 中毒的报道。维生素 D 中毒的临床症状为食欲不振、恶心、呕吐、头痛、发热、烦渴等，如不及时纠正，可出现高钙血症、高尿钙症，使钙沉积于肾、心血管、肺、肝、脑和皮下，可导致肾功能减退，高尿钙症严重者可死于肾衰竭。严重的维生素 D 中毒可导致死亡。

（三）维生素 E

维生素 E 又名生育酚，属于脂溶性维生素，是一组具有 α-生育酚活性的化合物。

1. 维生素 E 的缺乏

维生素 E 缺乏在人类中较为少见，但可出现在低体重的早产儿、血 β-脂蛋白缺乏症和脂肪吸收障碍的患者中。缺乏维生素 E 时可出现视网膜病变、蜡样质色素积聚、溶血性贫血、肌无力、神经退行性病变、小脑共济失调和震动感觉丧失等。

2. 维生素 E 的过量与毒性

维生素 E 的毒性相对较小，大多数成人都可以耐受每日口服 100～800mg 的维生素 E，而没有明显的毒性症状和生化指标改变。有证据表明人体长期摄入 1000mg/d 以上的维生素 E 有可能出现中毒症状，如视觉模糊、头痛和极度疲乏等。

（四）维生素 B_1

维生素 B_1 因其分子中含有硫和胺，又称硫胺素。因发现其与预防和治疗脚气病有关，还可称为抗脚气病维生素、抗神经炎维生素，是 B 族维生素中最早发现的一种。

1. 维生素 B_1 的缺乏

硫胺素为水溶性维生素，在体内储存量较少，若膳食中长期缺乏硫胺素或长期食用碾磨过分精细的米和面，又缺少杂粮和其他副食补充时易引起缺乏。硫胺素缺乏症又称脚气病，主要损害神经、血管系统，早期症状有头痛、乏力、烦躁、食欲不振等。依其典型症状临床上可分为干性脚气病、湿性脚气病、混合型脚气病。

2. 维生素 B_1 的过量与毒性

由于摄入过量的维生素 B_1 很容易从肾脏排出，因此罕见人体维生素 B_1 的中毒报告。有研究表明，每日口服 500mg，持续 1 个月，未见毒性反应。但也有资料显示如摄入量超过推荐量的 100 倍，发现有头痛、抽搐、衰弱、麻痹、心律失常和过敏反应等症状。

（五）维生素 B_2

维生素 B_2 又名核黄素。

1. 维生素 B_2 的缺乏

维生素 B_2 是维持人体正常生长所必需的营养素。人体缺乏维生素 B_2 的主要原因为膳食供应不足、食物的供应限制、储存和加工不当而导致的维生素 B_2 的破坏和损失。酗酒、胃肠道功能紊乱，如腹泻、感染性肠炎、过敏性肠综合征等也可引起人体中维生素 B_2 的缺乏。

维生素 B_2 缺乏主要表现在眼、口腔、皮肤的非特异性炎症反应。如角膜血管增生、眼对光敏感并易于疲劳、视物模糊、夜间视力降低、眼睑炎、眼部发红发痒和流泪；口角干裂、口角糜烂、舌炎、舌肿胀并呈青紫色；脂溢性皮炎、轻度红斑、鼻周皮炎、男性阴囊皮炎等。长期缺乏维生素 B_2 还可导致儿童生长迟缓，轻、中度缺铁性贫血，妊娠期缺乏可致胎儿骨骼畸形。

2. 维生素 B_2 的过量与毒性

从膳食中摄取高量维生素 B_2 的情况未见报道。有人一次性服用 60mg 并同时静脉注射 11.6mg 的维生素 B_2，未出现不良反应。可能与人体对维生素 B_2 的吸收率低有关，机体对维生素 B_2 的吸收有上限，大剂量摄入并不能无限增加机体对维生素 B_2 的吸收。过量吸收的维生素 B_2 也很快从尿中排出体外。

（六）维生素 B_6

维生素 B_6 属水溶性维生素。最常见的市售维生素 B_6 是盐酸吡哆醇。维生素 B_6 参与大约 100 余种酶反应，在氨基酸代谢、糖异生作用、脂肪酸代谢和神经递质合成中起重要作用，还与机体免疫功能有关。

1. 维生素 B_6 的缺乏

维生素 B_2、维生素 PP 和维生素 B_6 常共同存在，在营养上亦有共同特点，即当其缺乏时都表现为皮肤炎症。然而从在代谢中的作用来看，前二者共同参与生物氧化过程，维生素 B_6 则主要参与氨基酸的代谢。单纯的维生素 B_6 缺乏症较罕见，一般常伴有多种 B 族维生素摄入不足的表现。除了膳食摄入不足外，某些药物如异烟肼、环丝氨酸、青霉胺、免疫抑制剂等都可与吡哆醛或磷酸吡哆醛形成复合物而诱发维生素 B_6 缺乏症。

维生素 B_6 缺乏的典型临床症状是脂溢性皮炎，可导致眼、鼻与口腔周围皮肤脂溢性皮炎，并可扩展至面部、前额、耳后、阴囊及会阴处。临床可见有口炎、舌炎、唇干裂，个别出现神经精神症状，易急躁、抑郁及人格改变。此外，维生素 B_6 的缺乏还可以导致生长不良、肌肉萎缩、脂肪肝、惊厥、贫血、生殖系统功能破坏、水肿及肾上腺增大。

2. 维生素 B_6 的过量与毒性

肾功能正常时服用维生素 B_6 几乎不产生毒性。长期大量应用维生素 B_6 制剂可致严重的周围神经炎，出现神经感觉异常，进行性步态不稳，手、足麻木，停药后症状虽可缓解，但仍可感觉软弱无力。

（七）维生素 C

维生素 C，又称抗坏血酸、抗坏血病维生素，为水溶性的维生素。植物和多数动物可利用六碳糖合成维生素 C，但人体不能合成，必须靠食物供给。

1. 维生素 C 的缺乏

如从饮食中得到的维生素 C 不能满足需要，可致维生素 C 不足或缺乏。维生素 C 缺乏症又称为坏血病。

坏血病的早期症状是倦怠、疲乏、急躁、呼吸急促、牙龈疼痛出血、伤口愈合不良、关节肌肉短暂性疼痛、易骨折等。典型症状是牙龈肿胀出血、牙床溃烂、牙齿松动及毛细血管脆性增加。严重者可导致皮下、肌肉和关节出血及血肿形成。出现贫血、肌肉纤维衰退（包括心肌）、心脏衰竭、严重内出血，而有导致猝死的危险。

2. 维生素 C 的过量与毒性

维生素 C 虽然较易缺乏，但也不能过量补充。过量的维生素 C 对人体有副作用，如恶心、腹部不适、腹泻、破坏红细胞。维生素 C 在体内分解代谢的最终产物是草酸，长期服用过量维生素 C 可出现草酸尿，造成尿路 pH 下降而导致尿路结石。

（八）叶酸

叶酸是蝶酸和谷氨酸结合构成的一类化合物总称，属 B 族维生素，在植物绿叶中含量丰富，因最初从菠菜叶中分离出来而得名。

1. 叶酸的缺乏

在正常情况下，人体所需叶酸除从食物摄取外，人体中的肠道细菌也能合成部分叶酸，一般不会产生叶酸的缺乏。但在一些情况下，如膳食供应不足、吸收障碍、生理需要量增加、酗酒等时也会造成体内叶酸的缺乏。

叶酸缺乏可引起血红蛋白的合成减少、脆性增加，称为巨幼红细胞贫血。另外，还可出现皮炎、腹泻、精神衰弱、萎靡不振等症状，还可诱发动脉粥样硬化及心血管疾病。

2. 叶酸的过量与毒性

肾功能正常者，长期大量服用叶酸很少发生中毒反应，偶尔可见过敏反应。个别患者长期大量服用叶酸可出现厌食、恶心、腹胀等胃肠道症状。大量服用叶酸时，可出现黄色尿。口服叶酸可很快改善巨幼红细胞性贫血。但不能阻止因维生素 B_{12} 缺乏所致的神经损害的进展，而且继续大剂量服用叶酸，可进一步降低血清中维生素 B_{12} 含量，反而使神经损害向不可逆转方向发展。

六、膳食纤维

1970 年前营养学中没有"膳食纤维"这个名词，而只有"粗纤维"。粗纤维曾被认为是对人体不起营养作用的一种非营养成分。营养学家考虑的是粗纤维吃多了会影响人体对食物中的营养素（尤其是微量元素）的吸收。然而通过近年来的调查与研究，发现并认识到这种"非营养素"与人体健康密切相关，它在预防人体的某些疾病方面起着重要的作用，同时也认识到"粗纤维"的概念已不适用，因而将"粗纤维"一词废弃，改为"膳食纤维"。这是由于分析测试方法的进步，将膳食纤维分为两类：一类为可溶性的；另一类为不可溶性的。这两类膳食纤维对人体的某些慢性非传染性疾病起着预防和保健作用。因此也可以说，"膳食纤维"是食物中具有保健功能的"功效成分"。

（一）膳食纤维的主要成分

非淀粉多糖是膳食纤维的主要成分，它包括纤维素、半纤维素、果胶及亲水胶体物质如树胶及海藻多糖等组分。另外，还包括植物细胞壁中所含有的木质素。

（二）膳食纤维分类

膳食纤维包括一大类具有相似生理功能的物质，按溶解性可将膳食纤维分为可溶性膳食纤维和不溶性膳食纤维。可溶性膳食纤维主要是植物细胞壁内的储存物质和分泌物、部分半纤维素、部分微生物多糖和合成类多糖，如果胶、魔芋多糖、瓜尔胶、阿拉伯胶等；不溶性膳食纤维包括纤维素、不溶性半纤维素和木质素，还包括抗性淀粉、一些不可消化的寡糖、美拉德反应的产物，虾、蟹等甲壳类动物表皮中所含的甲壳素，植物细胞壁的蜡质与角质和不被消化的细胞壁蛋白。

（三）膳食纤维的生理作用

（1）增加饱腹感，降低对其他营养素的吸收　膳食纤维进入消化道内，在胃中吸水膨胀，增加胃的蠕动，延缓胃中内容物进入小肠的速度，也就降低了小肠对营养素的吸收速度。同时使人产生饱胀感，对糖尿病和肥胖症患者减少进食有利。

（2）降低血胆固醇，预防胆结石　膳食纤维能阻碍中性脂肪和胆固醇的吸收，对饮食性高脂血症有预防作用。膳食纤维可减少胆汁酸的再吸收量，改变食物消化速度和消化道分泌物的分泌量，起到预防胆结石的作用。

（3）预防糖尿病　可溶性膳食纤维的黏度能延缓葡萄糖的吸收，可抑制血糖的上升，改善耐糖量。膳食纤维还能增加组织细胞对胰岛素的敏感性，降低对胰岛素的需要量，从而对糖尿病预防具有一定效果。

（4）改变肠道菌群　进入大肠的膳食纤维能部分地、选择性地被肠内细菌分解与发酵，从而改变肠内微生物菌群的构成与代谢，诱导有益菌大量繁殖。

（5）促进排便　由于微生物的发酵作用而生成的短链脂肪酸能降低肠道 pH 值，这不仅能促进有益菌的繁殖，而且这些物质能刺激肠黏膜，从而促进粪便排泄。由于膳食纤维吸水，可增加粪便体积和重量，促进肠道蠕动，减少粪便硬度，增加排便频率，减轻直肠内压力，降低粪便在肠中停留的时间，可以预防憩室病与便秘，以及长时间便秘引起的痔疮和下肢静脉曲张。同时也减轻了泌尿系统的压力，缓解膀胱炎、膀胱结石和肾结石等泌尿系统疾病的症状。由于膳食纤维的通便作用，可以使肠内细菌的代谢产物，以及一些由胆汁酸转换成的致癌物随膳食纤维排出体外。

有研究表明，不同类型的膳食纤维具有不同的辅助治疗作用。来源于水果、蔬菜、谷物的不溶性膳食纤维可用于治疗便秘，燕麦和亚麻籽中的水溶性膳食纤维可降低胆固醇，而小麦麸中的纤维在预防结肠癌方面比其他纤维都有效。

（四）膳食纤维的食物来源

膳食纤维主要存在于谷类、薯类、豆类、蔬菜及水果中。谷物食品含膳食纤维最多，全麦粉含6%、精面粉含2%、糙米含1%、精米含0.5%、蔬菜含3%、水果含2%左右。但由于加工方法、食入部位及品种的不同，膳食纤维的含量也不同。粗粮、豆类高于细粮；胡萝卜、芹菜、荠菜、菠菜、韭菜等高于西红柿、茄子等；菠萝、草莓、荸荠高于香蕉、苹果等。同种蔬菜边皮含纤维量高于中心部位，同种水果果皮纤维量高于果肉。如果食用时将蔬菜的边皮或水果的外皮去掉的话，就会损失部分膳食纤维。水果汁和渣应一起食用，一个柑橘的膳食纤维量约等于橘汁的6倍。所以人们应合理搭配粗细粮，多吃蔬菜及水果，这样膳食纤维供给一般就能满足人体需要。

第二节
合理膳食

学习目标

1. 了解膳食营养和膳食平衡的要求。
2. 了解膳食结构的概念和特点。
3. 掌握一般人群膳食指南的要求，学会合理搭配每日进餐的食物。
4. 了解糖尿病的分型和糖尿病患者饮食要求，学会对糖尿病进行营养预防。

一、膳食营养素

正常人体需要的各种营养素都需从饮食中获得，因此，必须科学地安排每日膳食，以提供数量及质量适宜的营养素。如果某种营养素长期供给不足或过多，就可能产生相应的营养不足或营养过多的危害。为此，营养学家根据有关营养素需要量的知识，提出了适用于各类人群的膳食营养素参考摄入量。

膳食营养素参考摄入量不是一成不变的，随着科学知识的积累及社会经济的发展，对已建议的营养素参考摄入量应及时进行修订以适应新的认识水平和应用需求。不同的国家、在不同的时期，针对其各自的特点和需要，都曾使用了一些不同的概念或术语，推动了这一领域研究的发展。

二、平衡膳食

在营养上，能使人体的营养需要与膳食供给之间保持平衡状态，能量及各种营养素满足人体生长发育、生理及身体活动的需要，且各种营养素之间保持适宜比例的膳食，称作平衡膳食。

要获得平衡膳食，需要从膳食合理搭配做起，也就是要做到食物多样化。没有一种天然食物能满足人体所需的全部营养素，因此，膳食必须由多种食物组成。同时，要保证三大宏量营养素的合理比例，即糖类提供的能量占总能量的50%～65%，蛋白质提供的能量占10%～15%，脂肪提供的能量占20%～30%。还必须做到蛋白质食物来源组成合理，脂肪食物来源组成合理以及各种营养素摄入量均达到供给量标准。

平衡膳食、合理营养是健康饮食的核心。完善而合理的营养可以保证人体正常的生理功能，促进健康和生长发育，提高机体的抵抗力和免疫力，有利于某些疾病的预防和治疗。合理营养要求膳食能供给机体所需的全部营养素，并不发生缺乏或过量的情况。

平衡膳食则主要从膳食的方面保证营养素的需要，以达到合理营养，它不仅需要考虑食物中含有营养素的种类和数量，而且还必须考虑食物合理的加工方法、烹饪过程中如何提高消化率和减少营养素的损失等问题。

三、膳食结构及膳食指南

（一）膳食结构

1. 膳食结构的基本概念

膳食结构是指膳食中各类食物的数量及其在膳食中所占的比重。一般可以根据各类食物所能提供的能量及各种营养素的数量和比例来衡量膳食结构的组成是否合理。

膳食结构不仅反映人们的饮食习惯和生活水平高低，同时也反映一个民族的传统文化、一个国家的经济发展、一个地区的环境和资源等多方面的情况。通过对膳食结构的分析，也可以发现该地区人群营养与健康、经济收入之间的关系。因为影响膳食结构的这些因素是在逐渐变化的，所以膳食结构不是一成不变的，通过适当的干预可以促使其向更利于健康的方向发展。但是这些因素的变化一般是很缓慢的，所以一个国家、民族或地区的人群的膳食结构具有一定的稳定性，不会迅速发生重大改变。

2. 不同类型膳食结构的特点

根据膳食中动物性、植物性食物所占的比重，以及能量、蛋白质、脂肪和糖类的供给量作为划分膳食结构的标准，可将世界不同地区的膳食结构分为以下四种类型：

（1）动植物食物平衡的膳食结构　该类型以日本为代表。膳食中动物性食物与植物性食物比例比较适当。其特点是：谷类的消费量为年人均约94kg；动物性食品消费量为年人均约63kg，其中海产品所占比例达到50%，动物蛋白占总蛋白的42.8%；能量和脂肪的摄入量低于以动物性食物为主的欧美发达国家和地区，每天能量摄入保持在2000kcal（1kcal＝4.187kJ）左右。宏量营养素供能比例为：糖类57.7%，脂肪26.3%，蛋白质16.0%。

该类型的膳食能量能够满足人体需要，又不至于过剩。蛋白质、脂肪和糖类的供能比例合理。来自植物性食物的膳食纤维和来自动物性食物的营养素如铁、钙等均比较充足，同时动物脂肪又不高，有利于避免营养缺乏病和营养过剩性疾病，促进健康。此类膳食结构已经成为世界各国调整膳食结构的参考。

（2）以植物性食物为主的膳食结构　大多数发展中国家属此类型。膳食构成以植物性食物为主，动物性食物为辅。其膳食特点是：谷物食品消费量大，年人均为200kg；动物性食品消费量小，年人均仅10～20kg，动物性蛋白质一般占蛋白质总量的10%～20%，低者不足10%；植物性食物提供的能量占总能量近90%。该类型的膳食能量基本可满足人体需要，但蛋白质、脂肪摄入量均低，来自动物性食物的营养素（如铁、钙、维生素A）摄入不足。营养缺乏病是这些国家人群的主要营养问题，人的体质较弱、健康状况不良、劳动生产率较低。但从另一方面看，以植物性食物为主的膳食结构，膳食纤维充足，动物性脂肪较低，有利于冠心病和高脂血症的预防。

（3）以动物性食物为主的膳食结构　是多数发达国家的典型膳食结构。其膳食构成以动物性食物为主，属于营养过剩型的膳食。以提供高能量、高脂肪、高蛋白质、低纤维为主要特点，人均日摄入蛋白质100g以上，脂肪130～150g，能量高达3300～3500kcal。摄入食物特点是：粮谷类食物消费量小，人均每年 60～75kg；动物性食物及食糖的消费量大，人均每年消费肉类 100kg 左右，乳和乳制品 100～150kg，蛋类 15kg，食糖 40～60kg。

与植物性为主的膳食结构相比，营养过剩是此类膳食结构国家人群所面临的主要健康问题。心脏病、脑血管病和恶性肿瘤已成为该膳食结构人群的三大死亡原因，尤其是心脏病死亡率明显高于发展中国家。

（4）地中海膳食结构　该膳食结构以地中海命名是因为其特点是居住在地中海地区的居民所特有的，意大利、希腊可作为该种膳食结构的代表。膳食结构的主要特点是：

① 膳食富含植物性食物，包括水果、蔬菜、谷类、豆类、果仁等。

② 食物的加工程度低，新鲜度较高，该地区居民以食用当季、当地产的食物为主。

③ 橄榄油是主要的食用油。

④ 脂肪提供能量占膳食总能量比例在 25％～35％，饱和脂肪所占比例较低，在 7％～8％。

⑤ 每天食用少量或适量乳酪和酸乳。

⑥ 每周食用少量或适量鱼、禽，少量蛋。

⑦ 以新鲜水果作为典型的每日餐后食品，甜食每周只食用几次。

⑧ 每月食用几次红肉（猪、牛和羊肉及其产品）。

⑨ 大部分成年人有饮用葡萄酒的习惯。

此膳食结构的突出特点是饱和脂肪摄入量低，膳食中含大量复合糖类，蔬菜、水果摄入量较高。

地中海地区居民心脑血管疾病发生率很低，已引起了其他欧洲国家的注意，并纷纷参照这种膳食模式改进自己国家的膳食结构。

3. 我国居民的膳食结构

（1）我国居民传统的膳食结构特点　我国居民的传统膳食以植物性食物为主，谷类、薯类和蔬菜的摄入量较高，肉类的摄入量比较低，豆制品总量不高且随地区而不同，乳类消费在大多数地区不多。此种膳食的特点是：

① 高糖类　我国南方居民多以大米为主食，北方以小麦粉为主，谷类食物的供能比例占 70％以上。

② 高膳食纤维　谷类食物和蔬菜中所含的膳食纤维丰富，因此，我国居民膳食纤维的摄入量也很高。这是我国传统膳食所具备的优势之一。

③ 低动物脂肪　我国居民传统的膳食中动物性食物的摄入量很少，动物脂肪的供能比例一般在 10％以下。

（2）我国居民的膳食结构现状及变化趋势　通过调查，我国居民的膳食结构近年变化特征明显，谷类及其制品的摄入量显著下降，蔬菜类摄入量的变化趋势比较稳定，豆类及其制品、畜肉类、禽肉类、鱼类及其制品、蛋类等食物的摄入量变化趋势为先缓慢增长后减少，并逐渐向稳定的水平回归，水果类、乳制品、虾类、小吃及糕点类、酒及饮料类等食物的摄入量有大幅提升。其次，对我国居民膳食结构在不同户籍、不同地区、不同性别间进行比较，发现我国城乡居民的膳食结构之间的差异也在进一步拉大。虽然我国居民的膳食结构得到了改善，但不可忽略的是，城乡居民的膳食结构仍存在着较大的差异。我国男性居民各类膳食的摄入水平在通常情况下比我国女性居民的摄入量高，但调查研究的12类食物中唯有水果类食物和奶制品食物的摄入量女性比男性多，并且这个差距在近十五年来仍保持不变。

（二）一般人群膳食指南

一般人群膳食指南适用于 2 岁以上人群，根据该人群的生理特点和营养需要，结合我国居民膳食结构特点，《中国居民膳食指南（2016 版）》提出 6 个条目，以期达到平衡膳食、合理营养、保证健康的目的。

1. 食物多样，谷类为主

每天的膳食应包括谷薯类、蔬菜水果类、畜禽鱼蛋奶类、大豆坚果类等食物。

平均每天摄入 12 种以上食物，每周 25 种以上。

每天摄入谷薯类食物 250～400g，其中全谷物和杂豆类 50～150g，薯类 50～100g。

食物多样、谷类为主是平衡膳食模式的重要特征。

2. 吃动平衡，健康体重

各年龄段人群都应天天运动、保持健康体重。

食不过量，控制总能量摄入，保持能量平衡。

坚持日常身体活动，每周至少进行 5 天中等强度身体活动，累计 150min 以上；主动身体活动最好每天 6000 步。

减少久坐时间，每小时起来动一动。

3. 多吃蔬果、奶类、大豆

蔬菜水果是平衡膳食的重要组成部分，奶类富含钙，大豆富含优质蛋白质。

餐餐有蔬菜，保证每天摄入 300～500g 蔬菜，深色蔬菜应占 1/2。

天天吃水果，保证每天摄入 200～350g 新鲜水果，果汁不能代替鲜果。

吃各种各样的奶制品，相当于每天液态奶 300g。

经常吃豆制品，适量吃坚果。

4. 适量吃鱼、禽、蛋、瘦肉

鱼、禽、蛋和瘦肉摄入要适量。

每周吃鱼 280～525g，畜禽肉 280～525g，蛋类 280～350g，平均每天摄入总量 120～200g。

优先选择鱼和禽。

吃鸡蛋不弃蛋黄。

少吃肥肉、烟熏和腌制肉制品。

5. 少盐少油，控糖限酒

培养清淡饮食习惯，少吃高盐和油炸食品。成人每天食盐不超过 6g，每天烹调油 25～30g。

控制添加糖的摄入量，每天摄入不超过 50g，最好控制在 25g 以下。

每日反式脂肪酸摄入量不超过 2g。

足量饮水，成年人每天 7～8 杯（1500～1700mL），提倡饮用白开水和茶水；不喝或少喝含糖饮料。

儿童少年、孕妇、乳母不应饮酒。成人如饮酒，男性一天饮用酒的酒精量不超过25g，女性不超过15g。

6. 杜绝浪费，兴新食尚

珍惜食物，按需备餐，提倡分餐不浪费。

选择新鲜卫生的食物和适宜的烹调方式。

食物制备生熟分开、熟食二次加热要热透。

学会阅读食品标签，合理选择食品。

多回家吃饭，享受食物和亲情。

传承优良文化，兴饮食文明新风。

中国居民平衡膳食宝塔(2016)

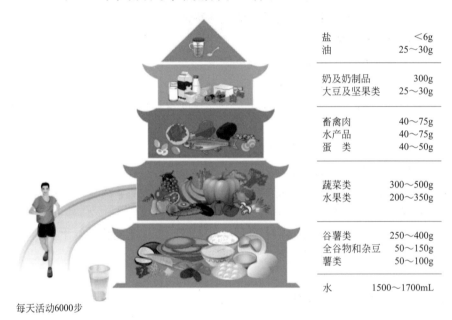

盐	<6g
油	25～30g
奶及奶制品	300g
大豆及坚果类	25～30g
畜禽肉	40～75g
水产品	40～75g
蛋　类	40～50g
蔬菜类	300～500g
水果类	200～350g
谷薯类	250～400g
全谷物和杂豆	50～150g
薯类	50～100g
水	1500～1700mL

每天活动6000步

四、糖尿病与膳食

（一）糖尿病的定义和分型

糖尿病是一组由于胰岛素分泌和作用缺陷所导致的糖类、脂肪、蛋白质等代谢紊乱，并以长期高血糖为主要表现的综合征。

1. 1型糖尿病

1型糖尿病原称作胰岛素依赖型糖尿病，在我国糖尿病患者中约占5%，起病较急，多饮、多尿、多食、消瘦等"三多一少"症状明显，有遗传倾向，儿童发病较多，其他年龄也可发病。

2. 2型糖尿病

2型糖尿病多发于中老年，约占我国糖尿病患者的90%～95%，起病缓慢、隐匿，体态常肥胖，尤以腹型肥胖或超重多见，可询及其生活方式的不合理，如饮食为高脂、高糖类、高能量及少活动等。遗传因素在本型中较1型更为明显重要。

（二） 与2型糖尿病有关的因素

1. 遗传因素

和1型糖尿病类似，2型糖尿病也有家族发病的特点。因此很可能与基因遗传有关。这种遗传特性2型糖尿病比1型糖尿病更为明显。例如，双胞胎中的一个患1型糖尿病，另一个有40%的机会患上此病；但如果是2型糖尿病，则另一个就有70%的机会患上2型糖尿病。

2. 肥胖

2型糖尿病的一个重要因素可能就是肥胖症。遗传原因可引起肥胖，同样也可引起2型糖尿病。身体中心型肥胖患者的多余脂肪集中在腹部，他们比那些脂肪集中在臀部与大腿上的人更容易发生2型糖尿病。

3. 年龄

年龄也是2型糖尿病的发病因素。有一半的2型糖尿病患者多在55岁以后发病。高龄患者容易出现糖尿病也与年纪大的人容易超重有关。

4. 生活方式

吃高热量的食物和运动量的减少也能引起糖尿病。

（三） 糖尿病的营养预防

1. 1型糖尿病的营养预防

避免摄入对胰岛β细胞有毒性的药物和化学物质，这些物质中有的会抑制胰岛素的合成与分泌，有的会更进一步导致β细胞的破坏。这些物质包括噻嗪类利尿剂、四氧嘧啶或戊双咪及链脲霉素等。

2. 2型糖尿病的营养预防

（1）对葡萄糖耐量减低（IGT）进行干预　IGT是指空腹血糖正常而餐后血糖水平介于正常人与糖尿病患者之间的一种特殊的代谢状态，其诊断标准为在口服75g葡萄糖的糖耐量试验中，2h血浆糖在7.8～11.0mmol/L之间。目前一般认为IGT是糖尿病的前期表现，它是发展成糖尿病的一个过渡阶段，故对IGT进行干预治疗是预防2型糖尿病的关键所在。对IGT的干预包括生活方式的强化干预和药物的干预。前者包括饮食干预，制定合理健康的平衡饮食及持之以恒的合适运动量的锻炼，后者则用α-糖苷酶抑制剂、二甲双胍、噻唑烷二酮及减肥药（如奥利司他）等治疗。

（2）防治肥胖　是饮食干预IGT的主要目标，对超重或肥胖的IGT者应该推荐限制能量的饮食，要按体力活动、年龄、体重计算每日需要的能量减低2092～3350kJ/d（500～800kcal/d），使之适当减肥。实际上不论初始体重如何，只要用低能量饮食就可增加胰岛素的敏感性，同时降低血糖和血压，纠正轻度的血脂异常。

（四） 一般糖尿病患者的膳食

1. 特点

饮食治疗是糖尿病最基本的治疗措施，是临床治疗的基础治疗。通过饮食控制和调节，可减轻胰腺负担，利于受损的胰岛细胞修复；控制血糖、血脂使之达到正常或接近正常；预防和延缓并发症的发生；提高患者生活质量。

2. 膳食原则

（1）能量　应根据年龄、性别、身高、体重、血糖，及有无并发症等病理生理情况和其劳动强度、活动量大小等因素计算总能量的供给量，其总能量应以能维持理想体重低限为宜。参考表 1-5。

表 1-5　成年糖尿病患者的能量供给参考量　　　　　单位：kJ(kcal)/kg

体型	卧床休息	轻体力劳动	中体力劳动	重体力劳动
正常	63～84(15～20)	426(30)	146(35)	167(40)
消瘦	84～105(20～25)	146(35)	167(40)	167～251(40～60)
肥胖	63(15)	84～105(20～25)	126(30)	146(35)

低于正常体重 20% 为消瘦，大于正常体重 20% 为肥胖。

（2）糖类　供给量宜占总能量的 50%～60%，以复合糖类为主。

（3）脂肪　占总能量的 20%～25%，其中多不饱和脂肪酸、单不饱和脂肪酸与饱和脂肪酸比值为 1∶1∶0.8。胆固醇每天小于 300mg。

（4）蛋白质　宜占总能量的 12%～20%，成人按 1g/(kg·d)，凡病情控制不满意，出现负氮平衡者按 1.2～1.5g/(kg·d) 供给。动物蛋白质应不低于 30%，并应补充一定量的豆类制品。

（5）增加含膳食纤维　丰富的食物特别是可溶性膳食纤维，有助于调节血糖。每日膳食纤维的总摄入量应在 20g 以上。

（6）供给充足的维生素和无机盐　适量补充含 B 族维生素和维生素 A 和 C，钙、硒、铬、锌等无机盐和微量元素等丰富的食物，食盐不宜高于 6g。

（7）合理安排餐次　每日至少三餐，定时、定量。三餐的分配比例可参考饮食习惯、血糖情况。餐后血糖过高的可以在总量不变的前提下分成 4 餐或者 5 餐，注射胰岛素或口服降糖药来预防低血糖，应根据患者情况调整饮食，可在两餐之间加点心或睡前加餐。

第三节
食品安全与中毒处理

学习目标

1. 掌握食品中毒的急救处理方法及具体措施。
2. 熟悉食品安全概念、常见的食品污染及分类。
3. 了解食品中毒的特点及原因。

一、食品安全的概念

根据世界卫生组织的定义，食品安全是对食品按其原定用途进行制作和食用时不会使消费者受害的一种担保，它主要是指在食品的生产和消费过程中没有达到危害程度一定剂量的有毒、有害物质或因素的加入，从而保证人体按正常剂量和以正确方式摄入这样的食品时不会受到急性或慢性的危害，这种危害包括对摄入者本身及其后代的不良影响。

在自然界中，物质的有毒有害特性同有益特性一样，都是同剂量紧密相关，离开剂量便无法讨论其有毒有害或有益性。例如，成人每日摄入硒的量为 $50\sim200\mu g$ 时则有利于健康，如果每日摄入量低于 $50\mu g$ 时就会出现心肌炎、克山病等疾病，并诱发免疫功能低下和老年性白内障等疾病的发生；如果每日摄入量在 $200\sim1000\mu g$ 之间，则出现中毒，急性中毒症状表现为厌食、运动障碍、气短、呼吸衰竭；慢性中毒症状表现为视力减退、肝坏死和肾充血等症状；如果每日摄入量超过 $1000\mu g$ 则可导致死亡。

食品安全的概念曾指消费不含有毒有害物质的食品，不含有毒有害物质实际上是指不得检出某些有毒有害物质或检出值不得超过某一阈值。随着化学物质检测水平的提高和相应的检测精确度及灵敏度的提高，发现原来难以检出的某些微量化合物在食品中以极微量的形式存在也可引起人体损伤；同时对引起危害的阈值确定是相对特定生物系统而言的。

对食品的安全性而言，还有一个制作和摄入方式问题，例如，目前对转基因食品安全性争论实际上是起源于食品的制作方式；对食品的摄入方式也需要加以限定才能讨论安全性，例如，食品中若含一定剂量的亚硝酸盐对正常人体是有害的，但它对氰化物中毒者则是有效的解毒剂。因此，欧洲科学家 Paracelsus 曾说过："所有的物质都是毒物，没有一种不是毒物的。正确的剂量才使得毒物与药物得以区分"。也就是说，假如摄入了足够大剂量的话，任何物质都是有毒的。正是因为如此，在现代科学术语中，相对食品安全性而言，食品风险性被研究和讨论的频率越来越多了。

此外，有学者将上述定义称为狭义的"食品安全"，相对而言，广义的食品安全除包括狭义食品安全所有的内涵以外，还包括由于食品中某种人体必需营养成分的缺乏或营养成分的相互比例失调，人们长期摄入这类食品后所出现的健康损伤。

二、常见食品污染及危害

食品在生产、加工、储存、运输和销售的过程中有很多污染的机会，会受到多方面的污染。污染后有可能引起具有急性短期效应的食源性疾病或具有慢性长期效应的长期性危害。一般情况下，常见的主要食品卫生问题均由这些污染物所引起。食品污染的种类按其性质可分为生物性污染、化学性污染、放射性污染三类。

食品腐败变质指在以微生物为主的各种因素作用下，食物成分和感官性质发生改变，从而使食品的食用价值降低或完全丧失的一切变化。如鱼、肉、禽、蛋腐臭，粮谷霉变，蔬菜水果腐烂和油脂酸败等。

1. 腐败变质的原因

食品腐败变质是以食品本身的组成和性质为基础，在环境因素的影响下，主要由微生物的作用所引起的，是微生物、环境因素和食物本身三方面相互影响和综合作用的结果。

（1）微生物因素　微生物因素是影响食品腐败变质最主要的因素。许多细菌、酵母和霉菌都可引起食品腐败变质，但在一般情况下，食品中的细菌常比酵母和霉菌占优势，故细菌的作用往往更为重要。

与食品腐败变质有关的细菌主要有假单胞菌属、微球菌属、葡萄球菌属、链球菌属、弧菌属、黄杆菌属、醋酸杆菌属、无色杆菌属、产碱杆菌属、嗜盐杆菌和嗜盐球菌属、肠杆菌科各属、芽孢杆菌和芽孢梭菌属、乳杆菌属等。其中假单胞菌属是典型的食品腐败菌，可引起鱼肉类及冷藏食品的腐败变质；肠杆菌科各属、无色杆菌属、微球菌属和葡萄球菌属多见于水产品、肉及蛋类的腐败变质；弧菌属、黄杆菌属、嗜盐杆菌属和嗜盐球菌属等常引起鱼类等水产品和盐腌食品的腐败变质；芽孢杆菌和芽孢梭菌属主要引起罐头食品和其他高温加热食品腐败变质；产碱杆菌属和乳杆菌属常引起乳及乳制品的腐败变质。

许多霉菌与粮食、蔬菜、水果等食品的腐败变质（即霉变）有关，天然植物性食品中以曲霉属、青霉属、根霉属与毛霉属较为常见。

酵母属于真菌中的子囊菌纲，其中糖酵母菌属可耐高浓度糖，可使含糖高的食品如糖浆、蜂蜜、蜜饯等发酵腐败。德巴利酵母属、汉逊酵母属、毕赤酵母属等可在酸性食品表面成膜和氧化有机酸，为不耐酸的腐败菌增殖创造条件；后两属酵母还可耐高浓度酒精，并使其氧化变质。德巴利酵母属耐高盐，可使盐腌食品变质。红酵母属可在肉类及酸性食品上产生色素、形成红斑。

（2）环境因素　环境因素包括环境温度、湿度、紫外线和光照，以及氧和空气的作用等。环境温度高不仅可加速食品内的化学反应过程，而且有利于微生物的生长繁殖。环境湿度大容易发生腐败变质。紫外线和氧有加速食品成分分解的作用，对油脂的作用尤为显著。

（3）食品因素　食品的营养成分组成、水分多少、pH 高低和渗透压大小等，对食品中微生物增殖速度、菌相和优势菌种有重要影响，故食品本身的因素往往决定了腐败变质的种类和特征。

① 食品中的酶　许多食品本身就是动植物组织的一部分，在宰杀或收获后的一定时间内，其所含酶类可继续进行某些生化反应，引起食品组成成分的分解，加速腐败变质。

② 食品营养成分组成　富含蛋白质的肉、鱼、禽、蛋等动物性食品通常以蛋白质腐败为主要特征；富含糖类的食品主要在细菌和酵母的作用下，发生以产酸发酵为主的腐败变质；富含脂肪的食品，主要由理化因素引起脂肪酸败。

③ pH 值　pH<4.5 的酸性食品可抑制多种微生物的生长繁殖，故可延缓腐败变质的发生。但某些耐酸性微生物可在其中生长，引起腐败变质。

④ 水分含量　水分含量高的食品，容易发生腐败变质。

⑤ 食品本身的结构及某些不稳定物质的存在　动植物组织结构损伤、细胞破溃或完整性破坏（如表皮损伤的水果、生肉馅、肉泥、果菜泥等）容易发生腐败变质。

食品的胶体结构及所含的不饱和脂肪酸、色素、芳香物质等不稳定因素的变化，可引起食品色、香、味、形的改变，如鲜乳凝固、面包老化、水果变色和油脂酸败等。

2. 腐败变质食品的处理原则

腐败变质的食品首先是带有使人们难以接受的感官性质，如刺激气味、异常颜色、酸臭味道和组织溃烂、黏液污秽等；其次是成分分解、营养价值严重降低。腐败变质食品一般由于微生物污染严重，菌相复杂和菌量增多，因而增加了致病菌和产毒霉菌等存在的机会；由于菌量增多，可能使某些致病性微弱的细菌，引起人体的不良反应，甚至中毒。

对食品的腐败变质要及时准确鉴定，并严加控制，但这类食品的处理，还必须充分考虑具体情况。如轻度腐败的肉鱼类通过煮沸可以清除异常气味；部分腐烂水果蔬菜可拣选分类处理；单纯感官性状发生变化的食品可以加工复制等等。但应强调指出，一切处理的前提，都必须以确保人体健康为原则。

三、食品添加剂

《中华人民共和国食品安全法》附则第一百五十条规定："食品添加剂，指为改善食品品质和色、香、味以及为防腐、保鲜和加工工艺的需要而加入食品中的人工合成或者天然物质，包括营养强化剂。"

我国食品添加剂是随着食品工业的发展而迅速发展起来的新兴工业，经过近几十年的努力，在品种与数量上均有较快的增长。我国具有一定产量的食品添加剂主要品种有味精、柠檬酸、酶制剂、酵母、防腐剂、食用香精香料、食用着色剂、甜味剂、乳化剂、增稠剂、维生素。

随着食品添加剂应用的日益广泛，其安全性已成为人们关注的热点。世界各国都非常重视食品添加剂的食用安全性。我国对食品添加剂的卫生和质量也进行了严格管理。其原则是不滥用、不超量，必须符合质量标准；提倡采用天然制品，特别是在婴幼儿食品中不允许加入人工合成甜味剂、色素、香精等。

四、食物中毒

食物中毒是指摄入了含有生物性、化学性有毒有害物质的食品或者把有毒有害物质当作食品摄入后出现的非传染性（不属于传染病）的急性、亚急性疾病。这是一类最为常见的食源性疾病。含有有毒有害物质并引起食物中毒的食品称为中毒食品。食物中毒既不包括因暴饮暴食而引起的急性胃肠炎、食源性肠道传染病（如伤寒）和寄生虫病（如旋毛虫、猪囊尾蚴病），也不包括因一次大量或长期少量摄入某些有毒、有害物质而引起的以慢性毒害为主要特征（如致癌、致畸、致突变）的疾病。

（一）食物中毒的特点

食物中毒发生的原因各不相同，但发病具有如下共同特点：

① 发病呈暴发性，潜伏期短，来势急剧，短时间内可能有多数人发病，发病曲线呈上升的趋势。

② 中毒患者一般具有相似的临床表现，常常出现恶心、呕吐、腹痛、腹泻等消化道症状。

③ 发病与食物有关，患者在近期内都食用过同样的食物，发病范围局限在食用该有

毒食物的人群，停止食用该食物后很快停止，发病曲线在突然上升之后即突然呈下降趋势，无余波。

④ 食物中毒患者对健康人不具传染性。

有的食物中毒具有明显的地区性和季节性。例如，副溶血性弧菌食物中毒多发生在沿海各省，而霉变甘蔗和酵米面食物中毒多发生在北方。食物中毒全年皆可发生，但第二、第三季度是食物中毒的高发季节，尤其是第三季度。

在我国引起食物中毒的各类食物中，动物性食品引起的食物中毒较为常见，占50%以上。

（二）食物中毒的原因

正常情况下，一般食物并不具有毒性。食物产生毒性并引起食物中毒主要有以下几种原因：

① 某些致病性微生物污染食品并急剧繁殖，以致食品中存有大量活菌（如沙门菌属）或产生大量毒素（如金黄色葡萄球菌产生的肠毒素）。

② 有毒化学物质混入食品并达到能引起急性中毒的剂量（如农药的污染）。

③ 食品本身含有毒成分（如河豚含有河豚毒素），而加工、烹调方法不当，未能将其除去。

④ 食品在贮存过程中，由于贮藏条件不当而产生了有毒物质（如马铃薯发芽产生龙葵素）。

⑤ 因摄入有毒成分的某些动植物（如食入毒藻的海水鱼、贝；采于有毒蜜源植物酿的蜂蜜）。这些动植物起着毒素的转移与富集作用。

⑥ 某些外形与食物相似而实际含有有毒成分的植物，被作为食物误食而引起中毒。

食品从生产加工直到销售被食用的整个过程中，有很多因素可以使食品具有毒性。例如，使用未经检疫的病死家畜肉加工的肉制品；使用掺假的牛乳加工的奶粉；使用未经消毒的牛乳生产的冰淇淋；使用非食品原料工业酒精（或甲醇）兑制的"配制酒"造成的甲醇中毒，也曾多次发生；使用不符合食品卫生要求的食品添加剂或加工助剂（含砷等有毒物质）也曾造成食物中毒。生产工艺、设备、容器和包装材料不符合卫生要求也可使食品污染，带有毒性。例如，熟肉制品加工制作时，生熟不分、交叉污染而引起食物中毒；采用生棉籽榨油，毛油又未经碱炼，而引起棉酚中毒。此外，日本曾发生橘子汁罐头中溶锡过多而引起食物中毒，其原因是调汁用水中含硝酸根离子较多所致。美国曾发生的金枪鱼罐头引起的E型肉毒梭菌食物中毒是由于罐头杀菌冷却时带有病原菌的不洁冷却水侵入罐内造成内容物二次污染所致。因此，食品生产用水的水质卫生也不容忽视。

综上所述，可能使食品产生毒性的有害物质多种多样，食品被污染的途径也异常复杂。因此，应十分重视，严加预防。

（三）食品中毒的急救处理及措施

尽快消除胃肠道内未被吸收的毒物，防止毒物吸收，排除已吸收的毒物；采取必要的对症治疗措施并防止感染或后遗症。

1. 排除毒物

催吐、洗胃、灌肠或导泻在非细菌性食物中毒的抢救中极为重要，应及早进行。但对肝硬化、心脏病及胃溃疡患者则严禁进行。

（1）催吐　多用于中毒发生不久，毒物尚未被吸收且意识清醒的患者。催吐的方法，可采用刺激咽部或给催吐剂。常用催吐剂用 2%～4% 温盐水、0.5% 硫酸铜或 1% 硫酸锌溶液，每次口服 1000～2000mL。

（2）洗胃　洗胃越早排毒效果越好。某些毒物如砷或毒素虽摄入 4h 以上，胃黏膜皱襞仍可能残留有毒物，故应彻底清洗。常用洗胃剂有温开水、0.5%～2% 盐水、5% 鞣酸溶液、0.02%～0.05% 高锰酸钾溶液等。

（3）导泻与灌肠　如中毒时间较长，毒物已进入肠内，洗胃后可服泻剂。常用泻剂有硫酸镁或硫酸钠，其用量为 15～30g，加水约 200mL 内服，也可用中药大黄与玄明粉各四钱（1 钱＝5g）煎服。

2. 防止毒物的吸收和保护胃肠道黏膜

中毒后要根据毒物的性质尽快选用拮抗剂。在未确定何种毒物时，可采用通用解毒剂，其主要成分为活性炭 4 份、氧化镁和鞣酸各 2 份，混匀后取 15～20g，加水 100～200mL 口服。可用于吸附、沉淀或中和生物碱、苷类、重金属盐类。弱碱性物质如肥皂水、4% 氧化镁或氢氧化镁等可中和酸性毒物或破坏某些有机磷农药。氧化剂为 0.02%～0.05% 高锰酸钾或 1% 过氧化氢溶液对许多毒物或生物碱类等有一定的氧化、解毒作用。牛乳、生鸡蛋清等也能结合和沉淀多种毒物，如砷和汞等，从而保护黏膜、减少刺激、阻止吸收。

3. 促进毒物排泄

输液可稀释毒物，保护肝肾，促进毒物排泄和及时补充机体所损失的液体，大量输液是抢救食物中毒的一项重要手段。患者可大量饮用温开水或盐糖水，静脉滴注生理盐水、5% 葡萄糖盐水或 10% 葡萄糖溶液等。

4. 对症治疗

对中毒者除采取上述急救措施外，还必须对患者出现的脱水、酸中毒、休克、循环衰竭、呼吸衰竭等症状，采取有效措施进行对症治疗。

（四）食物中毒调查与现场处理

食物中毒发生后，除了中毒人员外还涉及中毒食物、现场和责任等的处理问题，进行各项处理的目的是防止所造成的危害进一步扩大，也是为了预防今后类似食物中毒的发生，是一项技术性、政策性都很强的工作。

1. 有毒食物的处理

有毒食物可能剩余很少，也可能很多，处理措施包括：

① 保护现场、封存有毒食物或疑似有毒食物。

② 追回已售出的有毒食物或疑似有毒食物。

③ 对有毒食物进行无害化处理或销毁。

2. 中毒场所的处理

要根据不同的有毒食物，对中毒场所采取相应的消毒措施。处理主要包括：

① 接触过有毒食品的炊具、食具、容器和设备等，应予煮沸或蒸汽消毒，或用热碱水、0.2％～0.5％漂白粉溶液浸泡擦洗。

② 对患者的排泄物用 20％石灰乳或漂白粉溶液消毒。

③ 中毒环境现场，在必要时进行室内外彻底的卫生清理，以 0.5％漂白粉溶液冲刷地面。化学性食物中毒，对包装有毒化学物质的容器应销毁或改作非食用用具。

3. 责任处理

食物中毒，尤其是造成重大人员伤残死亡的食物中毒，要依据《中华人民共和国食品安全法》和各有关具体法规，对造成食物中毒的个人或单位，进行相应的处理。在提出处理意见时，要严格依据法律法规条文并有充分的科学依据。

 —————————— 练习题

一、选择题

1. 维生素 A 缺乏最早的症状是暗适应能力下降，严重者可致 （   ）。

A. 夜盲症　　　　　B. 佝偻病　　　　　C. 眼干燥症　　　　　D. 嘴角炎

2. 维生素 D 缺乏的主要症状是 （   ）。

A. 视力下降　　　　B. 佝偻病　　　　　C. 眼干燥症　　　　　D. 嘴角炎

3. 粮谷类一般含糖类 （   ）。

A. 40％～60％　　　B. 5％～9％　　　　C. 15％～29％　　　　D. 60％～80％

4. 地中海膳食结构的特点是 （   ）。

A. 膳食中不富含植物性食物　　　　　B. 食物的加工程度高，新鲜度较高

C. 花生油是主要的食用油　　　　　　D. 每天食用少量或适量乳酪和酸乳

5. 食品污染种类按其性质不包括 （   ）。

A. 生物性污染　　　B. 农药污染　　　　C. 放射性污染　　　　D. 化学性污染

6. 食品腐败变质的原因不包括 （   ）。

A. 环境因素　　　　　　　　　　　　　B. 存放时间太长

C. 微生物作用　　　　　　　　　　　　D. 食品本身的组成和性质

7. 下列不属于食物中毒的是 （   ）。

A. 暴饮暴食而引起的急性胃肠炎　　　　B. 猪囊尾蚴病

C. 喝了掺有甲醇的白酒　　　　　　　　D. 伤寒

8. 促进毒物排泄的紧急处理方法不包括 （   ）。

A. 大量饮用温开水　　　　　　　　　　B. 静脉滴注生理盐水

C. 静脉滴注 5％葡萄糖盐水　　　　　　D. 肌内注射葡萄糖溶液

二、判断题

1. 肝脏中储备有较为丰富的糖原时，肝脏对某些细菌毒素和化学毒物如四氯化碳、

酒精、砷等都有解毒能力，可消除或减轻这些物质的毒性或生物活性。（　　）

2. 含磷脂胆固醇丰富的食品有蛋黄、瘦肉、脑、肝脏、大豆、麦胚和花生等。（　　）

3. 脂肪又称甘油三酯，是由一分子甘油和两分子脂肪酸结合而成。（　　）

4. 我国居民所摄取食物中的营养素，以碳水化合物的比重最大。（　　）

5. B族维生素是脂溶性维生素。（　　）

6. 维生素 D 促进骨骼和牙齿的钙化过程，维持骨骼和牙齿的正常生长。（　　）

7. 减少饮食中钠盐的摄取，一定会将血压降到正常值。（　　）

8. 膳食纤维使人产生饱胀感，对糖尿病和肥胖症患者减少进食有利。（　　）

9. 平衡膳食、合理营养是健康饮食的核心。（　　）

10. 许多食品本身就是动植物组织的一部分，在宰杀或收获后的一定时间内，其所含酶类可继续进行某些生化反应，引起食品组成成分的分解，减慢腐败变质的进程。（　　）

三、简答题

1. 简述膳食纤维的生理作用。

2. 简述食物中毒的特点。

3. 食物中毒的急救处理措施有哪些？

4. 食品腐败变质一般从哪几个方面判断？

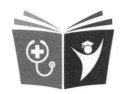

CHAPTER
TWO

第二章

环境卫生

学习要点

"环境卫生"与每个人息息相关，它是研究人类自然环境和生活环境的卫生状态与人体健康关系的一门学问。本章节对环境卫生的基础知识、环境污染及危害、常见地方病的种类及预防、日常生活中大学生应怎样进行环境保护进行了相关介绍。通过学习提升学生环境卫生保护意识，进而对构建生态文明、环境友好的和谐社会具有促进作用。

第一节
环境卫生概述

学习目标

1. 了解与环境卫生相关的基本概念。
2. 掌握环境卫生的影响因素和研究内容。

一、环境卫生的相关概念

环境一词含义十分广泛，从广义上说，环境是相对某中心事物而言的外部世界。世界卫生组织公共卫生专家委员会给"环境"的定义是在特定时刻有物理、化学、生物及社会各种因素构成的整体状态，这些因素可能对生命机体或人类活动直接地或间接地产生现实或远期作用。从医学的角度说，环境是指人体以外的物质因素和物质条件。它包括人类赖以生存的自然环境，如大气圈、水圈、土壤圈、岩石圈和生物圈；还包括人类生活居住的社会环境。

环境卫生学是指研究人类自然环境和生活环境的卫生状态与人体健康关系的一门学科。环境卫生工作涉及地方病防治、环境保护、城乡建设、住宅建筑规划、市政工程、城市清扫和废弃物处理、市容管理、交通噪声管理、园林绿化、城乡给水和水利工程、工业废弃物排放管理、公共场所和服务行业卫生管理、个人在公共场所的卫生行为等很多方面。由于环境卫生涉及面较广，因此它属于一门多学科性、多专业性的学科。

环境卫生学是建立在健康科学和环境科学基础上的交叉学科，是一门应用性和实践性很强的学科，从理论上讲，环境卫生工作和研究涉及的学科多、领域广，需要的知识也较为宽广，但目前环境卫生的现状有待改善，主要表现在：环境污染事故频发；公害病引起的突发事件增多；经济利益与长远健康效应问题上应更好地加以权衡等。

二、环境卫生的影响因素

影响人体健康的环境因素可分为三大类：物理性因素（如噪声、振动、放射性物质、射频辐射等）、化学性因素（如有毒化学物质、重金属、农药等）和生物性因素（如细菌、病毒、寄生虫等）。它们可通过各种途径进入空气、水体、土壤和居住环境，进而危害人体健康。

环境对人体健康的影响主要有以下三类：

① 环境所致的生物地球化学性疾病，是水、土中某些微量元素过多或缺乏引起的健康效应。现已明确能引起这类疾病的元素有钴、铜、镍、硼、铅、氟、碘、砷、锌等10余种，其中以碘和氟的分布最广，可引起地方性甲状腺肿和地方性氟病。

② 环境污染对人体所造成的急性和慢性损害。有的形成公害病，有的对污染区的人群产生急性中毒和死亡，有的对人群健康产生慢性作用，导致人群对某些疾病的敏感性增强，使居民中一些常见病和多发病的发病率和死亡率增加。

③ 环境污染对人体健康造成的远期危害。主要包括致癌作用、致突变作用和致畸作用三种。

三、环境卫生的研究内容

当前环境卫生问题在全球已引起前所未有的关注，而促进健康又成为环境与发展所关注的核心问题。在我国进入全面建设小康社会的新时期，面对SARS、自然灾害、突发事件等公共卫生问题，环境卫生作为公共卫生主要内容之一，在保护人民健康方面起着重要作用。目前我国的环境卫生发展不平衡，环境卫生的现状有待改善，环境与健康是防疫战线上一个永恒的主题，消除环境中的有害因素、创造良好的生存环境，增进健康是环境卫生工作的最终目的，环境卫生工作者担负着艰巨的任务。

环境卫生研究的内容有以下几个方面：①空气卫生、②饮用水卫生、③土壤卫生、④住宅卫生与居民区规划、⑤公共场所卫生。公共场所卫生对于预防疾病、保护人体健康十分重要。公共场所的卫生条件主要指：室内空气、水质、微小气候（温度、湿度、风速）、采光、照明、噪声、顾客用具和卫生设施等卫生状态。

　　总之，环境卫生是随着人类社会生活而演变，当今社会环境不断受到人为的改变。因此，环境卫生问题已由自然生态系统问题转化为人类生态系统过程中的问题。由于人口激增和城市化进程的加快，有关饮水卫生、废污处理、环境污染等问题已然凸显，皆需用科学方法来规划、设计与管制，促使环境适宜于人类的生活。因此，培养民众的公德心，应是改善环境卫生最具意义和有效的方法。对于加强学校卫生，尤其是大学生寝室卫生是维护大学生身心健康、深入贯彻素质教育的必然要求，也是促进基本公共卫生服务均等化的重要举措。

第二节
环境污染及危害

学习目标

1. 了解环境污染的概念与分类。
2. 掌握大气污染的分类、污染物来源及防治措施。
3. 掌握水体污染的分类、污染物来源及防治措施。
4. 掌握土壤污染的污染物来源及防治措施。

　　随着科学技术水平的发展和人民生活水平的提高，环境污染也在增加，特别是在发展中国家。环境污染问题越来越成为世界各个国家的共同课题之一。由于人们对工业高度发达的负面影响预料不够，预防不力，导致了全球性的三大危机：资源短缺、环境污染、生态破坏。人类不断地向环境排放污染物质，但由于大气、水、土壤等的扩散、稀释、氧化还原、生物降解等的作用，污染物质的浓度和毒性会自然降低，这种现象叫作环境自净。如果排放的物质超过了环境的自净能力，环境质量就会发生不良变化，危害人类健康和生存，这就发生了环境污染。

　　环境污染是指由于自然的或人为的破坏，向环境中排放某种污染物质而超过环境的自净能力而产生危害的行为。例如，废气、废水、废弃物堆积、噪声、振动、恶臭等对环境的破坏都属环境污染。由于环境污染，从而导致日照减弱，气候异常，山野荒芜，土壤沙化、盐碱化，草原退化，水土流失，自然灾害频繁，生物物种绝灭等。环境污染的实质是人类活动中将大量的污染物排入环境，影响其自净能力，降低了生态系统的功能。大自然（环境）本身具有一定的自净能力。当环境被破坏得不能自净、自我修复的时候，就造成了环境污染。

　　环境污染可按以下因素进行分类：

　　① 按环境要素分　大气污染、水体污染、土壤污染、噪声污染、农药污染、辐射污染和热污染。

　　② 按属性分　显性污染和隐性污染。

③ 按人类活动分　工业环境污染、城市环境污染和农业环境污染。

④ 按造成环境污染的性质、来源分　化学污染、生物污染、物理污染（噪声污染、放射性污染、电磁波污染等）、固体废物污染、液体废物污染和能源污染。

一、大气污染及危害

大气污染是指大气中污染物质的浓度达到有害程度，以致破坏生态系统和人类正常生存和发展的条件，对人和物造成危害的现象。大气污染物由人为源或者天然源进入大气（输入），参与大气的循环过程，经过一定的滞留时间之后，又通过大气中的化学反应、生物活动和物理沉降从大气中去除（输出）。如果输出的速率小于输入的速率，就会在大气中相对集聚，造成大气中某种物质的浓度升高。当浓度升高到一定程度时，就会直接或间接地对人、生物或材料等造成急性或慢性的危害，大气就被污染了。

（一）大气污染物的分类与来源

1. 大气污染物的分类

大气污染物既包括粉尘、烟、雾等小颗粒状的污染物，也包括二氧化碳、一氧化碳等气态污染物。大气污染物可按以下因素进行分类：

（1）按其存在状态分　一种是气溶胶状态污染物，另一种是气体状态污染物。

① 气溶胶状态污染物　主要有粉尘、烟、雾等，见表 2-1。气溶胶系指固体粒子、液体粒子或它们在气体介质中的悬浮体。大气气溶胶中各种粒子按其粒径大小又可以分为：

a. 总悬浮颗粒物（TSP）　悬浮在空气中的空气动力学当量直径在 $100\mu m$ 以下的颗粒物，为大气质量评价中一个通用的重要污染指标。

b. 飘尘　能在大气中长期飘浮的悬浮物质，其粒径通常小于 $10\mu m$。

c. 降尘　用降尘罐采集到的大气颗粒物，其粒径一般大于 $30\mu m$。单位面积降尘可作为评价大气污染程度的指标之一。

d. 可吸入粒子（IP、PM_{10}）　国际标准化组织（ISO）建议将 IP 定义为粒径 $10\mu m$ 以下的粒子。

e. $PM_{2.5}$　直径小于或等于 $2.5\mu m$ 的颗粒物。

表 2-1　大气中气溶胶污染物的形态

形态	分散质	粒径/μm	形成特征	主要效应
轻雾	水滴	＞40	雾化、冷凝过程	净化空气
浓雾	液滴	＜10	雾化、蒸发、凝结和凝聚过程	降低能见度，有时影响人体健康
粉尘	固体粒子	＞1	机械粉碎、扬尘、煤燃烧	能形成水核
烟尘	固、液微粒	0.01～1	蒸发、凝聚、升华等过程，一旦形成很难再分散	影响能见度
烟	固体微粒	＜1	升华、冷凝、燃烧过程	降低能见度，影响人体健康
烟雾	液滴、固粒	＜1	冷凝过程、化学反应	降低能见度，影响人体健康
烟炱	固体微粒	约 0.5	燃烧过程、升华过程、冷凝过程	影响人体健康
霾	液滴、固粒	＜1	凝聚过程、化学反应	湿度小时有吸水性，其他同烟

② 气体状态污染物　主要是以二氧化硫为主的硫氧化合物，以二氧化氮为主的氮氧化合物，以一氧化碳为主的碳氧化合物，以及碳、氢结合的碳氢化合物与含卤素化合物。大气中不仅含无机污染物，而且含有机污染物。

a. 含硫化合物　主要指二氧化硫和三氧化硫、硫化氢。二氧化硫是无色、有刺激性气味的气体，其本身毒性不大，动物连续接触 30mg/L 的 SO_2 无明显的生理学影响。但是在大气中，尤其是在污染大气中 SO_2 易被氧化成 SO_3，再与水分子结合形成硫酸分子，经过均相或非均相成核作用，形成硫酸气溶胶，并同时发生化学反应形成硫酸盐。硫酸和硫酸盐可以形成硫酸烟雾和酸雨，造成较大危害。大气中的 SO_2 主要源于含硫燃料的燃烧过程，以及硫化矿物石的焙烧、冶炼过程。火力发电厂、有色金属冶炼厂、硫酸厂、炼油厂和所有烧煤或油的工业锅炉、炉灶等都排放 SO_2 烟气。

b. 氮的氧化物　种类很多，是 NO、NO_2、N_2O、NO_3、N_2O_4、$N_2O_5^-$ 等氮氧化物的总称。造成大气污染的氮氧化物主要是 NO 和 NO_2。大气中氮氧化物的人为源主要来自于燃料燃烧过程，其中 2/3 来自于汽车等流动源的排放。NO_x 可以分为以下两种：燃料型 NO_x（燃料中含有的氮的氧化物在燃烧过程中氧化生成 NO_x）和温度型 NO_x〔燃烧是空气中的 N_2 在高温（＞2100℃）下氧化生成 NO_x〕。其天然源主要为生物源，如生物体腐烂。大气中的 NO_x 最终转化为硝酸（HNO_3）和硝酸盐微粒，经湿沉降和干沉降从大气中去除。

c. 碳的氧化物

ⅰ. 一氧化碳（CO）

人为源：主要在燃料不完全燃烧时产生，80％由汽车排出，此外还有森林火灾、农业废弃物焚烧。

天然源：甲烷转化、海水中 CO 挥发、植物排放物转化、植物叶绿素的光解。

CO 全球性人为源和天然源排放量估算见表 2-2。

表 2-2　CO 全球性人为源和天然源排放量估算表

排放量	估计排放量/(10^5 t/a)
天然源	
CH_4 氧化	50～5000
天然有机烃类的转化	50～1300
海洋中微生物活动	20～200
植物排放	20～200
总量	150～6700
人为源	
化石燃料的燃烧	250～1000
森林火灾	10～60
总量	260～1060

ⅱ. 二氧化碳（CO_2）　无毒气体，因引发全球性环境演变成为大气污染问题中的关注点。

d. 碳氢化合物　又称烃类，是形成光化学烟雾的前体物，通常是指 C_1～C_8 可挥发的所有碳氢化合物。分为甲烷和非甲烷烃两类，甲烷是在光化学反应中呈惰性的无害烃，非甲烷烃（NMHC）主要有萜烯类化合物（由植物排放，占总量65%）。非甲烷烃的人为源主要包括：汽油燃烧（典型成分为 CH_4、C_2H_4、C_3H_6 和 C_4 碳氢化合物）、焚烧、溶剂蒸发、石油蒸发和运输损耗、废物提炼。

e. 含卤素化合物　大气中以气态形式存在的含卤素化合物大致分为以下三类：卤代烃、氟化物和其他含氯化合物。卤代烃主要为人为源，如三氯甲烷（$CHCl_3$）、氯乙烷（C_2H_5Cl）、四氯化碳（CCl_4）等是重要化学溶剂，也是有机合成工业的重要原料和中间体，在生产使用中因挥发进入大气。氟化物包括氟化氢（HF）、氟化硅（SiF_4）、氟（F_2）等，其污染源主要是使用萤石、冰晶石、磷矿石和氟化氢的企业，如炼铝厂、炼钢厂、玻璃厂、磷肥厂、火箭燃料厂等。大气中主要含氯无机物（如氯气和氯化氢）来自于化工厂、塑料厂、自来水厂、盐酸制造厂、焚烧等。

（2）按形成过程分类　一次污染物和二次污染物。一次污染物是指直接从污染源排放的污染物质，二次污染物则是由一次污染物经过化学反应或光化学反应形成的与一次污染物的物理化学性质完全不同的新的污染物，其毒性比一次污染物强。一次污染物与二次污染物主要成分见表2-3。

表 2-3　大气中一次污染物与二次污染物主要成分

类别	一次污染物	二次污染物
含硫化合物	SO_2、H_2S	SO_3、H_2SO_4、MSO_4
含氮化合物	NO、NH_3	NO_2、HNO_3、MNO_3
碳的氧化物	CO、CO_2	
碳氢化合物	$C_1H_n \sim C_5H_n$ 化合物	醛、酮、过氧乙酰硝酸酯
含卤素化合物	HF、HCl	
颗粒物	重金属元素、多环芳烃	H_2SO_4、SO_4^{2-}、NO_3^-

2. 大气污染物的来源

凡是能使空气质量变差的物质都是大气污染物。大气污染物已知的约有100多种。有自然因素（如森林火灾、火山爆发等）和人为因素（如工业废气、生活燃煤、汽车尾气等）两种，并且以后者为主要因素，尤其是工业生产和交通运输所造成的。主要过程由污染源排放、大气传播、人与物受害这三个环节所构成。

（1）大气污染的天然源

① 火山喷发　排放出 H_2S、CO_2、CO、HF、SO_2 及火山灰等颗粒物。

② 森林火灾　排放出 CO、CO_2、SO_2、NO_2 等。

③ 自然尘　风沙、土壤尘等。

④ 森林植物释放　主要为萜烯类碳氢化合物。

⑤ 海浪飞沫颗粒物　主要为硫酸盐与亚硫酸盐。

在有些情况下，天然源比人为源更重要，据相关统计，全球氮排放的93%和硫氧化物排放中的60%均来自自然源。

（2）人为污染源　通常所说的大气污染源是指由人类活动向大气输送污染物的发生

源。大气的人为污染源可以概括为以下四方面：

① 燃料燃烧　燃料（煤、石油、天然气等）的燃烧过程是向大气输送污染物的重要发生源。煤炭的主要成分是碳，并含氢、氧、氮、硫及金属化合物。燃料燃烧时除产生大量烟尘外，在燃烧过程中还会形成一氧化碳、二氧化碳、二氧化硫、氮氧化物、有机化合物及烟尘等物质。

② 工业生产过程的排放　如石化企业排放硫化氢、二氧化碳、二氧化硫、氮氧化物；有色金属冶炼工业排放的二氧化硫、氮氧化物及含重金属元素的烟尘；磷肥厂排放的氟化物；酸碱盐化工业排出的二氧化硫、氮氧化物、氯化氢及各种酸性气体；钢铁工业在炼铁、炼钢、炼焦过程中排出粉尘、硫氧化物、氰化物、一氧化碳、硫化氢、酚、苯类、烃类等。其污染物组成与工业企业性质密切相关。

③ 交通运输过程的排放　汽车、船舶、飞机等排放的尾气是造成大气污染的主要来源。内燃机燃烧排放的废气中含有一氧化碳、氮氧化物、碳氢化合物、含氧有机化合物、硫氧化物和铅的化合物等物质。

④ 农业活动排放　田间施用农药时，一部分农药会以粉尘等颗粒物形式飘散到大气中，残留在作物体上或黏附在作物表面的仍可挥发到大气中。进入大气的农药可以被悬浮的颗粒物吸收，并随气流向各地输送，造成大气农药污染。此外还有秸秆焚烧等。

中国已制定《中华人民共和国环境保护法》，并制定国家和地区的"废气排放标准"，以减轻大气污染，保护人民健康。

（二）大气污染的危害及防治

1. 大气污染的危害

大气污染的危害主要有以下几个方面：

（1）对人体的危害

① 急性中毒　大气中的污染物浓度较低时，通常不会造成人体急性中毒，但在某些特殊条件下，如工厂在生产过程中出现特殊事故，大量有害气体泄漏外排，外界气象条件突变等，便会引起人群的急性中毒。如印度帕博尔农药厂甲基异氰酸酯泄漏，直接危害人体，导致了 2500 人丧生，十多万人受害。

② 慢性中毒　大气污染对人体健康慢性的毒害作用，主要表现为污染物质在低浓度、长时间连续作用于人体后，出现的患病率升高等现象。中国城市居民肺癌发病率很高，其中最高的是上海市，城市居民呼吸系统疾病明显高于郊区。

③ 致癌　这是长期影响的结果，是由于污染物长时间作用于机体，损害体内遗传物质，引起突变，如果生殖细胞发生突变，使后代机体出现各种异常，称致畸作用；如果引起生物体细胞遗传物质和遗传信息发生突然改变作用，称致突变作用；如果诱发成肿瘤的作用，称致癌作用。这里所指的"癌"包括良性肿瘤和恶性肿瘤。环境中致癌物可分为化学性致癌物、物理性致癌物、生物性致癌物等。能诱发肿瘤的因素，统称致癌因素。由于长期接触环境中致癌因素而引起的肿瘤，称环境瘤。

（2）对植物的危害　大气污染物，尤其是二氧化硫、氟化物等对植物的危害十分严重。当污染物浓度很高时，会对植物产生急性危害，使植物叶表面产生伤斑，或者使叶枯萎脱落；当污染物浓度不高时，会对植物产生慢性危害，使植物叶片褪绿，或者表面上看不见什么危害症状，但植物的生理机能已受到了影响，造成植物产量下降，品质变坏。

（3）对气候的影响　大气污染物对天气和气候的影响是十分显著的，主要有以下几方面的影响：

① 减少到达地面的太阳辐射量　从工厂、发电站、汽车、家庭取暖设备向大气中排放的大量烟尘微粒，使空气变得非常浑浊，遮挡了阳光，使得到达地面的太阳辐射量减少。据统计，在工业城市烟雾不散的日子里，太阳光直接照射到地面的量比没有烟雾的日子减少近40%。大气污染严重的城市，天天如此，就会导致人和动植物因缺乏阳光而生长发育不良。

② 增加大气降水量　从工业城市排出来的微粒，其中有很多具有水汽凝结核的作用。因此，当大气中有其他一些降水条件与之配合的时候，就会出现降水天气。在工业城市的下风地区，降水量会更多。

③ 下酸雨　有时候，从天空落下的雨水中含有硫酸。这种酸雨是大气中的污染物二氧化硫经过氧化形成硫酸，随自然界的降水落到地面形成的。酸雨能使大片森林和农作物毁坏，能使纸制品、纺织品、皮革制品等腐蚀破碎，能使金属的防锈涂料变质而降低保护作用，还会腐蚀污染建筑物。

④ 热岛效应　在大工业城市上空，由于有大量废热排放到空中，因此，近地面空气的温度比四周郊区要高一些。这种现象在气象学中称作"热岛效应"。

经过研究，人们认为在有可能引起气候变化的各种大气污染物质中，二氧化碳具有重大的作用。从地球上无数烟囱和其他废气管道排放到大气中的大量二氧化碳，造成"温室效应"。经粗略估算，如果大气中二氧化碳含量增加25%，近地面气温可以增加0.5～2℃；如果增加100%，近地面温度可以增高1.5～6℃。有的专家认为，大气中的二氧化碳含量照这种速度增加下去，会使得南北极的冰融化加速，导致全球的气候异常。

2. 大气污染的防治

从大气污染的发生过程分析，防治大气污染的根本方法，是从污染源着手，通过减少污染物的排放量，促进污染物扩散稀释等措施来保证大气层的环境质量。但现有的经济技术条件还不能根治污染源，因此，大气环境的保护就需要通过运用各种措施，进行综合防治。主要从以下几个方面入手：

（1）采取各种措施，减少污染物的产生

① 实行区域采暖和集中供热，可以提高锅炉设备效率，降低燃料消耗量，大大降低粉尘排放量。

② 改善燃料构成，用无烟煤替代烟煤，推广使用清洁的气体、液体燃料，可以使大气中的 SO_2 和烟尘（降尘、飘尘）显著降低。

③ 进行技术更新，改善燃烧过程，这就需要对旧锅炉、汽车发动机和其他燃烧设备进行技术更新，对旧的燃料加以改革，以便提高热效率和减少废气排放。

④ 改革生产工艺，综合利用"废气"，这样就可以达到减少污染物的排放和变废为宝的双重目的。

⑤ 开发新能源，如太阳能、水能、风能、地热能、潮汐能、生物能、沼气能和核聚

变能等清洁能源，以减少煤炭、石油的用量。

（2）采用各种技术，控制污染物排放　在实际操作中采用各种新技术，如烟尘治理技术、二氧化硫治理技术、光化学烟雾的治理技术，控制各种污染物的排放量，减少大气污染物的释放。

（3）合理利用环境自净能力，保护大气环境　各级政府应搞好总体规划，合理工业布局，做好大气环境规划，科学利用大气环境容量在环境区划的基础上，结合城市建设、总体规划进行城市大气环境功能分区。选择有利污染物扩散的排放方式，发展绿色植物，增强自净能力保护大气环境。

（4）加强大气管理　大气环境管理就是运用法律、行政、经济、技术、教育等手段，通过全面规划，从宏观上、战略上、总体上研究解决大气污染问题。法律是环境管理中的一种重要手段，是以规范性、强制性、稳定性和指导性的方式来管理环境。

二、水体污染及危害

当进入水体的污染物质超过了水体的环境容量或水体的自净能力，使水质变坏，从而破坏了水体的原有价值和作用的现象称为水体污染。严格来说，造成水的污染原因有两类：一类是人为因素造成的，主要是工业排放的废水；此外，还包括生活污水、农田排水、降雨淋洗大气中的污染物以及堆积在大地上的垃圾经降雨淋洗流入水体的污染物等；另一类是自然因素造成的水体污染，例如特殊的地质条件使某种化学元素大量富集，像岩石的风化和水解、火山喷发、水流冲蚀地面、大气降尘的降水淋洗，以及天然植物在腐烂时产生某些有害物质、雨水降到地面后夹带各种物质流入水体等造成的水体污染，都属于自然污染。由于人为因素造成的水体污染占大多数，因此通常所说的水体污染主要是人为因素造成的污染情况。

（一）水体污染源分类与主要污染物危害

1. 水体污染源分类

水体污染源是指造成水体污染的污染源的发生源。通常是指向水体排入污染物或对水体产生有害影响的场所、设备和装置。输入的物质和能量称为污染物或污染因子。水体污染源根据分类方法的不同可分为：

（1）按污染物的发生源地分类　工业污染源、生活污染源、农业污染源和天然污染源；

（2）按排放污染的种类分类　有机污染源、无机污染源、热污染源、噪声污染源、放射性污染源和同时排放多种污染物的混合污染源等；

（3）按排放污染物空间分布方式分类　点污染源（点源）和非点污染源（面源），这也是一种常见的水体污染源分类方式；

（4）按污染物的来源分类　天然污染源和人为污染源两大类。

2. 水体的主要污染物及危害

水体污染物是指进入水体后使水体的正常组成和性质发生直接或间接改变的有害物质。这种物质有的是人类活动产生的，也有天然的。是否成为水体污染物，主要看进入水体后是否对人类产生危害。有的物质进入水体后通过化学反应、物理和生物作用会转变成新的危害更大的污染物质，也可能降解成无害的物质。常见的水体污染物的种类如下：

（1）酸、碱、盐等无机物污染及危害　水体中酸、碱、盐等无机物的污染，主要来自冶金、化学纤维、造纸、印染、炼油、农药等工业废水及酸雨。水体的 pH 小于 6.5 或大于 8.5 时，都会使水生生物受到不良影响，严重时造成鱼虾绝迹。水体含盐量增高，影响工农业及生活用水的水质，用其灌溉农田会使土地盐碱化。

（2）重金属污染及危害　污染水体的重金属有：汞、镉、铅、铬、钒、钴、钡等。其中汞的毒性最大，镉、铅、铬也有较大毒性。重金属在工厂、矿山生产过程中随废水排出，进入水体后不能被微生物降解，经食物链的富集作用，能逐级在较高生物体内千百倍地增加含量，最终进入人体。

（3）耗氧物质污染及危害　生活污水、食品加工和造纸等工业废水，含有糖类、蛋白质、油脂、木质素等有机物质。这些物质悬浮或溶解于污水中，经微生物的生物化学作用而分解。在分解过程中要消耗氧气，因而被称为耗氧污染物。这类污染物造成水中溶解氧减少，影响鱼类和其他水生生物的生长。水中溶解氧耗尽后，有机物将进行厌氧分解，产生 H_2S、NH_3 和一些有难闻气味的有机物，使水质进一步恶化。

（4）植物营养物质污染及危害　生活污水和某些工业废水中，经常含有一定量的氮和磷等植物营养物质，施用磷肥、氮肥的农田水中常含有磷和氮，含洗涤剂的污水中也有不少的磷。水体中过量的磷和氮，为水中微生物和藻类提供了营养，使得蓝绿藻和红藻迅速生长，它们的繁殖、生长和腐败，会引起水中氧气大量减少导致鱼虾等水生生物死亡、水质恶化。这种由于水体中植物营养物质过多蓄积而引起的污染，叫作水体的"富营养化"。这种现象若在海湾会形成"赤潮"。

（二）水体污染的防治

1. 减少和消除排放废水及污染物

第一，可采用改革工艺，减少甚至不排废水，或者降低有毒废水的毒性。第二，重复利用废水，尽量采用重复用水及循环用水系统，使废水排放量减至最少或将生产废水经适当处理后循环利用。如电镀废水闭路循环，高炉煤气洗涤废水经沉淀、冷却后再用于洗涤。第三，控制废水中污染物浓度，回收有用产品，尽量使流失在废水中的原料和产品与水分离，就地回收，这样既可减少生产成本，又可降低废水浓度。第四，处理好城市垃圾与工业废渣，避免因降水或径流的冲刷、溶解而污染水体。

2. 全面规划，合理布局，进行区域性综合治理

第一，在制订区域规划、城市建设规划、工业区规划时都要考虑水体污染问题，对可能出现的水体污染，要采取预防措施。第二，对水体污染源进行全面规划和综合治理。第三，杜绝工业废水和城市污水任意排放，规定标准。第四，同行业废水应集中处理，以减少污染源的数目，便于管理。第五，有计划地治理已被污染的水体。

3. 加强监测管理，制定法律和控制标准

第一，设立国家级、地方级的环境保护管理机构，执行有关环保法律和控制标准，协调和监督各部门和工厂保护环境、保护水源。第二，颁布有关法规，制定保护水体、控制

和管理水体污染的具体条例。

三、土壤污染及危害

土壤是指陆地表面具有肥力、能够生长植物的疏松表层，其厚度一般在 2m 左右。土壤不但为植物生长提供机械支撑能力，并能为植物生长发育提供所需要的水、肥、气、热等肥力要素。由于人口急剧增长、工业迅猛发展，固体废物不断向土壤表面堆放和倾倒，有害废水不断向土壤中渗透，大气中的有害气体及飘尘也不断随雨水降落在土壤中，导致了土壤污染。凡是妨碍土壤正常功能，降低作物产量和质量，还通过粮食、蔬菜、水果等间接影响人体健康的物质，都叫作土壤污染物。

人为活动产生的污染物进入土壤并积累到一定程度，引起土壤质量恶化，并进而造成农作物中某些指标超过国家标准的现象，称为土壤污染。污染物进入土壤的途径是多样的：废气中含有的污染物质，特别是颗粒物，在重力作用下沉降到地面进入土壤；废水中携带大量污染物进入土壤；固体废物中的污染物直接进入土壤或其渗出液进入土壤。其中最主要的是污水灌溉带来的土壤污染。农药、化肥的大量使用，造成土壤有机质含量下降、土壤板结，也是土壤污染的原因之一。土壤污染除导致土壤质量下降、农作物产量和品质下降外，更为严重的是土壤对污染物具有富集作用，一些毒性大的污染物，如汞、镉等富集到作物果实中，人或牲畜食用后发生中毒。如长期引用工业废水灌溉，会导致土壤和作物中重金属镉含量超标，人畜不能食用，土壤不能再作为耕地，只能改作他用。

具有生理毒性的物质或过量的植物营养元素进入土壤，会导致土壤性质恶化和植物生理功能失调。土壤处于陆地生态系统中的无机界和生物界的中心，不仅在本系统内进行着能量和物质的循环，而且与水域、大气和生物之间也不断进行物质交换，一旦发生污染，三者之间就会有污染物质的相互传递。作物从土壤中吸收和积累的污染物常通过食物链传递而影响人体健康。

（一）土壤污染物分类与来源

土壤污染物主要有四种分类方式：

1. 化学污染物

化学污染物包括无机污染物和有机污染物。前者如汞、镉、铅等重金属，过量的氮、磷植物营养元素以及氧化物和硫化物等；后者如各种化学农药、石油及其裂解产物，以及其他各类有机合成产物等。以上这些化学污染物主要是由污水、废气、固体废物、农药和化肥带进土壤并积累起来的。

（1）污水排放　因为生活污水和工业废水中含有氮、磷、钾等许多植物所需要的养分，所以合理地使用污水灌溉农田，一般有增产效果。但污水中还含有重金属、酚、氰化物等许多有毒有害的物质，如果没有经过必要的处理而直接用于农田灌溉，会将污水中有毒有害的物质带至农田，污染土壤。例如，冶炼、电镀、燃料、汞化物等工业废水能引起镉、汞、铬、铜等重金属污染；石油化工、肥料、农药等工业废水会引起酚、三氯乙醛等有机物的污染。

（2）废气　大气中的有害气体主要是工业中排出的有毒废气，它的污染面积大，会对土壤造成严重污染。工业废气的污染通过沉降或降水进入土壤，造成污染。例如，有色金属冶炼厂排出的废气中含有铬、铅、铜、镉等重金属，对附近的土壤造成污染；生产磷肥、氟化物的工厂会对附近的土壤造成粉尘污染和氟污染。

（3）化肥　施用化肥是农业增产的重要措施，但不合理的使用，也会引起土壤污染。长期大量使用氮肥，会破坏土壤结构，造成土壤板结、生物学性质恶化，影响农作物的产量和质量。过量地使用硝态氮肥，会使饲料作物含有过多的硝酸盐，妨碍牲畜体内氧的输送，使其患病，严重的可导致死亡。

（4）农药　农药能防治病、虫、草害，如果使用得当，可保证作物的增产，但它是一类危害性很大的土壤污染物，施用不当，会引起土壤污染。喷施于作物上的农药（粉剂、水剂、乳液等），除部分被植物吸收或逸入大气外，约有一半散落于农田，这一部分农药与直接施用于田间的农药（如拌种消毒剂、地下害虫熏蒸剂和杀虫剂等）构成农田土壤中农药的基本来源。农作物从土壤中吸收农药，在根、茎、叶、果实和种子中积累，通过食物、饲料危害人体和牲畜的健康。此外，农药在杀虫、防病的同时，也使有益于农业的微生物、昆虫、鸟类遭到伤害，破坏了生态系统，使农作物遭受间接损失。

（5）固体污染物　工业废物和城市垃圾是土壤的固体污染物。例如，各种农用塑料薄膜作为大棚、地膜覆盖物被广泛使用，如果管理、回收不善，大量残膜碎片散落田间，会造成农田"白色污染"。这样的固体污染物既不易蒸发、挥发，也不易被土壤微生物分解，是一种长期滞留土壤的污染物。

2. 物理污染物

物理污染物指来自工厂、矿山的固体废弃物，如尾矿、废石、粉煤灰和工业垃圾等。

3. 生物污染物

生物污染物指带有各种病菌的城市垃圾和由卫生设施（包括医院）排出的废水、废物以及厩肥等。

4. 放射性污染物

放射性污染物主要存在于核原料开采和大气层核爆炸地区，以锶和铯等在土壤中生存期长的放射性元素为主。

（二）土壤污染的危害与防治

1. 土壤污染的危害

土壤污染具有隐蔽性和滞后性。大气污染、水污染和废弃物污染等问题一般都比较直观，通过感官就能发现。而土壤污染则不同，它往往要通过对土壤样品进行化验分析和农作物的残留检测，甚至通过研究对人畜健康状况的影响才能确定。因此，土壤污染从产生污染到出现问题通常会滞后较长的时间。如日本的"痛痛病"经过了10～20年之后才被人们所认识。土壤污染一般具有以下特性：

（1）累积性　污染物质在大气和水体中，一般都比在土壤中更容易迁移，这使得污染物质在土壤中并不像在大气和水体中那样容易扩散和稀释，因此容易在土壤中不断积累而超标，同时也使土壤污染具有很强的地域性。

（2）不可逆转性　金属对土壤的污染基本上是一个不可逆转的过程，许多有机化学物质的污染也需要较长的时间才能降解。譬如被某些重金属污染的土壤可能要 $100\sim200$ 年时间才能够恢复。

（3）难治理性　如果大气和水体受到污染，切断污染源之后通过稀释作用和自净化作用也有可能使污染问题不断逆转，但是积累在污染土壤中的难降解污染物则很难靠稀释作用和自净化作用来消除。土壤污染一旦发生，仅仅依靠切断污染源的方法则往往很难恢复，有时要靠换土、淋洗土壤等方法才能解决问题，其他治理技术可能见效较慢。因此，治理污染土壤通常成本较高、治理周期较长。鉴于土壤污染难于治理，而土壤污染问题的产生又具有明显的隐蔽性和滞后性等特点，因此土壤污染问题一般都不太容易受到重视。

（4）高辐射性　大量的辐射污染了土地，使被污染的土地含有了一种毒质。这种毒质会使植物停止生长。

综上所述，土壤污染引起的危害主要有以下几方面：导致农作物减产和农产品品质降低、污染地下水和地表水、影响大气环境质量和危害人体健康。例如，土壤中污染物能通过食物链危害动物和人体健康；一些能溶于水的污染物，可从土壤中淋洗到地下水里而使地下水受到污染；一些悬浮物及土壤所吸附的污染物，可随地表径流迁移，造成地表水污染；有污染的土壤被风吹到远离污染源的地方，扩大了污染面积又间接污染水和大气，成为水和大气的污染源。

2. 土壤污染的防治

对土壤污染的治理，要减少农药使用，同时还要采取防治措施。如针对土壤污染物的种类，种植有较强吸收力的植物，降低有毒物质的含量（例如羊齿铁角蕨属的植物能吸收土壤中的重金属）；或通过生物降解净化土壤（例如蚯蚓能降解农药、重金属等）；或施加抑制剂改变污染物质在土壤中的迁移转化方向，减少作物的吸收（例如施用石灰），提高土壤的 pH，促使镉、汞、铜、锌等形成氢氧化物沉淀。此外，还可以通过增施有机肥、改变耕作制度、换土、深翻等手段，治理土壤污染。常用防治措施如下：

（1）科学治理灌溉　工业废水种类繁多、成分复杂，有些工厂排出的废水可能是无害的，但与其他工厂排出的废水混合后，就变成有毒的废水。因此在利用废水灌溉农田之前，应按照《农田灌溉水质标准》规定的标准进行净化处理，这样既利用了污水，又避免了对土壤的污染。

（2）合理使用农药　合理使用农药不仅可以减少对土壤的污染，还能经济有效地消灭病、虫、草害，发挥农药的积极效能。在生产中，不仅要控制化学农药的用量、使用范围、喷施次数和喷施时间，提高喷洒技术，还要改进农药剂型，严格限制剧毒、高残留农药的使用，重视低毒、低残留农药的开发与生产。

（3）合理施用化肥　根据土壤的特性、气候状况和农作物生长发育特点，配方施肥，严格控制有毒化肥的使用范围和用量。增施有机肥，提高土壤有机质含量，可增强土壤胶体对重金属和农药的吸附能力。如褐腐酸能吸收和溶解三氯杂苯除草剂及某些农药，腐殖质能促进镉的沉淀等。同时，增加有机肥还可以改善土壤微生物的流动条件，加速生物降解过程。

（4）施用化学改良剂　在受重金属轻度污染的土壤中施用抑制剂，可将重金属转化成为难溶的化合物，减少农作物的吸收。常用的抑制剂有石灰、碱性磷酸盐、碳酸盐和硫化物等。例如，在受镉污染的酸性、微酸性土壤中施用石灰或碱性炉灰等，可以使活性镉转化为碳酸盐或氢氧化物等难溶物，改良效果显著。因为重金属大部分为亲硫元素，所以在水田中施用绿肥、稻草等，在旱地上施用适量的硫化钠、石硫合剂等有利于重金属生成难溶的硫化物。

对于砷污染土壤，可施加 $Fe_2(SO_4)_3$ 和 $MgCl_2$ 等，生成 $FeAsO_4$、$MgNH_4AsO_4$ 等难溶物减少砷的危害。另外，可以种植抗性作物或对某些重金属元素有富集能力的低等植物，用于小面积受污染土壤的净化。如玉米抗镉能力强，马铃薯、甜菜等抗镍能力强等。有些蕨类植物对锌、镉的富集浓度每千克可达数百甚至数千毫克，例如，在被砷污染的土壤上谷类作物无法生存，但在其上生长的苔藓砷富集量可达 $1250 \times 10^{-6} g/kg$。

总之，按照"预防为主"的环保方针，防治土壤污染的首要任务是控制和消除土壤污染源。对已污染的土壤，要采取一切有效措施，清除土壤中的污染物，控制土壤污染物的迁移转化，改善农村生态环境，提高农作物的产量和品质，为广大人民群众提供优质、安全的农产品。

四、噪声污染及危害

噪声是指发声体做无规则振动时发出的声音。声音由物体的振动产生，以波的形式在一定的介质（如固体、液体、气体）中进行传播。通常所说的噪声污染是人为造成的。从生理学观点来看，凡是干扰人们休息、学习和工作以及对所要听的声音产生干扰的声音，即不需要的声音，统称为噪声。当噪声对人及周围环境造成不良影响时，就形成噪声污染。产业革命以来，各种机械设备的创造和使用，给人类社会带来了繁荣和进步，但同时也产生了越来越多而且越来越强的噪声。噪声不但会对听力造成损伤，还能诱发多种致癌致命的疾病，也对人们的生活工作有所干扰。

（一）噪声污染的分类与来源

1. 噪声污染的分类

（1）按声源的机械特点分类　气体扰动产生的噪声、固体振动产生的噪声、液体撞击产生的噪声以及电磁作用产生的电磁噪声。

（2）按声音的频率分类　小于 400Hz 的低频噪声、400～1000Hz 的中频噪声及大于 1000Hz 的高频噪声。

2. 噪声污染的来源

（1）交通噪声　包括机动车辆、船舶、地铁、火车、飞机等产生的噪声。由于机动车辆数目的迅速增加，使得交通噪声成为城市的主要噪声源。

（2）工业噪声　是指工厂的各种设备产生的噪声。工业噪声的声级一般较高，对工人及周围居民造成较大的影响。

（3）建筑噪声　主要来源于建筑机械发出的噪声。建筑噪声的特点是强度较大，且多发生在人口密集地区，因此严重影响居民的休息与生活。

（4）社会噪声　包括人们的社会活动和家用电器、音响设备发出的噪声。这些设备的噪声声级虽然不高，但由于和人们的日常生活联系密切，使人们在休息时得不到安静，尤为让人烦恼，极易引起邻里纠纷。

（二）噪声污染的危害与防治

1. 噪声污染的危害

噪声污染对人、仪器仪表以及建筑物均构成危害，其危害程度主要取决于噪声的频率、强度及暴露时间。噪声危害主要包括以下几方面：

（1）噪声对人的危害

① 噪声对听力的损伤　噪声对人体最直接的危害是听力损伤。人们在进入强噪声环境时，暴露一段时间，会感到双耳难受，甚至会出现头痛等感觉。若人突然暴露于极其强烈的噪声环境中，听觉器官会发生急剧外伤，引起鼓膜破裂出血、迷路出血、螺旋器从基底膜急性剥离，可使人耳完全失去听力，即出现爆震性耳聋。

② 噪声能诱发多种疾病　噪声通过听觉器官作用于大脑中枢神经系统，以致影响到全身各个器官，会产生头痛、脑涨、耳鸣、失眠、全身疲乏无力以及记忆力减退等神经衰弱症状，长期在高噪声环境下工作的人心血管系统疾病发病率要增高 2～3 倍。噪声也可导致消化系统功能紊乱，引起消化不良、食欲减退、恶心呕吐，使肠胃病和溃疡病发病率升高。此外，噪声对视觉器官、内分泌功能及胎儿的正常发育等方面也会产生一定影响。在高噪声中工作和生活的人们，一般健康水平逐年下降，对疾病的抵抗力减弱，会诱发一些疾病，但也和个人的体质因素有关，不可一概而论。

③ 对生活工作的干扰　噪声对人的睡眠影响极大，会导致多梦、易惊醒、睡眠质量下降等，突然出现的噪声对睡眠的影响更为突出。噪声也会干扰人的谈话、工作和学习。实验表明，当人突然受到噪声干扰时，会有 4s 的时间思想不能集中，注意力分散，导致反应迟钝、工作效率下降、差错率上升。噪声还会掩蔽安全信号，如报警信号和车辆行驶信号等，以致造成事故。

（2）特强噪声对仪器设备和建筑结构的危害　实验研究表明，特强噪声会损伤仪器设备，甚至使仪器设备失效。噪声对仪器设备的影响与噪声强度、频率以及仪器设备本身的结构与安装方式等因素有关。当噪声级超过 150dB 时，会严重损坏电阻、电容、晶体管等元件。当特强噪声作用于火箭、宇航器等机械结构时，由于受声频交变负载的反复作用，会使材料产生疲劳现象而断裂，这种现象叫作声疲劳。

噪声超过 140dB 时，对轻型建筑开始有破坏作用。例如，当超声速飞机在低空掠过时，在飞机头部和尾部会产生压力和密度突变，经地面反射后形成 N 形冲击波，传到地面时听起来像爆炸声，这种特殊的噪声叫作轰声。在轰声的作用下，建筑物会受到不同程度的破坏，如出现门窗损伤、玻璃破碎、墙壁开裂、抹灰振落、烟囱倒塌等现象。由于噪声衰减较慢，因此传播较远，影响范围较广。此外，在建筑物附近使用空气锤、打桩或爆破，也会导致建筑物的损伤。

2. 噪声污染的防治

为减低噪声对四周环境和人类的影响，对噪声源、噪声的传播路径及接收者三者进行隔离或防护，对噪声的能量进行阻绝或吸收。通常声在传播中的能量是随着距离的增加而衰减的，因此使噪声源远离需要安静的地方，可以达到降噪的目的。通常声的辐射一般有指向性，处在与声源距离相同而方向不同的地方，接收到的声强度也就不同。不过多数声源以低频辐射噪声时，指向性很差；随着频率的增加，指向性增强。因此，控制噪声的传播方向（包括改变声源的发射方向）是降低噪声的有效措施。根据以上原理噪声污染的防治常采用以下方法：

（1）降低声源噪声　工业、交通运输业可以选用低噪声的生产设备和改进生产工艺，或者改变噪声源的运动方式。如用阻尼、隔振等措施降低固体发声体的振动。

（2）在传音途径上降低噪声　控制噪声的传播，改变声源已经发出的噪声传播途径。如采用吸声、隔声、声屏障、隔振等措施，以及合理规划城市和建筑布局等。

（3）受声者或受声器官的噪声防护　在声源和传播途径上无法采取措施，或采取的声学措施仍不能达到预期效果时，就需要对受声者或受声器官采取防护措施。如长期职业性噪声暴露的工人可以戴耳塞、耳罩或头盔等护耳器。

世界各国通常也有相应的法律或规定以限制过量的噪声。我国为控制噪声污染制定了《中华人民共和国环境噪声污染防治法》。为了防止噪声，我国著名声学家马大猷教授曾总结和研究了国内外现有各类噪声的危害和标准，提出了三条建议：

（1）为了保护人们的听力和身体健康，噪声的允许值在75～90dB。

（2）保障交谈和通信联络，环境噪声的允许值在45～60dB。

（3）在睡眠时间，环境噪声建议在35～50dB。

第三节
常见地方病

学习目标

1. 了解典型地方病应具备的条件。
2. 掌握碘缺乏病的预防与治疗。
3. 掌握地方性氟中毒的预防与治疗。
4. 掌握鼠疫的预防与治疗。

地方病是指在一定地区内发生的与特定的生产、生活方式有关的疾病的总称。地方病往往只发生在某一特定地区，同一定的自然环境因素有密切的关系，如地质、地貌、水质、气候、食物、居住条件等。典型的地方病应具备以下条件：①有地区性；②该地区有决定该病存在的自然或人为因素；③生活在病区的人群及进入病区的外来人群都有可能得病；④除去该病的决定性因素后，该病会逐渐消失。地方病多发生在经济不发达，以及卫生医疗条件较差的地区。

地方病主要分为化学性地方病和生物性地方病两大类。化学性地方病又称生物地球化学性疾病，人的生长发育同一定地区的化学元素含量有关。在地球演变过程中，由于自然或人为的原因，某些元素在地球表面分布不均衡。当对人体健康有影响的某些元素，在某一地区中少到不能满足人体生理的需要，或多到有碍人体健康，亦即环境和人体间某些元素的交换和动态平衡遭到破坏时，在这一地区的人群中就会出现一些特异的疾病，这就是化学性地方病。如碘元素分布异常，可引起碘缺乏病；氟元素分布过多，可引起地方性氟中毒而发生氟斑牙和氟骨症等。生物性地方病是由于某些地区特异的地理、气象条件，使某种致病生物易于滋生繁殖，以致这一地区人体与生物因素的平衡遭到破坏，引起生物性的特异疾病，如血吸虫病、疟疾、鼠疫等。

不同种类的地方病所表现出的症状不一样。应根据相应的疾病做不同的检查，以进行确诊。针对地方病通常应采用对症治疗，治愈后可恢复正常。

一、碘缺乏病

机体因缺碘导致的一系列疾病以前称为地方性甲状腺肿和地方性克汀病，现在统称为碘缺乏病。碘缺乏病主要由环境缺碘，人体摄取碘不足所致。本病分布广泛，国内多省区均有分布，多见于远离沿海及海拔高的山区。流行地区的土壤、水和食物中含碘量极少。

（一）临床表现

地方性甲状腺肿早期无明显临床症状，甲状腺轻、中度弥漫性肿大，质软，无压痛。极少数明显肿大者可出现压迫症状，如呼吸困难、吞咽困难、声音嘶哑、刺激性咳嗽等。胸骨后甲状腺肿可有食管或上腔静脉受压症状。甲状腺功能基本正常，但有的患者由于甲状腺代偿功能不足出现甲状腺功能减退，影响智力及生长发育。少数地方性甲状腺肿患者由于长期血清、促甲状腺素（TSH）水平增高，当补充碘后，甲状腺素合成过多，形成碘甲亢。地方性克汀病可分神经型、黏液水肿型及混合型三种，多数为混合型，可有甲减、甲亢、甲状腺癌、气管软化等并发症。

（二）治疗

甲状腺轻度肿大患儿可口服碘/碘化钾（复方碘溶液）或口服碘化钾，至甲状腺肿消退，尿碘正常，亦可肌内注射碘油。对甲状腺中度肿大患儿，口服甲状腺粉（片）可使甲状腺缩小或消失；如甲状腺肿大明显或引起压迫症状或疑有癌变者宜手术治疗。在使用碘制剂过程中，要注意补碘过多造成碘甲亢，同时还需警惕碘过敏或碘中毒。对于缺碘地区的居民来讲，预后一直要食用碘盐，一旦停用，地方性甲状腺肿仍会复发。一般来说，弥漫性甲状腺肿经持续补碘后6～12个月甲状腺即可回缩至正常，少数需数年时间，但结节一般不会因补碘而消失。

（三）预防

碘缺乏病常采用的预防方法有：

（1）碘化食盐　食盐中加入碘化钠或碘化钾，浓度为（1∶10000）～（1∶20000）。

（2）碘化饮水　饮水中加入碘化钾，按$10×10^4$L水加碘化钾1g（即每升水含碘化钾$10\mu g$）。

（3）碘油注射　适用于发病率低，无须普遍加碘的地区。

（4）多吃含碘丰富的食物　如海带、紫菜、海藻、海鱼虾等。

二、地方性氟中毒

地方性氟中毒是由于一定地区的环境中氟元素过多，而致生活在该环境中的居民经饮水、食物和空气等途径长期摄入过量氟所引起的，以氟骨症和氟斑牙为主要特征的一种慢性全身性疾病，又称为地方性氟病。这种病在世界上流行很广，中国也有十几个省市存在高氟区域，它的分布与区域地质环境有关。此外，制造磷肥、铜、铁、铝、砖瓦、陶瓷、玻璃等行业及工业用煤与生活用煤燃烧时排放的氟化物超过自然界的净化能力时，对农作物、牲畜产生危害，人类长期食用含氟量高的粮食与蔬菜会引起慢性中毒。当饮用水中氟含量超过人体正常需要（标准氟化物含量小于 1mg/L）时也会引起慢性中毒性疾病。因此，查明区域环境地质条件和氟的地球化学特征，因地制宜地寻找好水和改水防病是环境地质工作者的重要任务之一。

（一）临床表现

氟中毒最突出的表现是骨骼和牙齿受损害。7～8 岁以前摄入氟过多就会引起氟斑牙；8 岁以后摄入氟过多就会引起氟骨症。氟斑牙一旦形成，可伴随终身。此外，摄入过多的氟还会损害身体其他许多重要器官并影响一些重要的代谢活动，致使体力、脑力和抗病力等功能下降，身体发育较差。

1. 氟斑牙

（1）牙釉面光泽改变　釉面失去光泽，不透明，可见白垩样线条、斑点、斑块。白垩样变化也可布满整个牙面，一经形成，很难消失。

（2）牙釉面着色　釉面变成浅黄色、黄褐色、深褐色或黑色。着色范围可由细小斑点、条纹、斑块直至布满大部分釉面。

（3）牙釉面缺损　可表现为釉面细小的凹痕，小的如针尖，深的较大面积剥脱。

2. 氟骨症

（1）疼痛　最常见的自觉症状。疼痛部位可为 1～2 处，也可遍及全身。首先从腰背部开始，逐渐累及四肢大关节一直到足跟。疼痛一般呈持续性，多为酸痛，无游走性，局部无红、肿、热现象，活动后可缓解，静止后加重，尤其是早晨起床后常不能立刻活动。受天气影响不明显。

（2）神经症状　因椎孔缩小变窄，使神经根受压或营养障碍，而引起一系列的神经症状，如肢体麻木、蚁行感、知觉减退等感觉异常；肌肉松弛，有脱力感，握物无力，下肢躯干的力量减弱。

（3）肢体变形。

（4）其他　不少患者可有头痛、头昏、心悸、乏力、困倦等神经衰弱症候群表现，也可有恶心、食欲缺乏、腹胀、腹泻或便秘等胃肠功能紊乱的症状。

（二）发病原因与机制

地方性氟中毒根据其氟的来源不同，分为饮水型、燃煤污染型和饮茶型。饮水型氟中毒是有些地方长期饮用含氟较多的泉水、河水或井水所致。燃煤污染型氟中毒是有些地方

（特别是产煤山区）长期敞灶燃烧含氟较高的煤烘炕食物和取暖，煤燃烧释放的氟便污染了食物和室内空气，人们吃了被污染的食物、水和吸入污染的空气，摄入了过量的氟，长期如此，即发生氟中毒。饮茶型氟中毒是我国西部地区少数民族长期大量饮用高氟砖茶水所致的一种地方性氟病。砖茶系粗老茶叶所制，茶树具有天然富氟功能，茶叶越老含氟量越高，砖茶的氟含量是普通茶叶的几倍至几十倍。

长期摄入过量氟是发生该病的主要原因。人体每天摄入总氟量超过 4mg 时即可引起慢性氟中毒。该病好发年龄为青壮年，女性常高于男性，患病率随年龄的增长而升高。妊娠期和哺乳期妇女更易发病，且病情较重。营养不良，特别是蛋白质、钙、维生素缺乏时，机体对氟的敏感性增高。一般认为慢性地方性氟中毒的发病机制与过量的氟破坏了钙磷的正常代谢、抑制某些酶的活性、损害细胞原生质以及抑制胶原蛋白合成有关。

（三）预防

对于地方性氟中毒，尚无有效的治疗手段，关键在于预防。减少机体对氟的摄入，增加对氟的排泄，改善生活条件，增加机体抵抗力。主要是针对不同的原因，采取不同的措施预防地方性氟中毒。在燃煤污染型氟中毒病区，主要是改变烘炕食物和烤火的方法，如提倡不直接在煤火上烘炕和保存食物（主要指玉米、辣椒、腊肉），不敞炉取暖；改良炉灶，安装烟囱，把炉灶燃烧煤产生的烟尘排出室外。饮茶型地氟病的防治主要是以供应低氟砖茶为主，同时提倡喝淡茶水、多喝牛奶、多吃新鲜蔬菜、多食用汤菜，减少高氟砖茶水的摄入量，改善营养也不失为有效的防治方法。饮水型氟中毒病区，以改换低氟水源，如打建新的低氟水源井，引用低氟的江、河、湖泊、泉水，以及用物理化学方法除氟，主要的除氟剂有硫酸铝、氯化铝、碱式氯化铝、骨炭、羟基磷灰石等。其中，饮水型氟中毒是治理的重点，常采用的方法如下：

1. 改换低氟水源

（1）低氟水源的种类

① 深层地下水　浅层高氟地下水病区的深层地下水含氟量均较低，适宜饮用。

② 低氟地面水　多数江、河、湖泊等地面水含氟量较低，氟含量符合饮用水标准，经处理，可以饮用。

③ 天然降水　雨水和雪水的含氟量都很低，蓄积后，经处理，可以饮用。

（2）改换低氟水源的形式

① 打低氟深水井　是我国饮水型病区应用最普遍的一种形式。可以利用水塔、压力罐等进行集中供水。

② 引江、河、湖泊、泉等低氟地面水　在病区附近有天然低氟地面水时，开渠引水或利用管道输水。

③ 蓄水（窖水）　在缺水地区，找不到低氟水源的情况下，可兴建小型小库或水窖，蓄积天然降水或贮存冰块。

④ 混合水源　在低氟水源水量不足时，也可将低氟水、高氟水混合成为符合饮用水含氟量卫生标准的水源。

2. 饮用水除氟

降低饮用水氟含量的方法很多，如混凝沉淀法、活性氧化铝吸附法、骨炭吸附法、电渗析法等，适用于集中供水的居民区和厂矿企业。在水中投入明矾，再经炉渣过滤的除氟方法，经济方便，最适用于散居的居民和农村地区。

三、鼠疫

鼠疫是由鼠疫耶尔森菌引起的急性传染病，属国际检疫传染病，也是我国法定传染病中的甲类传染病。鼠疫为自然疫源性传染病，主要在啮齿类动物间流行，鼠、旱獭等为鼠疫耶尔森菌的自然宿主。鼠蚤为传播媒介。本病传染性强，病死率高，目前已大幅减少，但在我国西部、西北部仍有散发病例发生。

（一）临床表现

根据临床表现和发病特点，可将鼠疫分为轻型鼠疫、腺鼠疫、肺鼠疫、脓毒血症型鼠疫和其他类型鼠疫。不同的分型，潜伏期有不同，腺鼠疫2～8天，肺鼠疫数小时至两三天，曾预防接种者可延至9～12天。

1. 轻型鼠疫

该类型表现为不规则低热，全身症状轻微，局部淋巴结肿痛，偶可化脓，无出血现象，多见于流行初期或末期。

2. 腺鼠疫

该类型最多见，常发生于流行初期，表现为急起寒战、高热、头痛、乏力、全身酸痛、恶心、呕吐、烦躁不安、皮肤瘀斑、出血。鼠蚤叮咬处引流区淋巴结肿痛，发展迅速，第2～4天达高峰。腹股沟淋巴结最常受累，其次为腋下、颈部及颌下淋巴结。由于淋巴结及周围组织炎症剧烈，患者常呈强迫体位，如不及时治疗，肿大的淋巴结迅速化脓、破溃、于3～5天内因继发肺炎或脓毒血症而死亡；治疗及时或病情轻缓者，肿大的淋巴结逐渐消散、伤口愈合而康复。

3. 肺鼠疫

该类型根据传播途径分原发性肺鼠疫和继发性肺鼠疫。

（1）原发性肺鼠疫 为呼吸道直接感染所致。多见于流行高峰期，发展迅猛，急起高热，全身中毒症状明显，发病数小时后出现胸痛、咳嗽、咳痰，痰由少量迅速转为大量鲜红色血痰，呼吸困难与发绀迅速加重。肺部可以闻及湿啰音，呼吸音减低，体征与症状常不相称。重症患者多于2～3天内死于心力衰竭、休克。

（2）继发性肺鼠疫 是在腺鼠疫和脓毒血症型鼠疫的基础上继发肺部感染，临床表现与原发性肺鼠疫相同。

4. 脓毒血症型鼠疫

脓毒血症型鼠疫也称暴发性鼠疫，可分继发性脓毒血症型鼠疫和原发性脓毒血症型鼠疫，原发性脓毒血症型鼠疫少见。继发性脓毒血症型鼠疫病情发展迅速，短时间内出现全身毒血症症状、出血、神志不清、谵妄或昏迷。患者常于3天内死亡。患者因皮肤广泛出血、瘀斑、发绀，死亡后尸体呈紫黑色，俗称"黑死病"。

5. 其他类型鼠疫

（1）皮肤型 鼠蚤叮咬处出现疼痛性红斑，迅速形成疱疹和脓疱，可混有血液，可形成疖、痈。其表面被有黑色痂皮，周围暗红，底部为坚硬的溃疡，颇似皮肤炭疽。偶见全身性疱疹，类似天花或水痘。

（2）眼型　病菌侵入眼部，引起结膜充血、肿痛，甚至形成化脓性结膜炎。

（3）咽喉型　病菌由口腔侵入，引起急性咽炎及扁桃体炎，可伴有颈淋巴结肿大。可为无症状的隐性感染，但咽部分泌物培养可分离出鼠疫耶尔森菌，多见于曾接受预防接种者。

（4）肠炎型　除全身症状外，有呕吐、腹痛、腹泻、里急后重及黏液便，粪便中可检出病菌。

（5）脑膜炎型　可分为原发性或继发性。有明显的脑膜刺激症状，脑脊液为脓性，脑脊液涂片及培养可检出鼠疫耶尔森菌。

（二）流行病学

1. 传染源

传染源为鼠类和其他啮齿类动物，其中褐家鼠和黄胸鼠是主要传染源。野狐、野狼、野猫、野兔、骆驼和羊也可能是传染源。患者是肺型鼠疫的传染源。

2. 传播途径

（1）鼠蚤叮咬传播　鼠蚤叮咬是主要的传播途径，由此可将动物身上的病原体（鼠疫耶尔森菌）传播给人，形成"啮齿动物→蚤→人"的传播方式。

（2）呼吸道感染　患者呼吸道分泌物带有大量的鼠疫耶尔森菌，可经呼吸道飞沫造成人与人之间的传播，并可造成鼠疫的大流行。

（3）经皮肤传播　即接触传播。健康人破损的皮肤黏膜与患者的脓血、痰液或与患病啮齿动物的皮肉、血液接触可发生感染。

3. 易感人群

人群普遍易感，无年龄和性别上的差异。疫区的野外工作者、与旱獭密切接触的猎人、牧民是高危人群。感染后可获得持久免疫力，预防接种可获得一定免疫力。

（三）诊断与治疗

早期诊断，尤其是首例鼠疫患者的及时发现对鼠疫的防治至关重要。在流行区，流行初期或散发性不典型病例尤应特别注意。根据流行病学资料及典型临床表现，一般即可作出诊断。轻型病例需与急性淋巴结炎、恙虫病、钩端螺旋体病、兔热病等区别。对可疑者需进行细菌学或血清学检查，检出鼠疫耶尔森菌是确诊的最重要依据。

1. 治疗原则

（1）严格的隔离消毒　患者应严格隔离于隔离病院或隔离病区，病区内必须做到无鼠无蚤。入院时对患者做好卫生处理（更衣、灭蚤及消毒）。病区、室内定期进行消毒，患者排泄物和分泌物应用漂白粉或来苏液彻底消毒。工作人员在护理和诊治患者时应穿连衣裤的"五紧"防护服、戴棉花纱布口罩、穿高筒胶鞋、戴薄胶手套及防护眼镜。

（2）饮食与补液　急性期应给流质饮食，并供应充分液体，或予葡萄糖、生理盐水静脉滴注，以利毒素排泄。

（3）严格护理　遵守隔离制度，做好护理工作，消除患者顾虑，达到安静休息的目的。

2．病原治疗

原则是早期、联合、足量、应用敏感的抗菌药物。

（1）链霉素为治疗各型鼠疫的特效药。对严重病例应加大剂量。链霉素可与磺胺类或四环素等药物联合应用，以提高疗效。

（2）庆大霉素分次静滴。

（3）四环素在开始 2 天宜用较大量。不能口服时改为静滴；热退后即改为口服。

（4）磺胺药适用于轻症及腺鼠疫，与等量碳酸氢钠同服；不能口服时静滴，体温正常 3～5 天后停药。

（5）也可选用 β-内酰胺类、喹诺酮类和第三代头孢菌素。

肺鼠疫、脓毒血症型鼠疫预后极差。近些年，由于及时诊断，及时应用抗菌药物，其病死率已降至 10％左右。改善预后的关键在于早期诊断、及时治疗。

（四）预防

1．严格控制传染源

（1）管理患者　发现疑似或确诊患者，应立即通过紧急电话和网络报告疫情，城市不得超过 2h，农村不得超过 6h。同时将患者严密隔离，禁止探视及患者互相往来。患者排泄物应彻底消毒，患者死亡后应火葬或深埋。对于肺鼠疫患者要进行严格的隔离。各型鼠疫患者应分别隔离，肺鼠疫患者应单独一室，不能与其他鼠疫患者同住一室。腺鼠疫患者隔离至淋巴结肿完全消散后再观察 7 天，肺鼠疫患者要隔离至痰培养显示 6 次阴性。鼠疫接触者应检疫 9 天；对曾接受预防接种者，检疫期应延至 12 天。

（2）消灭动物传染源　对自然疫源地鼠间鼠疫进行疫情监测，控制鼠间鼠疫，广泛开展灭鼠卫生运动。

2．切断传播途径

（1）消灭跳蚤　患者的身上及衣物都要喷洒安全有效的杀虫剂杀灭跳蚤，灭蚤必须彻底，对猫、犬、家畜等也要喷药。

（2）加强交通及国境检疫　对来自疫源地的外国船只、车辆、飞机等均应进行严格的国境卫生检疫，实施灭鼠、灭蚤消毒，对乘客进行隔离留检。

3．保护易感者

（1）保护接触者。在流行时应避免接触鼠蚤，与疑似或确诊的肺鼠疫患者接触后，要用多西环素预防。

（2）预防接种。自鼠间开始流行时，对疫区及其周围的居民、进入疫区的工作人员，均应进行预防接种。常用 EV 无毒株干燥活菌苗，以皮肤划痕法接种，即 2 滴菌液，相距 3～4cm，2 周后可获免疫。目前的疫苗仍不能对腺鼠疫和肺鼠疫产生长久的免疫保护，因此，一般每年接种一次，必要时 6 个月后再接种一次。

（3）医务人员的个人防护。进入疫区的医务人员，必须接种菌苗，2 周后方能进入疫区。工作时必须着防护服，戴口罩、帽子、手套、防护眼镜，穿胶鞋。

（4）有疫情时，不要到疫区旅游，尽量减少疫区活动，避免接触啮齿类动物。去过疫区的人，如果在 14 天内突然出现发热、寒战、咯血、淋巴结肿痛等表现应及时就医，并如实告知疫区旅行史。

第四节
环境卫生保护措施

学习目标

1. 了解环境卫生保护的意义。
2. 掌握校园环境卫生管理的具体要求。
3. 掌握大学生在日常生活中怎么进行环境保护。

环境保护是指人类为解决现实的或潜在的环境问题，协调人类与环境的关系，保障经济社会的持续发展而采取的各种行动的总称。人类有意识地保护自然资源并使其得到合理的利用，防止自然环境受到污染和破坏；对受到污染和破坏的环境必须做好综合治理，以创造出适合于人类生活、工作的环境。

人与环境密切相关，如人体通过新陈代谢和周围环境进行物质交换，吸入氧，呼出二氧化碳，摄取水和各类营养物质来维持人体的发育、成长和遗传。这使人体的物质组成与环境的物质组成具有很高的统一性，也就是说人类和其他生物不仅是环境发展到一定阶段的产物，而且和环境的物质组成保持平衡关系，如果这种平衡破坏了，则将对人体健康造成危害。环境污染或公害问题，主要是环境中的物质组成同人类的生存不相适应的问题。

环境中的各种资源同环境的主体人类之间，都处于动态平衡之中。在不同生产水平的各个时期，环境对人口的承载量都有一个平衡值或最佳点，如果越出这个平衡值，则必然会使环境质量下降或者使人类生活水平下降。所以，人类在改造环境过程中，必须使自身同环境保持动态平衡关系。

一、环境卫生保护的意义

1. 保护环境可以带动经济发展

环境和经济之间的联系十分紧密。稳定的生态是经济发展的必要前提。环境问题从根源上来看，是发展不当导致的，它和经济发展是一起的，必须在发展经济的同时处理好污染。只有做好环保工作，才可以带动经济发展。

2. 保护环境是以人为本的直接体现

环境是我们生存的重要前提，只有将环境保护好了才能够保护好人类。通过环保工作的开展，能够确保生产及生活活动的安全，能够保证群众的饮用水安全、吸入气体安全和食品安全。一旦水源或是大气等被污染了，我们的身体就会出现很多不适症状。通过分析全球的环境问题可知，开展环境保护工作的重要性。当前由于经济高速发展，温饱已不是人们关心的问题，人们更加关注身心健康和生态健康，对于环境品质的要求也越来越高。提升生活的品质，增加人的寿命，就成了当前各项工作的重点。

3. 保护环境是实现可持续发展的重要途径

保护环境和实现可持续发展是相辅相成、辩证统一的，要实现可持续发展，就要以保护环境为前提；要优化生态环境，就要以发展经济作为保障。必须在加快经济发展的同时，加强环境保护，优化发展环境，只有这样，才能真正实现可持续发展。

二、校园环境卫生保护的措施

校园环境卫生与大学生日常生活密切相关，具体校园环境卫生保护措施如下：

1. 校园环境卫生管理的具体要求

（1）建筑物、构筑物应当符合下列规定：

① 建筑物、构筑物应当与周围景观相协调，不得擅自改变建筑物的原设计风貌、色调。

② 主要街道两侧和重点地段，建筑物的屋顶、阳台外和窗外不得吊挂、晾晒或者堆放影响校容的物品。平台、阳台内堆放物品不得超过护栏的高度。

③ 建筑物外立面上安装防盗网、窗栏、空调外机、遮阳棚，应当统一规范并保持安全整洁，空调外机与地面距离不得小于 2m。

④ 建筑物、构筑物、广告设施以及道路、广场、绿地等设置夜景照明设施的，应当符合夜景照明规划。应当加强对照明设施的维护，保持整洁完好，并按照规定时间开闭。

⑤ 施工现场应当按照规定设置围挡设施和临时厕所、垃圾收集容器等临时环境卫生设施。施工期间，应当及时清运渣土。采取措施防止扬尘和污水污染周围环境。驶出施工场地的车辆应当保持整洁。竣工后应当及时清除废弃物料，清理施工现场，拆除临时环境卫生设施。

（2）道路及其附属设施应当符合以下规定：

① 道路平整，路牙以及无障碍设施完好。

② 道路和桥梁上设置的防护栏、防护墙和照明、排水等设施整洁完好。

③ 在道路、广场以及其他公共场地设置的交通、电信、邮政、电力、环境卫生、消防、供水、燃气等各类设施应符合有关规定，并保持整洁。

④ 不得擅自在道路两侧和公共场地堆放物料，搭建建筑物、构筑物或者其他设施。

⑤ 不得擅自挖掘道路、草坪等，挖掘道路、草坪进行施工的，应当按照规定的时间和要求施工，不得擅自延长工期，竣工后应当及时清理现场，恢复原状，在绿化带下施工的管、沟上需保证有 50cm 的好土。

⑥ 不得擅自占用道路、人行通道以及其他公共场地摆摊经营。经批准临时占用道路以及其他公共场地摆摊经营的，应当保持周围环境卫生整洁，商店沿街的经营者不得超出门、窗进行店外占道经营、作业或者展示商品。

⑦ 校园内栅栏或者绿篱、花坛、水池、草坪等要保持整洁美观，出现损毁、污染的

应当及时修复清理。道路和其他公共场地应当定时清理保洁。维修道路及附属设施，清理疏通排水管道，栽培及修剪草坪、树木、花卉，打捞河道漂浮物，清理化粪池等。作业单位应当及时清运，所产生的废弃物不得乱堆乱放。

（3）户外文化宣传应当统一规划，按照规定的要求和期限设置，应当保持安全、整洁完好。校内按照规定设置的公共信息栏，供师生发布信息，校园管理部门应负责日常管理和保洁，任何单位和个人不得在树木、地面、建筑物、构筑物或者其他设施上刻画、涂写、张贴。在户外利用条幅、旗帜、充气装置、实物造景等载体设置标语、宣传品的，应当在规定的时间地点设置，并保持整洁、美观；发生损毁、污染的，应当及时更换，到期应当及时撤除。

（4）教学楼、学生宿舍、食堂等公共场所要设有专职保洁人员，配备必要的卫生设施，建立健全卫生责任制，保证公共场所环境的清洁。浴池、宾馆、卫生院等相关单位要做好卫生服务工作，严格执行行业卫生的各项规定。

（5）教学区内（包括实验和庭院内）任何人不准开荒种地。校园内包括家属区，一律不准饲养鸡、鸭、兔等禽畜，不准把宠物带入教学区。各实验室等单位产生的废物，必须按有关规定妥善处理，严谨倒入垃圾箱和下水道内。

（6）入住学生寝室的学生有清扫并保持宿舍整洁、卫生的义务，要做到宿舍干净整洁、美观大方。具体应做到：①保证"四勤"，即勤扫（每天清扫地面，寝室内不存放垃圾）、勤擦（及时擦拭门窗、家具及用品，做到无灰尘污迹）、勤洗（经常洗涤床上用品及个人衣物）、勤通风（及时给房间通风，保持空气清新）；②地面、墙面、门窗、家具、阳台等整洁干净，做到无污迹、烟头、纸屑、蛛网、杂物等；③床上用品叠放整齐，洗漱用品、书籍物品、衣帽鞋袜、大件物品等摆放整齐。

（7）以预防为主各单位要积极开展除病害工作，将"四害"密度控制在国家统一要求的指标范围内。各单位要坚持做好卫生宣传工作，树立"讲卫生光荣，不讲卫生可耻"的新风尚。

2. 大学生日常生活中，禁止下列影响环境卫生的行为

① 禁止随地吐痰、便溺。

② 禁止乱丢果皮、烟头、纸屑、口香糖、饮料罐、塑料袋等废弃物。

③ 禁止乱倒垃圾、污水、粪便等杂物。

④ 禁止焚烧树叶、垃圾或者其他废弃物。

⑤ 禁止乱丢废电池、荧光灯管、电子显示屏等有毒有害废物。

⑥ 禁止违反法律、法规规定的其他影响校园环境卫生的行为。

保护环境，人人有责。作为大学生，更应该采取有力的措施，肩负起保护环境及创造美好家园的责任。在日常生活中可以从拒绝使用一次性筷子，使用节能型灯具，多用肥皂、少用洗涤剂，节省纸张，节约用水用电，低碳出行，推动垃圾分类回收和拒用野生动植物制品等方面做起。

大学生作为我国实施可持续发展战略和环境保护策略的执行者与主力军，其环保意识的高低直接决定着战略的实施效果，对我国社会的良性发展具有重要的意义。因此，应对大学生的环保意识加以培养与强化，并将高校教育、家庭教育以及社会环境熏陶等方面的

作用加以充分发挥，对保证环境保护活动的顺利实施，构建生态文明、环境友好的和谐社会具有极大的促进作用。

 ————————— 练习题

一、不定项选择题

1. 影响人体健康的环境因素包括（　　　）。

A. 物理性因素　　　　B. 化学性因素　　　　C. 生物性因素　　　　D. 自然性因素

2. 环境对人体健康的影响主要有（　　　）。

A. 环境所致的生物地球化学性疾病

B. 环境污染对人体所造成的急性和慢性损害

C. 环境污染所致经济利益与长远健康效应问题

D. 环境污染对人体健康造成的远期危害

3. 环境卫生研究的内容有（　　　）。

A. 空气卫生　　　　　　　　　　B. 饮用水卫生

C. 土壤卫生　　　　　　　　　　D. 住宅卫生与居民区规划

4. 全球性的"三大危机"包括（　　　）。

A. 资源短缺　　　　B. 环境污染　　　　C. 生态破坏　　　　D. 自然破坏

5. 环境污染按人类活动可分为（　　　）。

A. 工业环境污染　　　B. 城市环境污染　　　C. 农业环境污染　　　D. 生活环境污染

6. 大气污染物的分类，按其存在状态分为（　　　）。

A. 气溶胶状态污染物　　　　　　B. 气体状态污染物

C. 气雾状态污染物　　　　　　　D. 颗粒状态污染物

7. 大气污染对人的危害大致可分为（　　　）。

A. 急性中毒　　　　B. 慢性中毒　　　　C. 致癌　　　　D. 致畸

8. 水体污染源按污染物的发生源地可分为（　　　）。

A. 工业污染源　　　B. 生活污染源　　　C. 农业污染源　　　D. 天然污染源

9. 土壤化学污染物主要包括（　　　）。

A. 无机污染物　　　B. 有机污染物　　　C. 固体污染物　　　D. 液体污染物

10. 噪声污染的来源有（　　　）。

A. 交通噪声　　　　B. 工业噪声　　　　C. 建筑噪声　　　　D. 社会噪声

二、判断题

1. 土壤污染一般具有累积性、不可逆转性、难治理性和高辐射性等特性。（　　　）

2. 地方性克汀病可分神经型、黏液水肿型、混合型和变异型。（　　　）

3. 氟斑牙具有牙釉面光泽改变、牙齿缺损、釉面缺损、釉面着色的症状表现。（　　　）

4. 鼠疫有鼠蚤叮咬传播、呼吸道感染、经皮肤传播和经血液传播四种传播途径。（　　　）

5. 大气污染物的来源可分为自然因素、社会因素、人为因素和环境因素四种因素。（　　　）

6. 鼠疫分型不同，潜伏期不同，腺鼠疫 2～8 天，肺鼠疫数小时至 2～3 天，曾预防接种者可延至 9～12 天。（　　　）

7. 地方性氟中毒，尚无有效的治疗手段，关键在于预防。（　　　）

8. 鼠蚤叮咬是鼠疫主要的传播途径，由此可将动物身上的病原体（鼠疫耶尔森菌）传播给人，形成"啮齿动物→蚤→人"的传播方式。（　　　）

9. 地方病主要分为化学性地方病和生物性地方病两大类。（　　　）

10. 大气污染物既包括粉尘、烟、雾等小颗粒状的污染物，也包括二氧化碳、一氧化氮等气态污染物。（　　　）

三、简答题

1. 简述大气污染的危害及防治。

2. 简述水体污染的危害及防治。

3. 简述土壤污染的防治。

4. 大学生在日常生活中应怎么进行环境保护？

5. 典型的地方病应具备哪些条件？

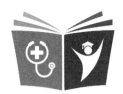

CHAPTER
THREE

第三章
劳动卫生

学习要点　　劳动卫生是研究影响所有劳动者健康的一门学问。 通过对影响劳动者健康的职业性有害因素的学习，可以有效避免生产环境中各种有害因素对健康的影响；了解农药中毒及预防、生产性粉尘对健康的影响及预防；深入了解职业病的构成要件、诊断及处理原则；熟悉常见职业病的危害与预防。

第一节
劳动卫生的概念

学习目标

1. 了解职业性有害因素。
2. 掌握职业性损害的三级预防。

劳动卫生是以劳动人群为主要对象，主要研究劳动条件对劳动者健康的影响的一门学科。主要任务是识别、评价，预测、控制和研究不良劳动条件，为保护劳动者身心健康、提高作业能力、改善劳动条件所应采取的措施提供科学依据。劳动卫生学的内容包括，劳动者在生产工艺过程，劳动过程生产环境接触的各种物理、化学、生物因素、作业组织安排、管理等的识别、评价、预测、控制，其主要内容属于一级预防。

一、职业性有害因素

职业卫生的主要任务是识别、评价、预测和控制不良劳动条件对从业者健康的影响。

劳动条件包括：①生产工艺过程，指用特定的方法从各种原材料制成各种成品的全过程，包括原材料的生产运输和保管、生产准备工作、毛坯制造、零件加工、产品装配、调试检验和包装等。这一过程随生产技术、机器设备、使用材料和工艺流程变化而改变；②劳动过程，它涉及针对生产工艺流程的劳动组织、生产设备布局，作业者操作体位和劳动方式，以及智力劳动、体力劳动比例等；③生产环境指生产作业的环境条件，包括室内作业环境、周围大气环境以及户外作业的大自然环境，因此在生产环境中存在的各种可能危害职业人群健康和影响劳动能力的不良因素统称为职业性有害因素，亦称职业病危害因素。职业性有害因素按其来源可分为三大类：

（一）生产工艺过程中产生的有害因素

1. 化学因素

在生产中接触到的原料、中间产品、成品和生产过程中的废气、废水、废渣中的化学毒物可对健康产生损害。化学性毒物以粉尘、烟尘、雾、蒸汽或气体的形态散布于车间空气中，主要经呼吸道进入体内，还可经皮肤、消化道进入体内。常见的化学性有害因素包括生产性毒物和生产性粉尘。主要包括：金属及类金属，如铅、汞、砷、锰等；有机溶剂，如苯及苯系物、二氯乙烷、正己烷、二硫化碳等；刺激性气体，如氯、氨、氮氧化物、光气、氟化氢、二氧化硫等；窒息性气体，如一氧化碳、硫化氢、氰化氢、甲烷等；苯的氨基和硝基化合物，如苯胺、硝基苯、三硝基甲苯、联苯胺等；有机化合物，如氯乙烷、氯丁二烯、丙烯腈、二异氰酸甲苯酯；高分子化合物，如含氟塑料等；农药，如有机磷农药、有机氯农药、拟除虫菊酯类农药等；生产性粉尘，如矽尘、煤尘、石棉尘、水泥尘及各种有机粉尘等。

2. 物理因素

物理因素是生产环境中的构成要素。不良的物理因素，如异常气象条件（如高温、高湿、低温、高气压、低气压）；噪声、振动、非电离辐射（如可见光、紫外线、红外线、射频辐射、激光等）；电离辐射（如 X 射线、γ 射线等）可对人体产生危害。

3. 生物因素

生产原料和作业环境中存在的致病微生物或寄生虫，如炭疽杆菌、真菌孢子（吸入霉变草粉尘所致的外源性过敏性肺泡炎）、森林脑炎病毒，以及生物病原物对医务卫生人员的职业性传染等。

（二）劳动作业产生的有害因素

劳动作业是指生产中为完成某项生产任务的各种操作的总和，主要涉及劳动强度、劳动组织及其方式等。这一过程产生影响健康的有害因素包括：

① 劳动组织和制度不合理、劳动作息制度不合理等。

② 精神（心理）性职业紧张，如机动车驾驶。

③ 个别器官或系统过度紧张，如发音器官过度紧张等。

④ 劳动强度超过人体负荷或生产定额不合理。

⑤ 长时间保持相同姿势或工具使用不合理等。

⑥ 不良的生活方式，如吸烟或过量饮酒；缺乏体育锻炼；个人缺乏健康和预防的知识，违反安全操作规范和忽视自我保健。

（三） 生产环境中的有害因素

生产环境是指职业从事者操作，观察、管理生产活动所处的外环境，涉及作业场所建筑布局、卫生防护、安全条件和设施有关的因素，常见的生产环境中有害因素包括：

① 自然环境中的因素，如炎热季节的太阳辐射、高原环境的低气压、深井的高温高湿等。

② 厂房建筑或布局不合理、不符合职业卫生标准，如通风不良、采光照明不足、有毒与无毒工段安排在一个车间等。

③ 由不合理生产过程或不当管理所致环境污染。在实际生产过程中，通常同时存在多种有害因素，对职业人群的健康产生联合作用，加剧了对职业从事者的健康损害。

二、职业性损害

广义上讲，职业性损害是指劳动作业过程中所产生的有害因素作用于人体的强度与时间超过人体耐受限度，人体不能代偿其所造成的功能性或器质性病理改变，从而出现相应的临床征象，影响劳动能力。

（一） 早期健康损害

职业性有害因素对人体的作用可以在分子、细胞、组织、器官、个体及人群水平上表现出来，而职业性有害因素与机体内的各种分子（如 DNA、蛋白质等）的相互作用导致了健康损害的早期效应。职业性有害因素大都主要经呼吸道进入人体，直接或（和）代谢后，引起一系列反应，主要包括氧化应激、炎性反应和免疫应答反应，这些反应是机体积极的、重要的防御反应，然而如果机体产生过低或过强的反应，就可能对机体不利，甚至可能是早期健康损害的危险信号，更重要的是，如果有害因素过强或机体反应异常，就会出现各种早期健康损害，如血压、血脂和血糖的不良改变，遗传损伤增加（微核率、DNA 损伤和基因突变等），肺功能下降，动脉粥样硬化加剧，心率变异性下降等。职业性有害因素所导致的早期健康损害可发展成两种完全相反的结局：健康或疾病。如果采取积极的、正确的职业健康监护和干预治疗等二级预防措施，其早期健康损害则多恢复为健康；反之，则发展为疾病。

（二） 职业病的概念

广义上讲，职业病是指与工作有关并直接与职业性有害因素有因果关系的疾病，即当职业性有害因素作用于人体的强度与时间超过一定限度，人体不能代偿其所造成的功能性或器质性病理改变，并出现相应的临床征象，影响劳动能力。2018 年 12 月 29 日修正的《中华人民共和国职业病防治法》中规定，"本法所称职业病，是指企业、事业单位和个体经济组织等用人单位的劳动者在职业活动中，因接触粉尘、放射性物质和其他有毒、有害因素而引起的疾病。"世界卫生组织对职业病的定义，除医学的涵义外，还赋予立法意义，即由国家所规定的"法定职业病"。我国政府规定，确诊的法定职业病必须向主管部门和同级卫生行政部门报告。

（三） 职业病的发病条件

人体直接或间接接触职业性有害因素时，不一定都发生职业病，职业病的发病主要取决于以下三个条件：职业有害因素的性质；有害因素作用于人体的量；劳动者个体易感性。只有当职业性有害因素、作用条件和接触者个体特征三者联合在一起，符合一般疾病的致病模式，才可能造成人体职业性病损。

（1）职业性有害因素　主要是指接触职业性有害因素的性质、浓度和强度等。职业性有害因素的性质主要是指其基本结构和理化性质。在确认大多数职业病时，必须要对职业性有害因素作用的浓度或强度进行估计。

（2）作用条件　接触强度（接触的浓度或水平）、接触时间（每天或职业工作时间中累积接触的总时间）、接触途径（呼吸道、皮肤或其他途径进入人体或由于意外事故造成病伤）、接触方式等决定有害因素作用于人体的量，当职业性有害因素作用于人体的强度、时间超过机体代偿时即造成职业性病损。

（3）个体易感性　不同个体在同一作业条件下发生职业性病损的机会和程度有一定的差别，有一些因素使机体对职业性有害因素较易感，这些因素称个体危险因素，主要包括遗传、年龄、性别、营养、文化水平和生活方式等因素。存在这些因素的个体，称为易感者或高危人群。

只有充分识别和评价各种职业性有害因素及其作用条件以及个体特征，掌握三者之间的内在关联，采取措施阻断其因果链，才能预防职业病发生。

（四） 职业病的特点

职业病涉及的领域很广，病因比较复杂，疾病表现形式多种多样，但它们又有共同的特点：

① 病因明确，即为职业性有害因素；在控制病因或作用条件后，可以减少或消除发病。

② 所接触的病因大多是可识别和检测的，需达到一定的强度（浓度或剂量）才能致病，一般存在接触水平（剂量）-效应（反应）关系。

③ 在接触同一职业性有害因素的人群中常有一定的发病率，很少出现个别病例。

④ 大多数职业病如能早期发现、早期诊断、及时合理治疗，则预后康复效果较好。

⑤ 重在预防。除职业性传染病外，治疗个体无助于控制人群发病。大多数职业病目前尚无特效治疗方法，发现愈晚，疗效愈差，应着眼于保护职业人群健康的预防措施。

（五） 职业病的分类

职业病分为 10 类 132 种。

（1）职业性尘肺病及其他呼吸系统疾病（19 种）　包括矽肺、煤工尘肺、石墨尘肺、过敏性肺炎、棉尘病等。

（2）职业性皮肤病（9 种）　包括接触性皮炎、光接触性皮炎、电光性皮炎等。

（3）职业性眼病（3 种）　包括化学性眼部灼伤、电光性眼炎、白内障（含放射性白内障、三硝基甲苯白内障）。

（4）职业性耳鼻喉口腔疾病（4 种）　包括噪声聋、铬鼻病、牙酸蚀病等。

（5）职业性化学中毒（60 种）　包括铅及其化合物中毒（不包括四乙基铅）、汞及其化合物中毒、锰及其化合物中毒等。

（6）物理因素所致职业病（7 种）　包括中暑、减压病、高原病等。

（7）职业性放射性疾病（11 种）　包括外照射急性放射病、外照射亚急性放射病、外照射慢性放射病等。

（8）职业性传染病（5 种）　包括森林脑炎、布鲁氏菌病、莱姆病等。

（9）职业性肿瘤（11 种）　包括联苯胺所致膀胱癌、苯所致白血病、氯乙烯所致肝血管肉瘤等。

（10）其他职业病（3 种）　包括金属烟热，滑囊炎（限于井下工人），股静脉血栓综合征、股动脉闭塞症或淋巴管闭塞症（限于刮研作业人员）。

（六）职业病的诊断

1. 职业病的构成要件

《中华人民共和国职业病防治法》规定的职业病，必须具备以下四个条件，缺一不可。

（1）患病主体是企业、事业单位或个体经济组织等用人单位的劳动者。

（2）必须是在从事职业活动的过程中产生的。

（3）必须是因接触粉尘、放射性物质和其他有毒、有害物质等职业病危害因素引起的。

（4）必须是国家公布的职业病分类和目录所列的职业病。

2. 职业病的诊断与处理

根据新修正的《中华人民共和国职业病防治法》和《职业病诊断与鉴定管理办法》，职业病诊断应当由省级以上人民政府卫生行政部门批准的医疗卫生机构承担。劳动者可以在用人单位所在地或者本人居住地依法承担职业病诊断的医疗卫生机构进行职业病诊断。承担职业病诊断的医疗卫生机构在进行职业病诊断时，应当组织 3 名以上取得职业病诊断资格的执业医师进行集体诊断。对职业病诊断有意见分歧的，应当按多数人意见诊断，对不同意见应当如实记录。作出职业病诊断后，应当向当事人出具职业病诊断证明书，并按规定向所在地卫生行政部门报告。职业病诊断证明书应当由参与诊断的医师共同签署，并经承担职业病诊断的医疗卫生机构审核盖章。用人单位和医疗卫生机构发现职业病患者或者疑似职业病患者时，应当及时向所在地区卫生行政部门报告。确诊为职业病的，用人单位还应当向所在地劳动保障行政部门报告。卫生行政部门和劳动保障行政部门接到报告后，应当依法做出处理。

职业病的处理主要包括对职业病患者的治疗和及时依法落实职业病患者应享有的待遇。职业病患者依法享受国家规定的职业病待遇，包括：①用人单位应当按照国家有关规定，安排职业病患者进行治疗、康复和定期检查；②用人单位对不适合继续从事原工作的职业病患者，应当将其调离原岗位，并妥善安置；③用人单位对从事接触职业病危害作业的劳动者，应当给予适当岗位津贴。

3. 职业病的诊断依据

职业病的诊断具有很强的政策性和科学性，它直接关系到职工的健康和劳动保险待遇，也关系到国家和企业的利益以及国家劳动保护政策的贯彻执行。所以，职业病的诊断应根据国家颁布的职业病诊断标准及有关规定，依据准确可靠的职业史、职业危害接触史、生产环境监测和调查、相应的临床表现和必要的实验室检查，并排除非职业因素所致的类似疾病，综合分析，方可作出合理的诊断。

（1）职业史　详细询问、认真核对职业史与职业接触史，内容包括：①全面、系统地了解患者所从事全部职业的工种和年龄；②接触职业性有害因素的种类、时间、强度、生产劳动方式、接触方式与防护措施实施情况；③同工种其他工人患病情况；④排除可引起类似职业中毒症状的非职业性接触，如家庭生产生活中使用农药、有机溶剂，服药史等。职业史是职业病诊断的重要前提。

（2）生产环境监测和现场危害调查　通过收集有关生产环境监测和环境卫生调查资料，深入作业现场了解患者接触职业病有害因素的种类、浓度或强度，以及生产工艺过程、劳动过程及防护设备等情况，并结合历年生产工作环境中职业性有害因素的监测资料、同一工作场所工人健康状况及职业病发病情况进行分析。现场调查是诊断职业病的重要依据。

（3）临床表现和实验室检查　临床表现包括患者的症状和体征，鉴定患者受职业性有害因素损害的后果及其病情程度。

① 病史和症状　应详细询问及分析各种症状，特别是早期和典型症状出现的时间、发展顺序、严重程度，分析判断其与接触职业性有害因素之间的关系。

② 体格检查　除一般常规检查外，有选择地重点检查一些与接触职业性有害因素相关的项目。

③ 实验室检查　除一般检查项目外，还应根据职业性有害因素毒作用的特点，有针对性地进行一些特殊检查，包括接触生物标志物和效应生物标志物的检查。检查结果可提供职业性有害因素作用于机体，并引起功能性或器官性损害的有关资料，可作为是否符合某种职业病临床表现的证据。

对上述各项诊断原则，要全面、综合、客观、科学分析，才能作出符合实际的诊断。对有些暂时不能明确诊断的患者，应先做对症处理、加强随访、动态观察、逐步深化认识，再作出正确的诊断。

（七）职业病报告制度

用人单位和医疗卫生机构（包括没有取得职业病诊断资质的综合医院）发现职业病患者或者疑似职业病患者时，应当及时向所在地卫生行政部门和安全生产监督管理部门报告；对确诊为职业病的患者，用人单位还应当向所在地劳动保障行政部门报告。接到报告的部门应当依法做出处理。

职业病报告工作是卫生行政主管部门、工作场所职业卫生监督管理主管部门和人力资源社会保障主管部门掌握职业病发病动态，制订有针对性的防治措施和保障职业病患者权益的重要前提，是国家统计工作的一部分。各级负责职业病报告工作的单位和人员，必须树立法制观念，不得虚报、漏报、拒报、伪造和篡改。依据《中华人民共和国职业病防治法》及卫生部颁布的《职业病报告办法》和《职业病诊断鉴定管理办法》的规定，主要要求有：

（1）急性职业中毒和急性职业病应在诊断24h内报告，卫生行政部门应会同有关单位进入危害现场进行调查，提出报告，以便督促厂矿企业做好职业病预防工作，防止中毒事故再次发生。

（2）慢性职业中毒和慢性职业病在15天内会同有关部门进行调查，提出报告并进行登记，以便及时掌握和研究职业中毒和职业病的动态，制订预防措施。

三、职业性损害的三级预防

《中华人民共和国职业病防治法》第一章总则第三条中指出，职业病防治工作坚持预防为主、防治结合的方针，建立用人单位负责、行政机关监管、行业自律、职工参与和社会监督的机制，实行分类管理、综合治理。其基本准则应按三级预防加以控制，以保护和促进职业人群的健康。

第一级预防：又称病因预防，是从根本上消除或控制职业性有害因素对人的作用和损害，即改进生产工艺和生产设备，合理利用防护设施及个人防护用品，以减少或消除工人接触的机会。

第二级预防：是早期检测和诊断人体受到职业性有害因素所致的健康损害并予以早期治疗、干预。尽管第一级预防措施是理想的方法，但所需的费用较高，在现有的技术条件下，有时难以达到理想效果，仍然可出现不同健康损害的人群，因此，第二级预防也是十分必要的。其主要手段是定期进行职业性有害因素的监测和对接触者的定期体格检查，以早期发现病损和诊断疾病，特别是早期健康损害的发现，及时预防、处理。定期体格检查的间隔期可根据下列原则而定：①疾病的发病时间和严重程度；②触及职业性有害因素的浓度或强度和时间；③接触人群的易感性。体格检查项目应鼓励常规检查并结合特异、敏感的检测指标。肺通气功能检查或肺部 X 射线影像，常作为判断接触粉尘作业者的功能性和病理性改变的依据；心电图、脑电图和神经传导速度和听力检查；微核率可以用于接触如放射线、多环芳烃等职业性致癌因素的早期检测等，都是早期职业性损害的检测方法。尽管早期健康损害的检查和发现是二级预防的重要环节，但是积极、正确、有效的干预措施与方案更为重要。

第三级预防：是指在患病以后，给予积极治疗和促进康复的措施。第三级预防原则主要包括：①对已有健康损害的接触者应调离原工作岗位，并结合合理的治疗；②根据接触者受到健康损害的原因，对生产环境和工艺过程进行改进，既能治疗患者，又能加强一级预防；③促进患者康复，预防并发症的发生和发展。除极少数职业中毒有特殊的解毒治疗外，大多数职业病主要依据受损的靶器官或系统，采用临床治疗原则，给予对症治疗。特别对接触粉尘所致肺纤维化，目前尚无特效方法治疗。

三级预防体系相辅相成。第一级预防针对整个人群，是最重要的；第二和第三级预防是第一级预防的延伸和补充。

第二节
农药中毒及预防

学习目标

1. 了解农药的分类。
2. 掌握农药中毒的预防处理原则。

农药是指用于防止、控制或消灭一切虫害的化学物质或化合物。《中华人民共和国农药管理条例》明确，农药是用于预防、消灭或者控制危害农业、林业的病、虫、草和其他有害生物以及有目的地调节植物、昆虫生长的化学合成或者来源于生物、其他天然物质的一种或者几种物质的混合物及其制剂。

农药是一类特别的化学品，它既能防治农林病虫害，也会对人畜产生危害。农药的接触非常广泛，既有大量从事生产、运输、保存、使用的职业接触人群，也有通过污染的产品、水体、土壤等环境接触的社会人群。在职业接触人群中，与其他工业品明显不同，有广泛的使用者是其主要特征之一。在农村，由于容易获得，农药已经是自杀性中毒的主要罪魁祸首。因此，针对农药的管理有特别要求。

一、农药分类

1. 根据用途分类

① 杀虫剂　包括杀螨剂，如吡虫啉、毒死蜱、高效氯氰菊酯、异丙威等，在标签上用"杀虫剂"或"杀螨剂"字样和红色带表示。有机磷酸酯类、氨基甲酸酯类、拟除虫菊酯类、沙蚕毒素类、有机氯类均属此类。

② 杀菌剂　如多菌灵、代森锰锌、井冈霉素等。在标签上用"杀菌剂"字样和黑色带表示，常包括有机硫类、有机砷类、有机磷类、取代苯类、有机杂环类及抗生素类杀菌剂。

③ 除草剂　如草甘膦、百草枯、莠去津、烯禾啶、敌稗等，在标签上用"除草剂"字样和绿色带表示，常包括季铵类、苯氧羟酸类、三氮苯类、二苯醚类、苯胺类、酰胺类、氨基甲酸酯类、取代脲类等化合物。

④ 植物生长调节剂　如芸苔素内酯、多效唑、赤霉素等，在标签上用"植物生长调节剂"字样和深黄色带表示。

⑤ 杀鼠剂　如杀鼠醚、溴敌隆等，在标签上用"杀鼠剂"字样和蓝色带表示。

此外还有生物化学农药、微生物农药、植物源农药、转基因生物、天敌生物等特殊农药。

2. 按对靶生物的作用方式分类

按对靶生物的作用方式农药分为触杀剂、胃毒剂、熏蒸剂毒剂、内吸毒剂等，这一分类方式，有利于指导实际使用，避免因药效时间未到而加大用量造成危害。

3. 按化学结构分类

按化学结构农药分为无机化学农药和有机化学农药。目前无机化学农药品种极少，有机化学农药大致可分为有机氯类、有机磷类，拟除虫菊酯类、氨基甲酸酯类，有机氮类、有机硫类、酚类、酸类、苯氧酸类、脲类、磺酰脲类、三氮苯类、脒类、有机金属类以及多种杂环类。

4. 按其成分分类

按成分农药可分为原药和制剂，原药是指产生生物活性的有效成分。制剂是指除活性成分外的溶剂、助剂以及如颜料、催吐剂和杂质等其他成分。制剂有不同的剂型，如乳油、悬浮剂、水乳剂（即浓乳剂）、微乳剂、可湿性粉剂、水性化（又称水基化）剂型及水分散粒剂（WDG）、微胶囊等。按单、混剂分类，单独使用时称农药单剂，将两种以上农药混合配制或混合使用则称为农药混剂。

在我国混配农药使用非常普遍，杀虫剂混剂中，一般都含有机磷，混配农药的毒性大多呈相加作用，少数有协同作用。混配农药对人体健康危害更大，也对中毒原因的识别提出了更高的要求。有时因只觉察出一种农药，忽视了另外一种农药的存在，而耽误的治疗。

5. 依据农药的大鼠急性毒性大小分类

农药的毒性相差悬殊，在我国，依据农药的大鼠急性毒性反应大小，将农药分为剧毒、高毒、中等毒、低毒和微毒五类（表3-1），不同的毒性分级农药，在登记时其应用范围有严格的限制。

表3-1　农药毒性分级

毒性分级	经口 LD_{50}/(mg/kg)	经皮 LD_{50}/(mg/kg)	吸入 2h LD_{50}/(mg/m³)
剧毒	<5	<20	<20
高毒	5～50	20～200	20～200
中等毒	50～500	200～2000	200～2000
低毒	500～5000	2000～5000	2000～5000
微毒	>5000	>5000	>5000

二、有机磷农药中毒

有机磷农药的品种较多，除用于杀虫剂外，少数品种还用于杀菌剂、杀鼠剂、除草剂和植物生长调节剂，个别还用作战争毒剂。

（一）理化特性

有机磷农药粗略分为磷酸酯类（P＝O）和硫代磷酸酯类（P＝S）两大类。再根据结构特征分为磷酸酯类、硫代磷酸酯类、磷酰胺及硫代磷酰胺、焦磷酸酯、硫代焦磷酸酯和焦磷酰胺类等。

1. 磷酸酯类

如敌敌畏、敌百虫、磷胺（已禁止）、百治磷等。

2. 硫代磷酸酯类

常见的有对硫磷（已禁止）、甲基对硫磷（已禁止）、杀螟松（fenitrothion）、稻瘟净、倍硫磷等硫代磷酸酯类和乐果、马拉硫磷、甲拌磷等二硫代磷酸酯类。

3. 磷酰胺及硫代磷酰胺类

国内有甲胺磷（已禁止）及乙酰甲胺磷等少数品种。

4. 焦磷酸酯、硫代焦磷酸酯和焦磷酰胺

国内现有治螟磷、双硫磷等。

有机磷农药纯品一般为白色结晶，工业品为淡黄色或棕色油状液体，除敌敌畏等少数品种外，大多有类似大蒜或韭菜的特殊气味。沸点较高且均不耐热，加热到200℃以下即发生分解，甚至爆炸。相对密度多大于1。常具有较高的折射率。在常温下的蒸气压力较低，但无论液体或固体，在常温下都有蒸气逸出，可造成中毒。一般难溶于水，易溶于芳烃、乙醇、丙酮、三氯甲烷等有机溶剂，而难溶于石油醚和脂肪烃类。

（二）临床表现

1. 急性中毒

潜伏期长短与接触有机磷农药的品种、剂量、侵入途径及人体健康状况等因素有关。经皮吸收中毒者潜伏期较长，可在12h内发病，但多在2～6h开始出现症状。呼吸道吸收中毒时潜伏期较短，但往往是在连续工作下逐渐发病，通常发病越快，病情越重。

急性中毒的症状、体征（表3-2）可分下列几方面：

（1）毒蕈碱样症状　早期就可出现，主要表现为：①腺体分泌亢进；②平滑肌痉挛；③瞳孔缩小（因动眼神经末梢ACh堆积引起虹膜括约肌收缩使瞳孔缩小）；④心血管抑制。常被烟碱样作用所掩盖。

（2）烟碱样症状　出现的血压升高及心动过速，可掩盖毒蕈碱样作用下的血压偏低及心动过缓。运动神经兴奋时，表现肌束震颤、肌肉痉挛，进而由兴奋转为抑制，出现肌无力、肌肉麻痹等。

（3）中枢神经系统症状　早期出现头晕、头痛、倦怠、乏力等，随后可出现烦躁不安、言语不清及不同程度的意识障碍。严重者可发生脑水肿，出现癫痫样抽搐、瞳孔不等大等。甚至呼吸中枢麻痹死亡。

（4）其他症状　严重者可出现许多并发症状，如中毒性肝病、急性坏死性胰腺炎、脑水肿等。一些重症患者可出现中毒性心肌损害。少数患者主要在急性中毒后第1～4天左右，胆碱能危象症状基本消失后，出现中间期肌无力综合征。部分患者在急性中毒恢复期出现迟发性神经病变。

表 3-2　急性有机磷中毒的主要症状和体征

系统	受体类型	器官	症状或体征
副交感神经	毒蕈碱	眼：虹膜和睫状肌	瞳孔缩小
交感神经		腺体：泪腺、唾液腺、汗腺 心脏：窦房结、房室结 平滑肌：支气管、胃肠道、膀胱	流泪、流涎、支气管黏液、恶心、呕吐、腹泻、多汗、心律失常、传导阻滞、支气管收缩、痉挛、尿频、尿失禁
神经肌肉组织	烟碱	骨骼肌	震颤、痉挛、反射消失和瘫痪
中枢神经系统		脑	头痛、头昏、全身乏力、精神错乱、抽搐，直至意识丧失

2. 慢性中毒

症状较轻，主要有类神经症，部分出现毒蕈碱样症状，偶有肌束颤动、瞳孔变化、神经-肌电图和脑电图变化。长期接触对健康的影响主要表现为免疫系统功能、生殖功能的不良作用。

3. 致敏作用和皮肤损害

有些有机磷农药可引起支气管哮喘、过敏性皮炎等。

（三）处理原则

1. 急性中毒

（1）清除毒物　立即使患者脱离中毒现场，脱去污染衣服，用肥皂水（忌用热水）彻底清洗污染的皮肤、头发、指甲；眼部如受污染，应迅速用清水或 2% 碳酸氢钠溶液冲洗。

（2）特效解毒药　迅速给予解毒药物。轻度中毒者可单独给予阿托品；中度或重度中毒者，需要阿托品及胆碱酯酶复能剂（如氯解磷定、解磷定）两者并用。合并使用时，有协同作用，剂量应适当减少。敌敌畏、乐果等中毒时，使用胆碱酯酶复能剂的效果较差，治疗应以阿托品为主。注意阿托品化（瞳孔扩大、颜面潮红、皮肤无汗、口干、心动过速），要防止阿托品过量、中毒。

2. 慢性中毒

应脱离接触，进行治疗，主要采取对症和支持疗法。在症状、体征基本消失，血液胆碱酯酶活性恢复正常 1～3 月后，可返回日常生活。如屡次发生或病情加重，应调离有机磷农药接触岗位。

（四）预防原则

在健康监护时，就业前体检检查全血胆碱酯酶活性；定期体检应将全血胆碱酯酶活性检查列入常规，必要时进行神经-肌电图检查。

三、其他农药中毒

（一）拟除虫菊酯类农药

拟除虫菊酯类农药是人工合成的结构类似天然除虫菊素的一类农药，按结构活性和稳定性等特点分为一代和二代，二代拟除虫菊酯由于稳定性好、活性高而被广泛使用。常用的拟除虫菊酯类农药包括溴氰菊酯（敌杀死）、氰戊菊酯（速灭杀丁）、氯氰菊酯、甲醚菊酯、甲氰菊酯、氟氰菊酯、氟胺氰菊酯、氯氟氰菊酯、氯烯炔菊酯、三氟氯氰菊酯、联苯菊酯等。

其作用机制是扰乱昆虫神经的正常生理，使之由兴奋、痉挛到麻痹而死亡。对昆虫具有强烈的触杀作用，有些品种兼具胃毒或熏蒸作用，但都没有内吸作用。因在环境中残留低，对人畜毒性低而大量应用。其缺点主要是对鱼毒性高（可被用于非法捕鱼），对某些益虫也有伤害，长期重复使用会导致害虫产生耐药性。近年来拟除虫菊酯类农药与有机磷混配的复剂较多。一些低毒的拟除虫菊酯类农药用于家庭卫生杀虫剂，因为普遍使用，其长期接触的健康风险受到关注，如生殖发育异常、内分泌干扰作用。

（二）氨基甲酸酯类农药

氨基甲酸酯因速效、内吸、触杀、残留期短及对人畜毒性较有机磷低的优点，被广泛使用。常用的有呋喃丹、西维因、速灭威、混灭威、叶蝉散、涕灭威、灭多威、残杀威、兹克威、异索威、猛杀威、虫草灵等。国内主要以呋喃丹为主，因生态毒性问题，其安全性受到关注。

（三）百草枯

百草枯又名对草快、克草王、克草灵等，为联吡啶类化合物。它是一种速效触杀型灭生性除草剂，喷洒后能很快发挥作用，接触土壤后迅速失活，因此在土壤中无残留，不会损害植物根部。相比其他除草剂，百草枯具有两个显著优点，一是快速起效，使用 30s 后即起效；二是遇土钝化。遇土钝化的特性使之成为浅根作物用药、快速复种作物用药的首选，在杀死杂草的同时不杀根，有利于水土保持，固土保墒。广泛用于园林除草、作物及蔬菜行间除草、草原更新、非耕地化学除草，还可用于棉花、向日葵、大豆、扁豆等作物催枯。因此，接触机会多，其危害受到关注。目前，我国已经禁止百草枯水剂的生产销售。

四、农药中毒预防措施

农药中毒的主要预防措施：工艺改革和密闭通风措施；降低空气中的农药浓度；经常检测作业环境空气中农药的浓度；加强对作业工人的健康检查，做好上岗前和在岗期间的定期健康检查工作。慢性中毒早期表现为手足发麻、疼痛、触觉减退，进一步发展可表现为四肢无力、握拳困难、行走费力甚至不能站立。双上肢出现肌无力时，双手难以做精细动作，不能夹菜、扣衣扣、剥鸡蛋壳等，严重时可致瘫痪。凡患有多发性周围神经病以及糖尿病等职业禁忌证的人员，均不得从事接触正己烷作业。凡有神经系统器质性疾患、严重皮肤病或过敏性皮肤病者不宜从事拟除虫菊酯类农药工作。现场禁止吸烟、进食和饮水，工作完毕要淋浴更衣，保持良好的卫生习惯。

第三节
生产性粉尘与肺沉着病预防

学习目标

1. 了解生产性粉尘的来源与分类。
2. 掌握生产性粉尘对健康的影响。

生产性粉尘主要指在生产活动中产生的能够较长时间飘浮于生产环境中的固体颗粒物，是污染作业环境、损害劳动者健康的重要职业性有害因素，可引起包括尘肺病在内的多种职业性肺部疾患。

一、生产性粉尘的来源与分类

1. 生产性粉尘的来源

产生和存在生产性粉尘的行业和岗位众多，如矿山开采的凿岩、爆破、破碎、运输等；冶金和机械制造工业中的原材料准备、粉碎、筛分、配料等；皮毛、纺织工业的原料处理等。如果防尘措施不够完善，均可产生大量粉尘。

2. 生产性粉尘的分类

按粉尘的性质可概括为两大类。

（1）无机粉尘　无机粉尘包括矿物性粉尘如石英、石棉、滑石、煤、稀土等；金属性粉尘如铅、锰、铁、铍等及其化合物；人工无机粉尘如金刚砂、水泥、玻璃纤维等。

（2）有机粉尘　有机粉尘包括动物性粉尘如皮毛、丝、骨、角质粉尘等；植物性粉尘如棉、麻、谷物、甘蔗、烟草、木尘等，人工有机粉尘如合成树脂、橡胶、人造有机纤维粉尘等。

（3）混合性粉尘　在生产环境中，多数情况下为两种以上粉尘混合存在，如煤矿工人接触的煤矽尘、金属制品加工研磨时的金属和磨料粉尘、皮毛加工的皮毛和土壤粉尘等混合性粉尘。

二、生产性粉尘对健康的影响

所有粉尘颗粒对身体都是有害的，不同特性的生产性粉尘，可能引起机体不同部位和程度的损害。如可溶性有毒粉尘进入呼吸道后，能很快被吸收进入血液，引起中毒；某些硬质粉尘可机械性损伤角膜及结膜，引起角膜混浊和结膜炎等；粉尘堵塞皮脂腺和机械性刺激皮肤时，可引起粉刺、毛囊炎、脓皮病及皮肤皲裂等；粉尘进入外耳道混在皮脂中，可形成耳垢等。

生产性粉尘对机体的损害是多方面的，直接的健康损害以呼吸系统损害为主，局部以刺激和炎性作用为主。

（一）对呼吸系统的影响

生产性粉尘对机体影响最大的是呼吸系统损害，包括肺尘埃沉着病、粉尘沉着症、呼吸道炎症和呼吸系统肿瘤等疾病。

1. 肺尘埃沉着病

肺尘埃沉着病俗称尘肺，是由于在生产环境中长期吸入生产性粉尘而引起的以肺组织纤维化为主的疾病。肺尘埃沉着病是职业性疾病中影响面最广、危害量严重的一类疾病。据统计，我国累积报告职业性尘肺病87.3万例，约占报告职业病病例总数的90％，并且近年来以每年超过2万例的速度增长。因此，目前肺尘埃沉着病是我国最主要的职业病。根据多年临床观察、X射线胸片检查、病理解剖和实验研究的资料，我国按病因将肺尘埃沉着病分为五类。

（1）硅沉着病　由于长期吸入游离二氧化硅含量较高的粉尘引起。

（2）硅酸盐肺　由于长期吸入含有结合二氧化硅的粉尘如石棉、滑石、云母等引起。

（3）炭尘肺　由于长期吸入煤、石墨、炭黑、活性炭等粉尘引起。

（4）混合性尘肺　由于长期吸入含游离二氧化硅粉尘和其他粉尘如煤尘等引起。

（5）金属尘肺　由于长期吸入某些致纤维化的金属粉尘如铝尘引起。

我国公布实施的《职业病分类和目录》中，规定了13种尘肺病名单，即矽肺、石棉肺、煤工尘肺、石墨尘肺、碳黑尘肺、滑石尘肺、水泥尘肺、云母尘肺、陶工尘肺、铝尘肺、电焊工尘肺、铸工尘肺，此外还有根据《尘肺病诊断标准》和《尘肺病理诊断标准》可以诊断的其他尘肺病。

2. 其他呼吸系统疾患

（1）粉尘肺沉着病　某些生产性粉尘如金属及其化合物粉尘（锡、铁、锑、钡及其化合物等）沉积于肺部后，可引起一般性异物反应，并继发轻度的肺间质非胶原性纤维增生，但肺泡结构保留，脱离接尘作业后，病变并不进展甚至会逐渐减轻，X射线显示阴影消失，称为金属及其化合物粉尘肺沉着病。

（2）粉尘性支气管炎、肺炎、支气管哮喘等。

（3）有机粉尘引起的肺部病变　吸入棉、大麻、亚麻等粉尘可引起棉尘病。棉尘病是以支气管痉挛、气道阻塞为主的疾病，临床上具有特征性的胸部紧缩感、胸闷、气短，可伴有咳嗽，偶有咳痰，并有急性通气功能下降。吸入霉变枯草尘、禽类排泄物和含异体血清蛋白的动植物性粉尘等可引起以肺泡变态反应为主的过敏性肺炎或急性变应性肺泡炎，如农民肺、蔗渣尘肺、禽类饲养工肺等。

（4）呼吸系统肿瘤　吸入石棉、放射性矿物质、镍、铬酸盐尘等可致肺部肿瘤。

（二）对机体局部的刺激和炎性作用

接触或吸入粉尘，尘粒对皮肤、角膜、黏膜等可产生局部的刺激作用，并产生一系列的病变，如粉尘作用于呼吸道，早期可引起鼻腔黏膜功能亢进、毛细血管扩张，久之便形成肥大性鼻炎，最后由于黏膜营养供应不足而导致萎缩性鼻炎，还可形成咽炎、喉炎、气管及支气管炎。刺激性强的粉尘（如铬酸盐尘等）还可引起鼻腔黏膜充血、水肿、糜烂、溃疡，甚至导致鼻中隔穿孔；经常接触粉尘还可以引起皮肤、耳、眼的疾病。粉尘作用于皮肤可堵塞皮脂腺，使皮肤干燥，引起粉刺、毛囊炎、脓皮病等，如铅尘浸入皮肤，会出现一些小红点，称为"铅疹"等。金属和磨料粉尘可引起角膜损伤，导致角膜混浊。沥青粉尘可引起光感性皮炎。

三、生产性粉尘的控制与防护

无论发达国家还是发展中国家，生产性粉尘的危害是十分普遍的，尤以发展中国家为甚。我国政府对粉尘控制工作一直给予高度重视，在防止粉尘危害和预防尘肺发生方面做了大量的工作。我们的综合防尘和降尘措施可以概括为"革、水、密、风、护、管、教、查"八字方针，对控制粉尘危害具有指导意义。具体地说：①革，改革生产工艺和革新生产设备，这是消除粉尘危害的根本途径；②水，即湿式作业，可降低环境粉尘浓度；③密，将尘源密闭；④风，加强通风及抽风除尘；⑤护，即个人防护；⑥管，经常性的维修和管理工作；⑦教，加强宣传教育；⑧查，定期检查环境空气中粉尘浓度和接触者的定期体格检查。

实际工作中，生产性粉尘控制应从以下几方面看手：

1. 法律措施是保障

中华人民共和国成立以来，我国政府陆续颁布了一系列的政策、法令和条例来防止粉尘危害，如 1956 年国务院颁布了《关于防止厂矿企业中的矽尘危害的决定》，1987 年 2 月颁布了《中华人民共和国尘肺防治条例》和修订的《粉尘作业工人医疗预防措施实施办法》，使尘肺防治工作纳入了法制管理的轨道；2002 年 5 月 1 日开始实施《中华人民共和国职业病防治法》，并于 2011 年 12 月、2016 年 7 月及 2018 年 12 月对该防治法进行修订，修订后的法律更加充分体现了职业病预防为主的方针，为控制粉尘危害和防治尘肺病提供了明确的法律依据。

我国还从卫生标准上逐步制定、修订和完善了生产场所粉尘的职业接触限值，明确地确立了防尘工作的基本目标。2019 年修订的《工作场所有害因素职业接触限值第 1 部分：化学有害因素》（GBZ 2.1—2019）列出 49 种粉尘的 8h 时间加权容许浓度，用超限倍数来限定短时间粉尘接触水平。

2. 采取技术措施控制粉尘

各行各业需根据其粉尘产生的特点，通过技术措施控制粉尘浓度，防尘和降尘措施概括起来主要体现在：

① 改革工艺过程，革新生产设备　是消除粉尘危害的主要途径，如使用遥控操控、计算机控制、隔室监控等措施避免工人接触粉尘。在可能的情况下，使用含石英低的原材料代替石英原料，用人工石棉替代天然石棉等。

② 湿式作业、通风除尘和抽风除尘　除尘和降尘的方法很多，既可使用除尘器，也可采用喷雾洒水、通风和负压吸尘等经济且简单实用的方法，降低作业场地的粉尘浓度。喷雾洒水、通风和负压吸尘在露天开采和地下矿山应用较为普遍。对不能采取湿式作业的场所，可以使用密闭抽风除尘的方法。采用密闭尘源和局部抽风相结合，抽出的空气经过除尘处理后排入大气。

3. 采取个体防护措施

个体防护是防止粉尘进入呼吸系统的最后一道防线，也是技术防尘措施的必要补救。在作业现场防尘、降尘措施难以使粉尘浓度降至国家卫生标准所要求的水平时，如井下开采的盲端，必须使用个人防护用品。工人防尘防护用品包括：防尘口罩、防尘眼镜、防尘安全帽、防尘衣、防尘鞋等。

粉尘接触作业人员还应注意个人卫生，作业点不吸烟，杜绝将粉尘污染的工作服带回家，经常进行体育锻炼，加强营养，增强个人体质。

4. 健康监护

健康监护包括粉尘作业人员就业前、在岗期间及离岗时的医学检查以及职业健康信息管理。根据《粉尘作业工人医疗预防措施实施办法》的规定，从事粉尘作业工人必须进行就业前、在岗期间、离岗时的医学检查以及退休后的跟踪健康检查。

第四节
其他常见职业病的预防

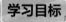
学习目标

1. 熟悉其他常见职业病的危害及预防措施。
2. 掌握用人单位职业病防治的主要责任。

一、职业性中暑

我国现行职业病目录包括 10 大类 132 种法定职业病，较尘肺病和职业中毒等常见职业病，劳动者对于职业性中暑属于国家法定职业病的知晓程度较低。很多人认为，中暑是由于天气炎热所致，而较少考虑用人单位在预防职业性中暑方面，与预防尘肺病和职业中毒一样，承担着防止有害因素损害劳动者健康权益的具体责任和义务。因此相当一部分劳动者在发生职业性中暑后，不知道可以申请职业病诊断、享有相应的工伤社会保险待遇。

职业性中暑是指在高温作业环境下，由于热平衡和（或）水盐代谢紊乱而引起的以中枢神经系统和（或）心血管障碍为主要表现的急性疾病。

高温是其职业病危害因素。用人单位的劳动者在职业活动中接触的高温已纳入《职业病危害因素分类目录》。高温作业是指有高气温或强烈的热辐射，或伴有高气湿（相对湿度≥80％）的异常作业条件，湿球黑球温度指数（WBGT 指数）超过规定限值的作业。通常分为三种类型：

① 高温、强热辐射作业　这些生产场所的环境特点是气温高、热辐射强度大，而相对湿度较低，形成干热环境。其主要的职业接触如冶金工业的炼焦、炼铁、轧钢等车间；机械制造工业的铸造、锻造、热处理等车间；搪瓷、玻璃、砖瓦等工业的窑炉车间；火力

发电厂和锅炉房等。

② 高温、高湿作业　这种场所的环境特点是气温、气湿高，而辐射强度不大。主要是由于生产过程中产生大量水蒸气或生产上要求车间内保持较高的相对湿度所致。如印染、缫丝、造纸等工业中液体加热或蒸煮时，车间气温可达 35℃ 以上，相对湿度常高达 90% 以上。潮湿的矿井内气温可达 30℃ 以上，相对湿度达 95% 以上，如通风不良就会形成高温、高湿和低气流的条件，即湿热环境。

③ 夏季露天作业　夏季在农田劳动、建筑、搬运等露天作业中，除受太阳的辐射作用外，还接受被加热的地面和周围物体二次辐射源的附加热作用。露天作业中的热辐射强度较低，但其作业的持续时间较长，加之中午前后气温升高，形成高温、热辐射的作业环境。

1. 导致中暑的因素

气温高、气湿大、气流小、热辐射强、劳动负荷强度大、连续作业时间过长是导致中暑的主要因素，体弱、肥胖、睡眠不足、未产生热适应等是其诱发因素。

2. 中暑的分级与临床表现

我国现行的职业性中暑诊断标准中，将中暑分为轻症中暑与重症中暑。其中轻症中暑包括中暑先兆（观察对象）；重症中暑包括热射病、热痉挛与热衰竭。

（1）中暑先兆　作业人员在高温作业场所劳动一定时间后，出现头昏、头痛、口渴、多汗、全身疲乏、心悸、注意力不集中、动作不协调等症状，体温正常或略有升高。

（2）轻症中暑　中暑先兆的症状进一步加重，出现面色潮红、大量出汗、脉搏急促等症状，体温升高至 38.5℃。

（3）重症中暑　可分为热射病、热痉挛和热衰竭三型，也可出现混合型。

① 热射病　热射病（包括日射病）亦称中暑性高热，是重症中暑中最严重的。其特点是在高温环境中突然发病，体温高达 40℃ 以上，疾病早期大量出汗，继之"无汗"，可伴有皮肤干热及不同程度的意识障碍等。如抢救不及时，可因循环、呼吸衰竭而死亡。在三种类型的重症中暑中，热射病最为严重，死亡率可高达 20%～40%。

② 热痉挛　热痉挛是由于作业人员在高温作业时，因大量出汗导致体内的水、盐大量丢失，水和电解质平衡紊乱，致使肌肉痉挛。主要表现为明显的肌肉痉挛，伴有收缩痛。好发于活动较多的四肢肌肉及腹肌等，尤以腓肠肌为著。常呈对称性。时而发作，时而缓解。患者意识清楚，体温一般正常。

③ 热衰竭　热衰竭一般发生在高温高湿环境下的体弱或年岁大或有心血管疾病的人群中。起病迅速，主要临床表现为头昏、头痛、多汗、口渴、恶心、呕吐，继而皮肤湿冷、血压下降、心律失常、轻度脱水，体温稍高或正常，一般不引起循环衰竭。

3. 中暑的诊断

根据《职业性中暑诊断标准》，依据患者高温作业史及体温升高、肌肉痉挛或晕厥等轻、重症中暑的主要临床表现，排除其他类似临床表现的疾病，可进行诊断。

4. 中暑的治疗原则

（1）中暑先兆　暂时脱离高温现场，并予以密切观察。

（2）轻症中暑　迅速脱离高温现场，到通风阴凉处休息；给予含盐清凉饮料及对症处理。

（3）重症中暑　迅速予以物理降温和（或）药物降温；纠正水与电解质紊乱；对症治疗。

（4）其他处理　中暑患者经及时处理，一般可很快恢复，不必调离原作业岗位。

5. 重症中暑患者现场处理原则

迅速用救护车将其转入附近有条件的医院抢救。在现场等候救援期间，如果现场有条件，治疗原则是降低患者过高的体温，措施可分为物理降温与药物降温；纠正其体内水与电解质紊乱和促进酸碱平衡，积极防止其出现休克、脑水肿等。

需要注意的是，热射病患者如果抢救不及时，死亡率可高达5%～30%。在现场等候救护车救援期间，可以采取的措施有：在有空调的房间内或者在阴凉处，用冰水、酒精或井水擦拭患者头部及颈部等动脉血管分布区，放置冰袋，并扇风；必要时可以将患者半卧位放在15～16℃水中浸浴，同时按摩患者四肢及胸腹部，见其皮肤被擦红为止。还应注意患者的呼吸及脉搏，如果患者体温降至37～38℃（肛温），即可停止浸浴。

6. 中暑的预防措施

（1）组织措施　加强领导，是做好防暑降温的保障。

① 单位负责人要对防暑降温工作做到有布置、有检查、有指导，并协调好各职能部门的工作。入暑前做好计划和具体落实措施，及早做好降温设备的保养和维修以及降温设备的安装和添置工作。

② 加强宣传教育。教育职工遵守高温作业安全规程和卫生保健制度。

③ 制定合理的作息制度，应尽量缩短高温下作业时间。休息地点应远离热源，备有清凉饮料、风扇、洗澡设备等。有条件的可在休息室安装空调或采取其他的防暑降温措施。

④ 加强对员工的管理，对患有心、肺、脑血管疾病，以及肺结核、中枢神经系统疾病及其他身体状况不适合高温作业的员工，应将其调离高温作业岗位或对其加强预防中暑保护措施。

⑤ 要结合本单位的实际情况，认真研究制定高温中暑应急救援预案，加强演练，开展防暑降温和中暑急救的宣传教育活动，做好防暑降温的预防保障工作。

（2）技术措施

① 改革工艺过程　合理设计或改革生产工艺流程，改进生产设备和操作方法，尽量实现机械化、自动化、仪表控制，减少工人接触高温作业机会，消除高温和热辐射对人的危害。设计工艺流程时，应尽可能将热源置于外面；采用热压为主的自然通风时，尽量将热源布置于天窗下面；采用对流风的通风厂房，应将热源布置在夏季主导风向的下风侧，使室外空气进入车间时，先通过操作者工作点，后经过热源；对热源采取隔热措施；使工作地点易于采用降温措施。

② 隔热　是防暑降温的一项重要措施，是降低热辐射的有效办法，分热绝缘和热屏挡两类。

③ 通风　利用自然通风或机械通风的方法，交换车间内外的空气。

（3）保健措施

① 人数较多的生产车间、高温环境场所应采取必要的通风和降温措施，应置备风油精和藿香正气水等防暑药品。

② 暑期必须保证饮水供应，有条件的应提供白糖和含盐的清凉饮料。

③ 天气炎热时，劳动者应注意保障休息睡眠、合理搭配营养、及时诊治疾病；在室外工作场所应采取穿浅色或素色的服装、戴遮阳帽等防晒措施，尽量避免长时间被阳光曝晒。

④ 加强个人防护。用人单位应为劳动者提供符合要求的个人防护用品，并督促和指导劳动者正确使用。高温作业的工作服应结实、耐热、宽大，活动方便，应按不同作业需要，及时供给工作帽、防护眼镜、隔热面罩、隔热靴等。用人单位应对劳动者进行上岗前职业卫生培训和在岗期间的定期职业卫生培训，普及高温防护、中暑急救等职业卫生知识。

⑤ 医疗预防。对高温作业人员应进行就业前和入暑前体检，凡患有心血管系统疾病、高血压、溃疡病、肺气肿、肝病、肾病等疾病的人员不宜从事高温作业工作。

⑥ 饮食要点。在饮食和营养方面应多补充水、食盐和水溶性维生素等。

总之，在高温作业的生产环境里，用人单位要提供良好的劳动保护措施，劳动者本人做好充足的个人防护及保健措施，即可避免职业性中暑事件的发生。

二、一氧化碳中毒

急性一氧化碳中毒是人体吸入较高浓度的一氧化碳后引起的急性脑缺氧性疾病；少数患者可有迟发的神经精神症状；部分患者亦可有其他脏器的缺氧性改变。

1. 一氧化碳的理化性质

一氧化碳为无色、无味、无臭、无刺激性的气体；密度 0.967，几乎不溶于水，易溶于氨水；易燃易爆，在空气中爆炸极限为 12.5％～74.2％，与空气混合能形成爆炸性混合物质，遇明火、高热能引起燃烧爆炸；不易被活性炭吸附，是最常见的有害气体。

2. 接触机会

含碳物质的不完全燃烧过程均可产生一氧化碳，一氧化碳为分布广泛的窒息性气体，接触一氧化碳的作业存在于 70 余种工业生产中，主要包括：①冶金工业中的炼焦、炼钢、炼铁等；②机械制造工业中的铸造、锻造车间；③化学工业中用一氧化碳作原料制造光气、甲醇、甲醛、甲酸、丙酮、合成氨等；④燃气的制取，如煤气；⑤耐火材料、玻璃、陶瓷、建筑材料等工业使用的窑炉、煤气发生炉等；⑥碳素石墨电极制造；⑦内燃机试车；⑦矿井放炮和煤矿瓦斯爆炸事故；⑧生产中使用含有一氧化碳的可燃气体，都可能接触一氧化碳。

3. 毒理

一氧化碳经呼吸道进入血液循环。一氧化碳中毒是一氧化碳入血后其中 80％～90％与血红蛋白发生紧密而可逆性结合，形成碳氧血红蛋白，使红细胞失去携氧功能。一般认为，一氧化碳与血红蛋白的亲和力比氧与血红蛋白的亲和力大 230～270 倍，能把血液内氧合血红蛋白中的氧排挤出来，形成碳氧血红蛋白。又由于氧合血红蛋白的解离比碳氧血红蛋白的解离快 3600 倍，故碳氧血红蛋白较之氧合血红蛋白更为稳定。碳氧血红蛋白不仅本身无携带氧的功能，它的存在还影响氧合血红蛋白的解离，阻碍氧的释放和传递。研究表明，随着碳氧血红蛋白含量的逐渐增加，氧合血红蛋白中氧的解离和组织内二氧化碳的输出受到阻碍，由于组织受到双重缺氧作用，最终导致组织缺氧和二氧化碳潴留，产生中毒症状。中枢神经系统对缺氧最为敏感。

4. 临床表现

人体吸入高浓度的一氧化碳可引起急性中毒，其发病人数与死亡人数居我国急性职业性化学物中毒的前列。一氧化碳对机体的危害程度，与空气中一氧化碳的浓度和一氧化碳暴露时间成正比，当伴有其他有毒气体（如二氧化硫、二氯甲烷等）时会增强毒性，处于高湿环境，以及贫血、心肌缺血、脑供血不足、发热及各种原因所致低氧血症者病情更加严重。

吸入一氧化碳气体可引起急性中毒、急性一氧化碳中毒迟发脑病和慢性中毒三种主要临床表现。

（1）急性中毒　起病急骤，潜伏期短。主要表现为急性脑缺氧导致的中枢神经受损。其中毒严重程度与碳氧血红蛋白的饱和度呈比例关系。

① 轻型中毒　中毒时间短，以脑缺氧反应为主要表现，血液中碳氧血红蛋白为 10%～20%，表现为中毒的早期症状，出现头痛、眩晕、心悸、恶心、呕吐、四肢无力，可有意识障碍，甚至出现短暂的昏厥，但无昏迷，一般神志尚清醒。吸入新鲜空气，脱离中毒环境后，经治疗症状可迅速消失，一般不留后遗症。

② 中型中毒　中毒时间稍长，血液中碳氧血红蛋白占 30%～40%。在轻型中毒症状的基础上，出现面色潮红、多汗、烦躁、心率加快等症状；可出现虚脱或昏迷，意识障碍表现为浅至中度昏迷；口唇和皮肤黏膜呈现一氧化碳中毒特有的樱桃红色。如抢救及时，可迅速清醒，数天内完全恢复，一般无后遗症和并发症。

③ 重型中毒　发现时间过晚，吸入一氧化碳过多，或在短时间内吸入高浓度的一氧化碳，血液碳氧血红蛋白浓度常在 50% 以上，中度中毒症状进一步加重，患者因脑水肿而迅速呈现深度昏迷或去大脑皮层状态，各种反射消失，常见瞳孔缩小、对光反射迟钝、大小便失禁、四肢厥冷、血压下降、呼吸急促、四肢肌张力增高等；患者多有脑水肿、肺水肿、心肌损害、心律失常和呼吸抑制表现，可造成死亡。一般昏迷时间越长，预后越严重，常留有痴呆、记忆力和理解力减退、肢体瘫痪等后遗症。

（2）急性一氧化碳中毒迟发脑病　指少数中、重度急性一氧化碳中毒患者，在意识恢复、完全清醒后，经 2～60 天的"假愈期"，再次出现严重的神经精神和意识障碍症状。包括：精神及意识障碍呈痴呆状态、谵妄状态或去大脑皮层状态；锥体外系神经障碍出现帕金森病的表现；锥体系神经损害（如偏瘫、病理反射阳性或小便失禁等）；大脑皮层局灶性功能障碍（如失语、失明等），或出现继发性癫痫发作。头部 CT 检查可发现脑部有病理性密度减低区；脑电图检查可发现中度及高度异常。

（3）慢性中毒　一氧化碳是否可引起慢性中毒尚有争论。有研究认为长期接触低浓度一氧化碳，可有头痛、眩晕、记忆力减退、注意力不集中、心悸等心脑血管症状。

5. 诊断

根据吸入较高浓度一氧化碳的接触史和急性发生的中枢神经损害的症状和体征，结合血中碳氧血红蛋白及时测定的结果，现场卫生学调查及空气中一氧化碳浓度测定资料，并排除其他病因后，可诊断为急性一氧化碳中毒。

6. 治疗原则

无特殊解毒药物，但吸入高浓度氧可加速碳氧血红蛋白解离，可视为"解毒"措施。

（1）脱离接触　迅速将中毒患者移离现场至通风处，松开衣领，注意保暖，密切观察意识状态。

（2）纠正缺氧　轻度中毒者，可给予吸氧及对症治疗；中度及重度中毒者应积极给予常压面罩式吸氧治疗，有条件时应尽早给予高压氧治疗。

（3）对症支持治疗　根据病情给予消除脑水肿、促进脑血液循环、维持呼吸循环功能，纠正水、电解质平衡紊乱，以及解痉等对症支持治疗。加强护理，积极防治并发症及预防急性一氧化碳中毒迟发脑病。

轻度中毒者经治愈后仍可从事原工作；中度中毒者经治疗恢复后，应暂时脱离一氧化碳作业环境并定期复查，观察2个月后如无迟发脑病出现，仍可从事原工作；重度中毒及出现迟发脑病者，虽经治疗恢复，皆应调离一氧化碳作业岗位。因重度中毒或迟发脑病治疗半年仍遗留恢复不全的器质性神经损害时，应永久调离接触一氧化碳及其他神经毒物的作业岗位。

7. 预防

对有一氧化碳作业风险的单位，加强对急性一氧化碳中毒的宣传，增加对一氧化碳中毒的了解；学习一氧化碳中毒相关症状和急救知识，能及时发现意外状况，进行自救和互救；装置一氧化碳自动报警器；生产场所加强通风；在工作中认真执行安全生产制度和操作规程，经常检查相关生产设备；加强个人防护，在进入高浓度一氧化碳环境时，要佩戴隔绝式呼吸防护用品。两人同时工作，方便监护和互助。

三、铅及其化合物中毒

1. 铅的理化特性

铅是一种高密度、柔软的青灰色重金属，可溶于硝酸、盐酸，具有抗氧化、耐腐蚀和可塑性。当加热至400℃以上时，则有大量铅蒸气产生，在空气中迅速氧化成为铅的氧化物，并凝集成铅尘。随着熔铅温度的升高，可氧化成不同的氧化铅，但都不稳定，最后解离为氧化铅和氧。除金属铅外，在日常生活和工农业生产中接触较多的是铅化合物，铅的化合物多为粉末状，大多不溶于水，但可溶于酸；但醋酸铅、硝酸铅则易溶于水。

2. 接触机会

职业性铅中毒是我国最常见的慢性中毒。铅是工业上广泛使用的一种有毒金属，用于冶金、印刷、蓄电池、陶瓷、油漆、塑料、试剂、玻璃、制药等行业。铅作业工人接触铅比较经常而且普遍，主要的职业接触机会包括：①铅矿开采及含铅金属与合金的冶炼；②蓄电池制造和废旧蓄电池回收利用；③交通运输业，如火车轴承挂瓦；④桥梁船舶修造业，如涂含铅防锈漆的钢板焊接或熔割；⑤熔铅作业，如制造铅丝、铅皮、铅管，以及旧印刷业的铸版、铸字等，均可接触铅烟、铅尘或铅蒸气；⑥铅氧化物常用于蓄电池、玻璃、搪瓷、景泰蓝、铅丹、铅白、油漆、颜料、釉料、防锈剂等的生产中。

3. 毒理

铅及其化合物的毒性，除其有机化合物四乙基铅外，大致相似。其毒性的强弱与铅化合物在体液中的溶解度、铅烟尘颗粒的大小、中毒途径及铅化合物的形态等有关。

（1）中毒途径　一般而言，职业性铅接触，铅及其化合物主要以蒸气、粉尘和烟雾的形式通过呼吸道进入人体，少量经消化道摄入，一般不经皮肤吸收。有机铅如醋酸铅可有少量经皮吸收，四乙基铅易经皮肤吸收。

（2）分布　进入血液循环的铅，约90％与红细胞结合，其余在血浆中。血液循环中的铅，初期分布于肝、肾、脾、肺、脑等器官中，数周后铅由软组织转移至骨骼，并以不溶性的磷酸铅形式沉积下来。人体内90％～95％的铅存于骨骼内，比较稳定。骨骼内的铅半排期长达10年以上。

（3）代谢　铅在体内的代谢与钙相似，在血钙降低或感染、饥饿、酗酒、服用酸性药物等使血液pH改变或有骨疾病（骨质疏松、骨折）时，均可导致骨内储存的不溶性磷酸铅转化为溶解度增大100倍的可溶性磷酸氢铅进入血液，经血液循环再重新分布到各器官组织中，引起铅中毒症状发作或使其症状加重。体内的铅排出缓慢，吸收的铅主要经尿排出。

（4）发病机制　铅对全身各系统和器官均有毒性作用。主要累及神经系统、血液及造血系统、消化系统、肾脏和心血管系统。其中毒机制尚未完全阐明，目前研究比较深入的理论认为铅干扰卟啉代谢，导致卟啉代谢紊乱和影响血红素合成，并认为出现卟啉代谢紊乱是铅中毒重要和较早的变化之一。其毒性作用大致经过三个途径：①影响大脑皮层兴奋和抑制的平衡及直接损伤周围神经；②与含巯基蛋白质结合和抑制酶的活性，抑制氧化磷酸化和干扰正常代谢；③导致小动脉和毛细血管损伤及血管痉挛。

4. 临床表现

工业生产中急性铅中毒极为少见，急性铅中毒多由误服大量含铅化合物所致。职业接触铅及其无机化合物主要引起慢性中毒，早期表现为乏力、关节肌肉酸痛、胃肠道症状等。随着病情的进展，因中毒程度不同，可有不同的临床表现，主要表现为神经、消化和血液等系统症状，通常呈隐匿发展过程。

（1）神经系统　早期症状多不明显，且无特异性，可有头痛、头晕、乏力、健忘、睡眠障碍等类神经症的表现。重症患者可发生中毒性脑病，开始先表现为反应迟钝、注意力不集中、抑郁、孤僻、少语、易激动、定向力障碍等，进而表现为剧烈头痛、恶心、呕吐、高热、视力模糊、烦躁、谵妄、昏迷、癫痫样抽搐等中毒性脑病表现。铅对周围神经系统的损害，分为感觉型、运动型和混合型，以运动功能受累较为显著。运动型表现先是握力下降，进一步发展为肌无力，多为伸肌无力，重者出现肌肉麻痹，亦称"铅麻痹"，多见于桡神经支配的手指和手腕伸肌瘫痪呈腕下垂，亦称垂腕症；腓骨肌、趾总伸肌、伸跗趾肌节呈足下垂，亦称垂足症。感觉型表现为肢端麻木和四肢远端呈手套、袜套样浅感觉障碍。

（2）消化系统　铅易引起消化系统分泌和运动功能异常，出现消化功能障碍。主要表现可有口内金属味、食欲减退、恶心、腹胀、腹部隐痛、便秘等；严重者可有腹绞痛（也称铅绞痛，是慢性铅中毒急性发作的典型症状），多为突然发作，部位常在脐周，少数在上腹部或下腹部，因疼痛剧烈难忍，常弯腰屈膝，辗转不安，手按腹部以减轻疼痛，一般止痛药不易缓解，发作可持续数分钟以上，同时面色苍白、全身出冷汗，可有呕吐。检查腹部常平坦柔软，可有轻度压痛，但无固定压痛点，肠鸣音减弱，常伴有暂时性血压升高和眼底动脉痉挛。

（3）造血系统　铅可影响血红蛋白的合成而引起其代谢产物变化；中度铅中毒患者可出现贫血，多为低色素正常细胞型贫血，亦有呈小细胞型者。铅中毒性贫血多属轻度，白细胞与血小板一般无明显异常。外周血可有网织红细胞、点彩红细胞和碱粒红细胞增多等。

（4）其他　少数慢性铅中毒患者可出现肾脏损害。早期主要表现为近端肾小管的功能异常，出现氨基酸尿、低分子蛋白尿等，以后可见肾小球滤过率及内生肌酐清除率降低，个别较重者后期可能导致肾功能不全。铅可使男工精子数目减少、活动力减弱和畸形率增加，还可导致女工月经失调、不孕、流产、早产等。

5. 诊断

急性铅中毒一般不难作出诊断。慢性职业性铅中毒主要依据我国现行的《职业性慢性铅中毒的诊断》（GBZ 37—2015），密切结合职业接触史，参考职业卫生现场调查资料和临床表现及实验室检查结果，进行综合分析诊断。

6. 治疗原则

中毒患者应根据具体情况，使用金属络合剂驱铅治疗，如依地酸钙钠、二巯丁二酸钠等注射，或二巯丁二酸口服，辅以对症治疗；观察对象也可酌情进行驱铅治疗。

7. 预防

（1）现场预防　关键在于控制生产环境中的铅浓度，用无毒或低毒物代替铅。改革生产工艺，实现自动化、密闭化，或使用净化装置，定期进行环境监测。对粉尘、有毒蒸气或气体的操作在密闭情况下进行，辅以局部吸风，有热毒气发生时，可采用局部排气罩，控制职业性铅有害因素的扩散。控制熔铅温度，减少铅蒸气逸出。

（2）加强个人防护　铅作业的工人应穿工作服、防护服，戴过滤式防烟尘口罩等，应根据危害接触情况而选用。严禁在车间进食。

（3）就业前体检　有肝脏、肾脏疾患，心血管器质性疾患，血液病，神经、精神疾病的患者，不宜从事铅作业工作。对于孕妇及哺乳期妇女应暂时将其调离铅作业岗位。

（4）健康监护体检　铅作业工人每年应定期体检一次，生产环境铅浓度高者每年可进行两次体检。

四、苯中毒

职业性苯中毒是指劳动者在职业活动中，接触苯后引起的以中枢神经系统抑制和造血系统损害为主要表现的全身性疾病。

1. 苯的理化特性

纯苯在常温下为一种无色、有甜味的透明油状液体，并具有强烈的芳香气味。它极易挥发，微溶于水，易溶于乙醇、乙醚、汽油、丙酮和二硫化碳等有机溶剂。本身也可作为有机溶剂，主要用于合成苯的衍生物、香料、染料、塑料、医药、炸药、橡胶等。

2. 接触机会

苯在工农业生产中被广泛使用。苯在工业中用途极广，接触机会很多，与苯有关的工业生产包括：

① 制苯工业　煤焦油提炼、石油裂解重整或用乙炔人工合成。

② 接触溶剂与稀释剂　用于油漆、喷漆、皮鞋、橡胶、油墨、树脂、生药提取和药物重结晶。

③ 制造化工原料　如制造含苯环的染料、药物、香料、农药、炸药、合成纤维、合成橡胶等。

3. 毒理

苯在生产环境中主要以蒸气形式通过呼吸道进入人体，皮肤仅能吸收少量。吸收进入人体内的苯约50%以原形态由呼吸道排出；约10%以原形态蓄积在体内富含脂肪的组织和器官中，逐渐氧化代谢；约40%被肝脏等器官代谢，代谢产物随尿液排出。

苯属中等毒类，蓄积在体内的苯主要分布在骨髓、脑及神经系统等含脂质多的组织，尤以骨髓含量最多，约为血液中的20倍。急性毒作用是因苯的亲脂性，附于神经细胞表面，抑制生物氧化，影响神经递质，对中枢神经系统以麻醉作用为主；慢性毒作用，主要是苯的代谢产物被转运到骨髓和其他器官，主要作用于造血组织，以抑制造血功能为主；也可作用于神经系统；也可能表现为骨髓毒性和致白血病作用。

4. 临床表现

（1）急性中毒　短时间吸入大量苯蒸气可引起急性苯中毒，主要表现为中枢神经系统的症状。起初有流泪、咽痛、咳嗽等黏膜刺激症状，轻者随后可出现头痛、头晕、恶心、呕吐、烦躁、步态蹒跚、视物模糊等醉酒状态，可伴有轻度意识障碍；病情继续发展，严重者还可出现神志模糊、昏迷、抽搐、呼吸和循环衰竭等症状，甚至呼吸、心搏停止。

（2）慢性中毒　长期接触低浓度苯可引起慢性中毒，慢性苯中毒主要损害人的造血系统和神经系统。

① 神经系统　多数患者表现为头痛、头晕、记忆力减退、失眠、多梦等类神经症，可伴有自主神经系统功能紊乱，个别病例有肢端麻木和痛觉减退表现。

② 造血系统　造血系统损害是慢性苯中毒的主要特征，造血系统中毒以白细胞减少，尤其是中性粒细胞减少为最常见表现，重症患者可出现全血细胞减少，引起再生障碍性贫血。

③ 白血病　苯已被确认属于对人类有致癌作用的化学物质，可引起各类白血病，以急性白血病较多见。

④ 其他　长期直接接触苯，皮肤变干燥、脱屑以至皲裂，有的出现过敏性湿疹、脱脂性皮炎。苯还可损伤生殖系统，接触苯女工月经量增多、经期延长、流产和胎儿畸形发

生率增高。

5. 诊断原则

急性苯中毒根据短期内吸入大量苯蒸气职业史，以意识障碍为主的临床表现，结合现场职业卫生学调查，参考实验室检测指标，进行综合分析，并排除其他疾病引起的中枢神经系统损害，方可诊断。

慢性苯中毒根据较长时期密切接触苯的职业史，以造血系统损害为主的临床表现，结合现场职业卫生学调查，参考实验室检测指标，进行综合分析，并排除其他原因引起的血象、骨髓象改变，方可诊断。

6. 治疗原则

（1）急性中毒　应迅速将中毒患者移至空气新鲜处，保持呼吸道通畅，立即脱去被苯污染的衣服，用肥皂水清洗被污染的皮肤，注意保暖。口服中毒者应尽快洗胃。按病情给予对症和支持疗法，忌用肾上腺素。

（2）慢性中毒　无特殊解毒药，治疗原则主要是恢复骨髓造血功能，改善神经衰弱和出血症状，并注意预防感染，可采用中西医结合疗法，给予多种维生素、核苷酸类药物及皮质激素，以及中药丹参、当归等。

7. 预防措施

用无毒或低毒物质代替苯，是从根本上解决苯中毒问题的最好办法；改革生产工艺和通风排毒，加强生产过程密闭化、自动化和程序化，安装有充分效果的局部抽风排毒设备；对苯作业现场进行定期劳动卫生学调查，监测空气中苯的浓度，使作业场所空气中苯的浓度保持低于国家卫生标准；加强健康监护，认真做好就业前和定期体检工作，避免有职业禁忌的劳动者从事有毒有害作业，对发现健康损害的要及时调离原岗位；加强个人防护，如戴防苯口罩或使用送风式面罩；高浓度苯作业时，需穿防毒物渗透工作服，佩戴过滤式防毒面罩、橡胶手套和防护眼镜；适当调整工休制度，避免持续接触毒物。

五、用人单位职业病防治的主要责任

（1）应当保障职业病防治所需的资金投入，保证工作场所职业病危害因素的强度或者浓度符合国家职业卫生标准。

（2）新建、改建、扩建的工程建设项目和技术改造、技术引进项目可能产生职业病危害的，建设单位在可行性论证阶段应当进行职业病危害预评价。

（3）用人单位工作场所存在职业病目录所列职业病危害因素的，应当及时、如实向所在地卫生行政部门申报职业病危害项目。

（4）对工作场所采取以下职业卫生管理措施。

① 应当在醒目位置设置公告栏，公布有关职业病防治的规章制度、操作规程、职业病危害事故应急救援措施和工作场所职业病危害因素检测结果。对产生严重职业病危害的作业岗位，应当在其醒目位置，设置警示标识和中文警示说明。

② 应当为劳动者提供符合国家职业卫生标准的职业病防护用品，并督促、指导劳动者按照使用规则正确佩戴、使用。

③ 应当实施由专人负责的日常监测，确保监测系统处于正常工作状态，定期对工作场所进行职业病危害因素检测、评价。检测、评价结果存档，向所在地卫生行政部门报告并向劳动者公布。

（5）对从事接触职业病危害作业的劳动者，应当按照规定组织上岗前、在岗期间和离岗时的职业健康检查，并将检查结果书面告知劳动者。职业健康检查费用由用人单位承担。用人单位应当为劳动者建立职业健康监护档案，并按照规定的期限妥善保存。劳动者离开用人单位时，有权索取本人职业健康监护档案复印件，用人单位应当如实、无偿提供，并在所提供的复印件上签章。

（6）职业卫生培训的要求有：

① 主要负责人和职业卫生管理人员应当接受职业卫生培训。

② 应当对劳动者进行上岗前和在岗期间的定期职业卫生培训。

 —————————— 练习题

一、选择题

1. 职业病是一类人为的疾病，应按（　　）级预防措施加以控制，以保护和促进职业人群的健康。

　　A. 一　　　　　　　　B. 二　　　　　　　　C. 三　　　　　　　　D. 四

2. 劳动过程生产环境接触的各种物理因素、化学因素、生物因素、作业组织安排、管理等的识别、评价、预测、控制，其主要内容属于（　　）预防。

　　A. 一级　　　　　　　B. 二级　　　　　　　C. 三级　　　　　　　D. 四级

3. 职业病诊断应当由（　　）级以上人民政府卫生行政部门批准的医疗卫生机构承担。

　　A. 国家级　　　　　　B. 市级　　　　　　　C. 省级　　　　　　　D. 县级

4. 尘肺病是我国患病人数最多的一种职业病，目前世界各国尚无有效治疗办法，因此（　　）尤其重要。

　　A. 治疗　　　　　　　B. 预防　　　　　　　C. 待遇　　　　　　　D. 保健

5. 轻症中暑的治疗原则是（　　）。

　　A. 暂时脱离高温现场，并予以密切观察

　　B. 迅速脱离高温现场，到通风阴凉处休息；给予含盐清凉饮料及对症处理

　　C. 应迅速予以物理降温和（或）药物降温；纠正水与电解质紊乱；对症治疗

　　D. 应迅速转移至有治疗条件的医院

6. 职业性伤害是指劳动作业过程中所产生的有害因素作用于人体的强度与时间超过人体耐受限度，人体不能代偿其所造成的功能性或器质性病理改变，从而出现相应的临床征象，影响（　　）。

　　A. 劳动能力　　　　　B. 体力　　　　　　　C. 智力　　　　　　　D. 身体健康

7. 一氧化碳中毒患者其皮肤和黏膜可呈（　　）。

A. 暗红色　　　　　B. 鲜红色　　　　　C. 青紫色　　　　　D. 樱桃红色

8. 在我国，依据农药的大鼠急性毒性反应大小，将农药分为剧毒、高毒、（　　）、低毒和微毒五类。

A. 中低毒　　　　　B. 中毒　　　　　　C. 中等毒　　　　　D. 无毒

9. 急性职业中毒和急性职业病应在诊断（　　）内报告。

A. 12h　　　　　　B. 24h　　　　　　C. 36h　　　　　　D. 48h

10. （　　）是职业病诊断的重要前提。

A. 职业危害接触史　B. 实验室检查　　　C. 临床表现　　　　D. 职业史

二、判断题

1. 劳动卫生以劳动人群为主要对象。（　　）

2. 职业病的病因明确，即为职业性有害因素。（　　）

3. 我国现行职业病目录包括 10 大类 132 种法定职业病。（　　）

4. 职业性苯中毒是指劳动者在职业活动中，接触苯后引起的以中枢神经系统抑制和造血系统损害为主要表现的全身性疾病。（　　）

5. 可以安排有职业禁忌的劳动者从事其所禁忌的作业。（　　）

6. 主要负责人和职业卫生管理人员不需要接受职业卫生培训。（　　）

7. 应当对劳动者进行上岗前和在岗期间的定期职业卫生培训。（　　）

8. 大多数职业病如能早期发现、早期诊断、及时合理治疗，预后康复效果较好。（　　）

9. 职业病患者依法享有国家规定的相应待遇。（　　）

10. 用人单位对从事接触职业病危害作业工作的劳动者，应当给予适当岗位津贴。（　　）

三、简答题

1. 三级预防策略的主要内容有哪些？

2. 职业性有害因素有哪些？

3. 简述急性有机磷农药中毒的临床表现。

4. 尘肺病的预防措施有哪些？

5. 职业病的构成要件有哪些？

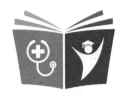

CHAPTER
FOUR

第四章

突发公共卫生事件的应急处理

学习要点

自人类进入现代社会以来，各种公共危机因素不断增加，突发公共发卫生事件频繁暴发，突发公共卫生事件已成为社会的一大难题。 大学生是时代的先锋，肩负着国家的未来和希望。 本章旨在强化大学生防范突发公共卫生事件的忧患意识，帮助其熟悉预防突发公共事件的基本知识、掌握应对突发公共卫生事件的基本技能、提高在突发公共卫生事件中的自我保护能力。

第一节
突发公共卫生事件概述

学习目标

1. 了解突发公共卫生事件的概念。
2. 熟悉突发公共卫生事件的特点。
3. 掌握突发公共卫生事件的分级。

一、突发公共卫生事件的概念

对于突发公共卫生事件的界定，各个国家的表述略有不同，但是所表达的内容和反映的问题性质是相同的。在国外，一般把突发公共卫生事件分为人为事件和自然灾害，突发性的公共卫生事件是人们难以预测和控制的，也就是正在发生的或者即将发生的，威胁人们身体健康或引起疾病的事件。

广义上，凡是突发事件中威胁或潜在威胁公共卫生时，从公共卫生角度来说，都可以看作突发公共卫生事件；狭义上，只有当突发事件导致公共卫生问题时，这种突发事件才能称为突发公共卫生事件。根据国务院 2003 年 5 月 7 日颁布施行 2011 年 1 月 8 日修订的《突发公共卫生事件应急条例》（以下简称《条例》），突发公共卫生事件是指突然发生，造成或者可能造成社会公众健康严重损害的重大传染病疫情、群体性不明原因疾病、重大食物和职业中毒以及其他严重影响公众健康的事件。

二、突发公共卫生事件的特点

1. 突发性

突发性是指事件发生突然，出乎意料。它一般不具备事物发生前的征兆，留给人们的思考余地较小，要求人们必须在极短的时间内作出分析、判断。

突发公共卫生事件发生得比较突然，没有固定的发生方式，往往突如其来，带有很大的偶然性，都使人们始料不及，难以准确把握和预测。突发事件完全在人们的意料之外发生，人们对事件在什么时间、什么地点发生、以什么方式发生、事态发展到什么程度，以及事件产生的影响大小等等都是无法预测的。例如，2020 年新型冠状病毒肺炎疫情的流行，2020 年 1 月疫情开始在湖北省内传播蔓延，并逐步向全国扩散，短短两个多月的时间就波及了全国。新型冠状病毒疫情对人民群众身体健康和生命安全构成了严重威胁，一时间全国上下都为这一突如其来的疫情所震惊。

2. 成因复杂，种类多样

引起突发公共卫生事件的原因非常复杂，种类繁多。例如，引起传染病暴发的微生物就有细菌、病毒等八大类；至今已有数千种化学品及上万种产品进入了人类环境，全球每年发生严重的化学中毒事件约 10 万～50 万起，食物中毒时刻都在发生；与此同时，人类也被电离辐射、核辐射、电磁辐射等辐射所包围。由不同原因引起的、各种类型、大大小小的公共卫生事件每时每刻都在世界的不同地方发生着。

3. 事件的关联性

同社会理论中被人们描述的"风险共担"或"风险社会化"图景一样，突发公共卫生事件也表现出极强的关联性，任何个体想要逃避突发事件的影响都是不可能的，在突然发生的灾害面前，种族、性别、阶级、政治等等边界都将被弱化。

突发公共卫生事件一旦发生，就往往会形成连锁反应，产生强大的破坏力，即使一个小小的起因，经过连锁反应，也往往会产生难以想象的严重后果：社会系统的复杂多变性，使每一个突发事件的出现都呈现出不同的表现形式，再加上突发事件的共振性而产生的"多米诺骨牌效应"，不仅给人的生命和健康造成威胁和伤害，还会扩展到经济、政治、社会的各个层面，此行业、此地区的突发事件可能影响彼行业、彼地区；地方性的突发事件可能演变为区域性的突发事件，甚至演变为国际性的突发事件；非政治性事件可能演变为政治性事件；自然性的突发事件可能演变为社会性的突发事件，特别是在当今全球化和信息化的世界里尤其如此。例如，1986 年 4 月 26 日的切尔诺贝利核能发电厂发生严重的泄漏及爆炸事故，导致 31 人当场死亡，81 余种强辐射物质倾泻而出，污染遍及居住着

694.5 万人的 15 万 km³ 地区，320 多万人直接遭受核辐射侵害。同时，外泄的辐射尘随着大气飘散到当时苏联的西部地区、东欧地区，以及北欧斯堪地维亚半岛的芬兰、瑞典、挪威、丹麦等国，最远还威胁到美国东海学，引起欧洲国家居民的恐慌和不安，以及国际社会的广泛关注。

4. 影响的广泛性

突发公共卫生事件虽然发生在公共卫生领域，具有公共卫生的属性，但影响的区域比较广，涉及的人员也比较多，对社会公众健康造成或可能造成严重损害，引起公众高度关注，能够引发社会担忧甚至恐慌。突发事件虽然在一地发生，但影响均超出其行政区域，波及范围较大，具有较强的偶然性、突发性，总是呈现出一果多因、一因多果、相互关联、牵一发而动全身的复杂态势。它一旦发生，总会持续一个过程，突出表现为蔓延性和传导性。

5. 危害性

突发公共卫生事件一旦发生，会直接危害人民群众的生命安全：轻者可在短时间内造成人群的发病和死亡，使公共卫生和医疗体系面临巨大的压力，致使医疗力量相对短缺、抢救物资相对不足等，甚至冲击医疗卫生体系本身，威胁医务人员自身健康，破坏医疗基础设施；重者可对经济、贸易金融等产生严重影响，甚至可引起一定程度的经济衰退以及给社会稳定和国家安全造成威胁，对人民群众的生产工作和生活造成重大影响。

以"非典"疫情为例，据统计，"非典"对我国旅游业、航空业等相关行业的影响巨大：旅游业方面，仅"五一"黄金周取消带来的损失就达到 200 亿元左右，全国的国内旅游收入减少 10%，损失 500 亿元；我国国内外旅游合计损失 1400 亿元，加上间接影响，对经济的影响总额为 2100 亿元。

再如 2020 年新型冠状病毒肺炎疫情对世界的影响，疫情暴发期间随着各个国家间彼此通航的国门关闭，国际贸易受到了极大冲击，全球一体化进程按下了暂停键，发展减速，对全球的 GDP 在相当长的一段时间产生了严重的负面影响，导致全球经济倒退；同时致全世界人们的日常生活受到严重影响，扰乱了人们的正常生活秩序，引起了社会的恐慌，某些国家和地区甚至发生了暴乱。

三、突发公共卫生事件分类

根据《突发公共卫生事件应急条例》和定义，可将突发公共卫生事件分为以下四类。

1. 重大传染病疫情

重大传染病疫情是指传染病的暴发（短期内局部地区突然发生多例同一种传染病患者）和流行（一个地区某种传染病发病率显著超过该病历年的一般发病率水平），包括鼠疫、肺炭疽和霍乱的暴发，动物间鼠疫、布鲁氏菌病和炭疽等流行，乙丙类传染病暴发或多例死亡，出现罕见或已消灭的传染病、新传染病的疑似病例等。

2. 群体性不明原因疾病

群体性不明原因疾病是指一定时间内（通常是指 2 周内），在某个相对集中的区域（如同医疗机构、自然村、社区、建筑工地、学校等集体单位）内同时或者相继出现 3 例及以上相同临床表现，经县级及以上医院组织专家会诊，不能诊断或解释病因，有重症病例或死亡病例发生的疾病。

3．重大食物中毒和职业中毒

重大食物和职业中毒包括中毒人数超过 30 人或出现死亡 1 例以上的饮用水和食物中毒，短期内发生 3 人以上或出现死亡 1 例以上的职业中毒。

4．其他严重影响公众健康的事件

其他严重影响公众健康的事件包括医源性感染暴发，药品或免疫接种引起的群体性反应或死亡事件，严重威胁或危害公众健康的水、环境、食品污染，放射性、有毒有害化学性物质丢失、泄漏等事件，生物、化学、核辐射等恐怖袭击事件，有毒有害化学品生物毒素等引起的集体性急性中毒事件，有潜在威胁的传染病动物宿主、媒介生物发生异常等事件。

四、突发公共卫生事件的分级

根据突发公共卫生事件导致人员伤亡和健康危害情况将医疗卫生救援事件分为特别重大事件（Ⅰ级）、重大事件（Ⅱ级）、较大事件（Ⅲ级）和一般事件（Ⅳ级）四级。

1．特别重大事件（Ⅰ级）

（1）一次事件出现特别重大人员伤亡，且危重人员多，或者核事故和突发放射事件、化学品泄漏事故导致大量人员伤亡，事件发生地省级人民政府或有关部门求国家在医疗卫生救援工作上给予支持的突发公共事件。

（2）跨省（区、市）的有特别严重人员伤亡的突发公共事件。

（3）国务院及其有关部门确定的其他需要开展医疗卫生救援工作的特别重大突发公共卫生事件。

2．重大事件（Ⅱ级）

（1）一次事件出现重大人员伤亡，其中死亡和危重病例超 5 例的突发公共事件。

（2）跨市（地）的有严重人员伤亡的突发公共事件。

（3）省级人民政府及其有关部门确定的其他需要开展医疗卫生救援工作的重大突发公共卫生事件。

3．较大事件（Ⅲ级）

（1）一次事件出现较大人员伤亡，其中死亡和危重病例超过 3 例的突发公共事件。

（2）市（地）级人民政府及其有关部门确定的其他需要开展医疗卫生救援工作的较大的突发公共卫生事件。

4．一般事件（Ⅳ级）

（1）一次事件出现一定数量人员伤亡，其中死亡和危重病例超过 1 例突发公共事件。

（2）县级人民政府及其有关部门确定的其他需要开展医疗卫生救援工作的一般突发公共事件。

五、突发公共卫生事件的应急处理原则

突发公共卫生事件应急工作首先应当遵循预防为主、常备不懈的方针，要贯彻统一领

导、分级负责、反应及时、措施果断、领先科学、加强合作的原则。

第二节
传染病突发公共卫生事件与应对

学习目标

1. 了解传染病的概念及特征。
2. 熟悉传染病的分类及疫情报告。
3. 掌握常见传染病及其预防措施。

一、传染病的概念

传染病是指由特异病原体（或它们的毒性产物）所引起的一类病症；这种病原体及其毒性产物可以通过感染的人、动物或储存宿主直接或间接（经由中介的动物宿主、昆虫、植物宿主或其他环境因素）传染给易感宿主。

二、传染病的特征

1. 基本特征

传染病的基本特征为有病原体、有传染性、有免疫性、可以预防、有流行病学特征。

2. 流行特征

传染病的流行特征有强度特征和地区特征。

三、传染病疫情的报告

1. 报告病种类别

《中华人民共和国传染病防治法》（2013 年修正）规定：法定报告传染病分为甲、乙、丙三类。

（1）甲类传染病　鼠疫、霍乱。

（2）乙类传染病　传染性非典型肺炎、艾滋病、病毒性肝炎、脊髓灰质炎、人感染高致病性禽流感、麻疹、流行性出血热、狂犬病、流行性乙型脑炎、登革热、炭疽、细菌性和阿米巴性痢疾、肺结核、伤寒和副伤寒、流行性脑脊髓膜炎、百日咳、白喉、新生儿破伤风、猩红热、布鲁氏菌病、淋病、梅毒、钩端螺旋体病、血吸虫病、疟疾。

（3）丙类传染病　流行性感冒、流行性腮腺炎、风疹、急性出血性结膜炎、麻风病、流行性和地方性斑疹伤寒、黑热病、包虫病、丝虫病，除霍乱、细菌性和阿米巴性痢疾、伤寒和副伤寒以外的感染性腹泻病。

国务院卫生行政部门根据传染病暴发、流行情况和危害程度，可以决定增加、减少或者调整乙类、丙类传染病病种并予以公布。

中华人民共和国国家卫生健康委员会公告［2020 年第 1 号］：

（1）将新型冠状病毒感染的肺炎纳入《中华人民共和国传染病防治法》规定的乙类传染病，并采取甲类传染病的预防、控制措施。

（2）将新型冠状病毒感染的肺炎纳入《中华人民共和国国境卫生检疫法》规定的检疫传染病管理。

2. 责任报告人及报告时限

各级各类医疗机构、疾病预防控制机构、采供血机构、卫生检疫机构、学校、托幼机构、农场、林场、煤矿、劳教及其所有执行职务的医护人员、医学检验人员、卫生检疫人员、疾病预防控制人员、社区卫生服务人员、乡村医生、个体开业医生均为疫情责任报告人。

责任报告单位和责任疫情报告人发现甲类传染病和乙类传染病中的肺炭疽、传染性非典型肺炎等按照甲类管理的传染病患者或疑似患者时，或发现其他传染病和不明原因疾病暴发时，应于 2h 内将传染病报告卡通过网络报告。

对其他乙、丙类传染病患者、疑似患者和规定报告的传染病病原携带者在诊断后，应于 24h 内进行网络报告。

不具备网络直报条件的医疗机构及时向属地乡镇卫生院、城市社区卫生服务中心或县级疾病预防控制机构报告，并于 24h 内寄送出传染病报告卡至代报单位。

四、传染病突发事件的预防与控制

预防：指在传染病发生前采取有效的措施以减少传染病的发生和流行。

控制：指在传染病发生后及时采取综合性防疫措施，消除各种传播因素，对患者进行隔离、治疗，以保护易感人群，使疫情不再继续蔓延。

传染病的预防和控制措施包括传染病报告和针对传染源、传播途径和易感人群等多种预防措施。

1. 传染病报告

传染病报告是传染病监测的手段之一，也是控制和消除传染病的重要措施。具体要求参照《传染病信息报告管理规范》。

2. 针对传染源的措施

（1）患者 应做到早发现、早诊断、早报告、早隔离、早治疗。对经诊断确定为患有传染病或可能患有传染病的患者，就应按《中华人民共和国传染病防治法》规定实行分级管理。只有尽快管理传染源，才能防止传染病在人群中的传播蔓延。

① 对甲类传染病患者和乙类传染病中的传染性非典型肺炎、人感染高致病性禽流感、肺炭疽患者必须实施隔离治疗，必要时可请公安部门协助。

② 乙类传染病患者，根据病情可在医院或家中隔离，隔离通常应至临床或实验室证明已痊愈为止。

③ 丙类传染病中的瘤型麻风患者必须经临床和微生物学检查证实痊愈才可恢复工作、

学习。

④ 传染病疑似患者必须接受医学检查、随访和隔离措施，不得拒绝。甲类传染病疑似患者必须在指定场所进行隔离观察、治疗。乙类传染病疑似患者可在医疗机构指导下治疗或隔离治疗。

(2) 病原携带者　对病原携带者应做好登记、管理和随访，至其病原体检查 2～3 次阴性后。在饮食、托幼和服务行业工作的病原携带者要暂时离开工作岗位，久治不愈的伤寒或病毒性肝炎病原携带者不得从事威胁性职业。艾滋病、乙型和丙型病毒性肝炎、疟疾病原携带者严禁做献血员。

(3) 接触者　凡与传染源有过接触并有可能受感染者都应接受检疫。检疫期为最后接触日至该病的最长潜伏期。

① 留验　即隔离观察。甲类传染病接触者应留验，即在指定场所进行观察，限制活动范围，实施诊察、检验和治疗。

② 医学观察　乙类和丙类传染病接触者可正常工作、学习，但要接受体检、测量体温、病原学检查和必要的卫生处理等医学观察。

③ 应急接种和药物预防　对潜伏期较长的传染病如麻疹可对接触者施行预防接种。此外，还可采用药物预防。

(4) 动物传染源　对危害大且经济价值不大的动物传染源应予以彻底消灭；对危害大的病畜或野生动物应予以捕杀、焚烧或深埋；对危害不大且有经济价值的病畜可予以隔离治疗。此外，还要做好家畜和宠物的预防接种和检疫工作。

3. 针对传播途径的措施

对传染源污染的环境，必须采取有效措施，去除和杀灭病原体。肠道传染病通过粪便等污染环境，因此应加强被污染物品和周围环境的消毒；呼吸道传染病通过痰和呼出的空气污染环境，通风和空气消毒至关重要；艾滋病可通过注射器和性活动传播，因此应大力推荐使用避孕套，杜绝吸毒和共用注射器；杀虫是防止虫媒传染病传播的有效措施。

(1) 消毒　是用化学、物理、生物的方法杀灭或消除环境中致病微生物的种措施，包括预防性消毒和疫源地消毒两大类。

(2) 预防性消毒　对可能受到病原微生物污染的场所和物品施行消毒，如乳制品消毒、饮水消毒等。

(3) 疫源地消毒　对现有或曾经有传染源存在的场所进行消毒，其目的是消灭传染源排出的致病微生物。疫源地消毒分为随时消毒和终末消毒。随时消毒是当传染源还存在于疫源地时所进行的消毒；终末消毒是当传染源痊愈死亡或离开后所做的一次性彻底消毒，从而完全清除传染源所播散、留下的病原微生物。只有对外界抵抗力较强的致病性病原微生物才需要进行终末消毒，如霍乱、鼠疫、伤寒、病毒性肝炎、结核、炭疽、白喉等。对外界抵抗力较弱的疾病，如水痘、流感、麻疹等一般不需要进行终末消毒。

4. 针对易感人群的措施

(1) 免疫预防　传染病的免疫预防包括主动免疫和被动免疫，是计划预防传染病流行的重要措施。此外，当传染病流行时，被动免疫可以为易感者提供及时的保护抗体，如注射胎盘球蛋白和丙种球蛋白预防麻疹、流行性腮腺炎、甲型肝炎等，但因为血液制品的安全性尚存在隐患，除非必要，目前已不主张使用。高危人群应急接种可以通过提高群体免疫力来及时制止传染病大面积流行，如麻疹疫苗在感染麻疹3天后或潜伏期早期接种均可控制发病。

（2）药物预防　药物预防也可以作为一种应急措施来预防传染病的传播，但药物预防作用时间短，效果不巩固，易产生耐药性，因此，其应用具有较大的局限性。

（3）个人防护　接触传染病的医务人员和实验室工作人员应严格遵守操作规程，配置和使用必要的个人防护用品。有可能暴露于传染病生物传播媒介的个人要穿戴防护用品，如口罩、手套、护腿、鞋套等。疟疾流行区可使用个人防护蚊帐。安全的性生活应使用安全套。

5. 传染病暴发、流行的紧急措施

根据《中华人民共和国传染病防治法》规定，在传染病暴发、流行时，当地政府应立即组织力量防治，报经上一级政府决定后，可采取下列紧急措施：

① 限制或停止集市、集会、影剧院演出或者其他人群聚集活动。

② 停工，停业，停课。

③ 临时征用房屋、交通工具。

④ 封闭被传染病病原体污染的公共饮用水源。

在采用紧急措施防止传染病传播的同时，政府卫生部门、科研院所的流行病学、传染病学和微生物学专家、各级卫生防疫机构的防疫检疫人员、各级医院的临床医务人员和社会各相关部门应立即组织开展传染病暴发调查，并实施有效的措施控制疫情，包括隔离传染源，治疗患者尤其是抢救危重患者，检验和分离病原体，采取措施消除在暴发调查过程中发现的传播途径和危险因素，如封闭可疑水源、饮水消毒、禁食可疑食物、捕杀动物传染源和应急接种等。

五、常见传染病及其预防

（一）新型冠状病毒肺炎

1. 冠状病毒与新型冠状病毒

（1）冠状病毒　冠状病毒是一个大型病毒家族，已知可引起感冒以及中东呼吸综合征（MERS）和严重急性呼吸综合征（SARS）等较严重疾病。冠状病毒属于套式病毒目冠状病毒科冠状病毒属，是一类具有包膜、基因组为线性单股正链的RNA病毒，是自然界广泛存在的一大类病毒，是目前已知RNA病毒中基因组最大的病毒。冠状病毒仅感染脊椎动物，与人和动物的多种疾病有关，可引起人和动物呼吸系统、消化系统和神经系统疾病。

人冠状病毒对热较为敏感，病毒在4℃合适维持液中为中等稳定，在−60℃可保存数年，但随着温度的升高，病毒的抵抗力下降，如HCoV-229E于56℃10min或者37℃数小时即可丧失感染性。人冠状病毒不耐酸、不耐碱，病毒复制的最适宜pH为7.2。人冠状病毒对有机溶剂如乙醚和三氯甲烷等敏感。75%乙醇、含氯消毒剂、过氧乙酸、过氧化氢

和二氧化氯等消毒剂可杀灭人冠状病毒。

（2）冠状病毒的流行病学　在全球，10％～30％的上呼吸道感染由 HCoV-229E、HCoV-OC43、HCoV-NL63 和 HCoV-HKU1 四类冠状病毒引起，在造成普通感冒的病因中占第二位，仅次于鼻病毒。感染呈现季节性流行，每年春季和冬季为病症高发期。潜伏期为 2～5 天，人群普通易感。主要通过人与人接触传播。

（3）新型冠状病毒　2019 年在中国武汉暴发的新型冠状病毒是以前从未在人体中发现的冠状病毒新毒株。2019 新型冠状病毒，于 2020 年 1 月 12 日被世界卫生组织命名为2019-nCoV。目前研究显示与蝙蝠 SARS 样冠状病毒（bat-SL-CoV-ZC45）同源性达 85％以上。体外分离培养时，2019-nCoV 96h 左右即可在人呼吸道上皮细胞内发现。病毒对紫外线和热敏感，56℃ 30min，75％乙醇、含氯消毒剂、过氧乙酸和过氧化氢等消毒剂可杀灭病毒。

2．新型冠状病毒肺炎的传播途径

新型冠状病毒可通过人与人接触传播，经呼吸道飞沫传播和接触传播是其主要的传播途径。在相对封闭的环境中长时间暴露于高浓度气溶胶情况下存在经气溶胶传播的可能，其他传播途径尚待明确。人群普遍易感。通过流行病学调查显示，病例多可以追踪到与确诊的病例有过近距离密切接触的情况。新型冠状病毒肺炎的传播途径见表 4-1。

表 4-1　新型冠状病毒肺炎的传播途径

传播途径	具体内容
呼吸道飞沫传播	患者喷嚏、咳嗽、说话的飞沫，呼出气体近距离接触直接吸入，可以导致感染
接触传播	飞沫沉积在物品表面，接触污染手后，再接触口腔、鼻腔、眼睛等黏膜，导致感染
气溶胶传播（可能）	在相对封闭的环境中长时间暴露于高浓度气溶胶情况下存在经气溶胶传播的可能

3．感染新型冠状病毒的症状

各个年龄段的人都可能被感染，被感染的主要是成年人，其中老年人和体弱多病的人似乎更容易被感染。儿童和孕产妇是新型冠状病毒肺炎的易感人群。

基于目前的流行病学调查，潜伏期为 1～14 天，多为 3～7 天。以发热、干咳、乏力为主要表现。少数患者伴有鼻塞、流涕、咽痛、肌痛和腹泻等症状。重症患者多在发病 1 周后出现呼吸困难和/或低氧血症，严重者快速进展为急性呼吸窘迫综合征、脓毒血症、休克、难以纠正的代谢性酸中毒和出凝血功能障碍及多器官功能衰竭等。重症、危重症患者病程中可为中低热，甚至无明显发热。

胸部影像学早期呈现多发小斑片影及间质改变，以肺外带明显。进而发展为双肺多发磨玻璃影、浸润影，严重者可出现肺实变，胸腔积液少见。轻型患者仅表现为低热、轻微乏力等，无肺炎表现。

4．预防方法

（1）尽量减少外出活动

① 避免去疾病正在流行的地方。

② 建议疾病流行期间减少走亲访友和聚餐，尽量在家休息。

③ 避免前往人群密集的公共场所。尤其是空气流动性差的地方，例如公共浴池、温泉、影院、网吧、KTV、商场、车站、机场、码头、展览馆等。

（2）注意个人防护和手卫生

① 建议外出佩戴口罩。外出前往公共场所、前往非发热门诊就医、乘坐公共交通工具时，佩戴一次性使用医用口罩；如去发热门诊就医时，可佩戴医用外科口罩。

② 保持手卫生。减少接触公共场所的公用物品和部位；从公共场所返回、咳嗽时用手捂之后、饭前便后，用洗手液（肥皂）流水洗手，或者使用含酒精成分的免洗手消毒剂；如无洗手或使用免洗手消毒剂条件，可戴手套（不露手指的手套均可，同时注意保持手套干燥）。脱掉手套后，需要彻底清洗手部。不确定手是否清洁时，避免用手接触口、鼻、眼；打喷嚏或咳嗽时，用手肘衣服遮住口、鼻。

附录 1 手卫生操作流程

一、洗手方法

1. 在流动水下，使双手充分淋湿。

2. 取适量皂液均匀涂抹至整个手掌、手背、手指和指缝。

3. 按下图六步洗手法认真揉搓双手至少 15s，应注意清洗双手所有皮肤，包括指背、指尖和指缝。

4. 在流动水下彻底冲净双手，用一次性纸巾擦干，取适量护手液护肤。非感应式水龙头采用一次性纸巾开关龙头。

二、快速手消毒方法

1. 取适量快速手消毒剂，均匀涂抹至整个手掌、手背、手指和指缝。

2. 按图 1 六步洗手法认真揉搓双手至干燥，整个过程 30s 左右，应注意双手所有皮肤，包括指背、指尖和指缝。

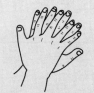

(a) 掌心相对揉搓　　(b) 手指交叉，掌心对手背揉搓　　(c) 手指交叉，掌心相对揉搓

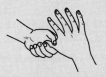
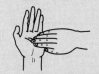

(d) 弯曲手指关节在掌心揉搓　　(e) 拇指在掌中揉搓　　(f) 指尖在掌心中揉搓

图 1　六步洗手法

附录2 个体防护装备技术参数及佩戴方法

一、呼吸防护

(一) 医用外科口罩

1. 性能要求

应符合《公众科学戴口罩指引》(修订版)。

2. 使用注意事项

(1) 医用外科口罩不能应用于可能存在埃博拉病毒气溶胶场所。

(2) 医用外科口罩为一次性使用产品，口罩受到液体喷溅时应及时更换。

(3) 使用时应分清口罩内外面，一般鼻夹结构在外面。

(二) 医用防护口罩 (N95及以上)

1. 性能要求：

应符合《医用防护口罩技术要求》(GB 19083—2010)。

2. 佩戴方法

(1) 折叠式医用防护口罩 (见图2)

① 面向口罩无鼻夹的一面，使鼻夹位于口罩上方。用手扶住口罩固定在面部，将口罩抵住下巴。

② 将上方头带拉过头顶，置于头顶上方。

③ 将下方头带拉过头顶，置于颈后耳朵下方。

④ 将双手手指置于金属鼻夹中部，一边向内按压一边顺着鼻夹向两侧移动指尖，直至将鼻夹完全按压成鼻梁形状为止，仅用单手捏口罩鼻夹可能会影响口罩的密合性。

⑤ 佩戴气密性检查。

图2 折叠式医用防护口罩佩戴方法

(2) 杯罩式医用防护口罩 (见图3)

① 用手托住口罩，使鼻夹位于指尖，让头带自然垂下。

② 使鼻夹朝上，用口罩托住下巴。将上头带拉过头顶，放在脑后较高的位置，将下头带拉过头顶，放在颈后耳朵以下的位置。

③ 将双手指尖放在金属鼻夹顶部，用双手，一边向内按压，一边向两侧移动，塑造鼻梁形状 (用单手捏鼻夹会导致密合不当，降低口罩防护效果；请使用双手)。

④ 佩戴气密性检查。

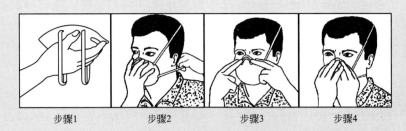

步骤1 步骤2 步骤3 步骤4

图 3　杯罩式医用防护口罩佩戴方法

（3）佩戴气密性检查方法

① 双手捂住口罩快速呼气（正压检查方法）或吸气（负压检查方法），应感觉口罩略微有鼓起或塌陷；若感觉有气体从鼻梁处泄漏，应重新调整鼻夹，若感觉气体从口罩两侧泄漏，进一步调整头带位置。

② 若无法取得密合，不要佩戴口罩进入危险区域，应寻求主管人员的帮助。

（4）医用防护口罩脱除方法（见图 4）

① 不要触及口罩，用手慢慢地将颈部的下头带从脑后拉过头顶。

② 拉上头带摘除口罩，不要触及口罩。

③ 如佩戴眼镜或帽子，请在摘下口罩前摘下眼镜或帽子。

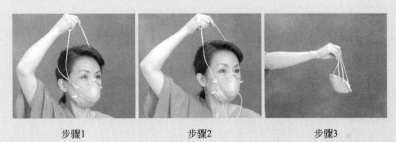

步骤1 步骤2 步骤3

图 4　医用防护口罩脱除方法

3. 使用注意事项

（1）使用人员应认真阅读使用说明书，了解使用和维护过程中应该注意的事项以及产品使用限制。

（2）每次佩戴好医用防护口罩后，应做佩戴气密性检查。

（3）医用防护口罩不应重复使用。

（4）口罩受到体液喷溅，应尽快更换。

（3）健康监测与就医

① 主动做好个人与家庭成员的健康监测，自觉发热时要主动测量体温。家中有小孩的，要早晚为其测量体温。

② 若出现可疑症状，应主动佩戴口罩及时就近就医。若出现新型冠状病毒肺炎可疑症状（包括发热、乏力、咳嗽、咽痛、胸闷、呼吸困难、恶心呕吐、腹泻、结膜炎、肌肉酸痛等），应根据病情，及时到医疗机构就诊。尽量避免乘坐地铁、公共汽车等交通工具，

避免前往人员密集的场所。就诊时应主动告诉医生自己的相关疾病流行地区的旅行居住史，以及发病后接触过什么人，配合医生开展相关调查。

（4）保持良好的卫生和健康习惯

① 居室勤开窗，经常通风。

② 家庭成员不共用毛巾，保持家居、餐具清洁，勤晒衣被。

③ 不随地吐痰，口鼻分泌物用纸巾包好，弃置于有益垃圾桶内。

④ 注意营养，适度运动。

⑤ 不要接触、购买和食用野生动物（即野味）；尽量避免前往售卖活体动物（禽类、海产品、野生动物等）的市场。禽、肉、蛋要充分煮熟后食用。

⑥ 家庭备置体温计、一次性使用医用口罩、家庭消毒用品等物资。

（5）接种疫苗　接种新冠疫苗，可提升自身抵御病毒的能力，但也需了解相关接种须知。

（二）甲型 H1N1 流行性感冒

该病系流感病毒引起，病毒属正黏病毒科，直径 80～120mm，球形或丝状。流感病毒可分为甲（A）、乙（B）、丙（C）三型，其中甲型病毒经常发生抗原变异，传染性大，传播迅速，易发生大范围流行。

1. 感染症状

起病急骤，畏寒、发热，体温在数小时至 24h 内升达 39～40℃甚至更高。伴头痛、全身酸痛、乏力、食欲减退，呼吸道症状较轻，出现咽干喉痛、干咳，可有腹泻。颜面潮红，眼结膜外眦充血，咽部充血，软腭上有滤泡。

2. 预防方法

（1）控制传染源　早发现、早报告、早隔离、早治疗。隔离 1 周或至主要症状消失。

（2）切断传播途径　流行期间，避免集会或集体娱乐活动，老幼病残易感者少去公共场所，注意通风，必要时对公共场所进行消毒；医护人员戴口罩、洗手、防交叉感染；患者用具及分泌物要彻底消毒。

（3）疫苗预防　流感疫苗预防效果较好，接种对象为老人、儿童、严重慢性病患者、免疫力低下及可能密切接触患者的人员；接种时间为每年 10～11 月中旬，每年接种 1 次，2 周可产生有效抗体。

下列情况禁用流感疫苗：对鸡蛋过敏者；急性传染病患者，精神病患者，妊娠早期，6 个月以下婴儿。

（4）药物预防　用于易感人群可能感染而未发病者，金刚烷胺 100mg/次，2 次/天，疗程 10～14 天；对甲型流感有一定预防作用，对乙型流感无效。

预防流感的几种常用小措施：

① 室内经常开窗通风，保持空气新鲜。

② 少去人群密集的公共场所，避免感染流感病毒。

③ 加强户外体育锻炼，提高身体抗病能力。

④ 秋冬气候多变，注意加减衣服。

⑤ 多饮开水，多吃清淡食物。

⑥ 注射流感疫苗。

（三） 病毒性肝炎

病毒性肝炎是由多种不同肝炎病毒引起的一组以肝脏损害为主的传染病，包括甲型肝炎、乙型肝炎、丙型肝炎、丁型肝炎及戊型肝炎。

（1）肝炎患者自发病之日起必须进行 3 周隔离。

（2）对从事食品加工和销售，水源管理、托幼保教工作的患者，应暂时调离工作岗位。

（3）肝炎患者用过的餐具要在开水中煮 15min 以上进行消毒。

（4）不要与肝炎患者共用生活用品，用过的或接触过的要及时消毒。如与肝炎患者共用同一卫生间，要用消毒液或漂白粉对便池消毒。

（5）不要与乙型、丙型、丁型肝炎患者及病毒携带者共用剃刀、牙具等。

（6）不要与乙型肝炎患者发生性关系。如发生要使用避孕套或提前接种乙肝疫苗。

（7）不要与他人共用生活用品。

目前教育部明确了这方面的规定，只要肝功能正常，不管是大三阳还是小三阳或者其他种类的携带者都允许上学。

（四） 禽流感

禽流感主要是由 A 型禽流感病毒引起的一种禽烈性传染病，也称真性鸡瘟或欧洲鸡瘟（1926 年印度在禽类中发现还有一种相似的疾病，称为新城疫或伪鸡瘟或亚洲鸡瘟）；主要发生于鸡、鸭、鹅；鸽子等禽类。

禽流感病毒于 1900 年被发现，至 1955 年被分离成功，并被确认为甲型禽流感病毒。

人禽流感，是指由禽流感病毒中的某些毒株在人群中所引起的一种急性呼吸道传染病。受感染的人会出现类似流行性感冒症状，发病过程极快速，从轻微的上呼吸道症状至出现急性呼吸窘迫综合征和多器官功能衰竭，最终导致死亡。依其外膜血细胞凝集素（即 H）和神经氨酸酶（即 N），H 又分 16 个亚型（H1～H16），N 分 9 个亚型（N1～N9）。所有人类的流感病毒都可以引起禽类流感，但不是所有的禽流感病毒都可以引起人类流感，禽流感病毒中，H3、H5、H7、H9 可以传染给人，其中 H5 为高致病性。H7N9 是禽流感的一种亚型，2013 年 4 月经调查，H7N9 禽流感病毒基因来自东亚地区野鸟和中国上海、浙江、江苏鸡群的基因重配。

1. 传染源

禽流感的传染源主要为患禽流感或携带禽流感病毒的家禽，另外野禽或猪也可成为传染源。许多家禽都可感染病毒发病，火鸡、鸡、鸽子、珍珠鸡、鹌鹑、鹦鹉等陆禽都可感染发病，但以火鸡和鸡最为易感，发病率和死亡率都很高。

2. 传播途径

携带病毒的禽类是人感染禽流感的主要传染源。高致病性禽流感在禽群之间主要为水平传播，如空气、粪便、饲料和饮水等，而垂直传播的证据很少。被病禽粪便、分泌物污染的任何物体，如饲料、禽舍、笼具、饲养管理用具、饮水、空气、运输车辆、人、昆虫等都可能传播病毒。

3. 禽流感的预防

（1）加强饲养管理　加强禽场的防疫管理，禽场门口设消毒池，严禁外人进入禽舍，工作人员出入要更换消毒过的胶靴、工作服，用具、器材、车辆要定时消毒。可选用二氯异氰尿酸钠或二氧化氯作为强力喷雾对禽舍进行喷洒消毒。当发生高致病性禽流感疫情后，应尽量避免接触死亡的禽类。处理死亡家禽时，应穿防护衣、戴手套和口罩，处理结束后马上消毒或用肥皂洗手。接触禽类后，如出现发热、头痛、发冷、多处或浑身疼痛无力、咽喉痛、咳嗽等症状且48h内不退热者，应马上到医院就诊。

（2）个人预防　一是锻炼身体，提高身体素质和免疫能力。二是避免触摸家禽/雀鸟及它们的排泄物，不要喂饲野鸽及其他野生雀鸟，如接触禽鸟后，应马上用肥皂或消毒液洗手。三是注意食物卫生，鸡蛋、鸡肉等食物要彻底煮熟。四是不提倡带病坚持工作，感冒患者要尽快回家自我休息、自我隔离，避免前往挤迫和空气不流通的公共场所。五是接种流感疫苗。尽管流感疫苗只能预防季节性流感，但研究表明，人禽流感是人和禽的流感病毒遇到后出现了基因重组，所以接种流感疫苗可以使这种基因重组的概率大大降低。禽类工作人员应及时接种禽流感疫苗。

随着我国社会、经济发展水平的提高，急需加快推动传统家禽养殖和流通向现代生产方式转型升级，从散养方式向集中规模化养殖、宰杀处理和科学运输的转变，提高家禽和家畜的养殖、流通生物安全水平，从而减少人群的活禽或病死禽暴露机会。同时，要持续开展健康教育，倡导和培养个人呼吸道卫生和预防习惯。需特别加强人感染禽流感高危人群和医护人员的健康教育和卫生防护。

（五）埃博拉出血热

埃博拉出血热由埃博拉病毒（EBV）引起。埃博拉病毒属丝状病毒科，为不分节段的单股负链RNA病毒。病毒呈长丝状体，可呈杆状、丝状、"L"形等多种形态。埃博拉出血热具有高感染性和快速致死的特点。该病在1976年同时暴发的两起疫情中首次出现，一起在现在的南苏丹恩扎拉，另一起在刚果民主共和国扬布库。后者发生在位于埃博拉河附近的一处村庄，该病由此得名。埃博拉是人类历史上致死率最高的病毒，死亡率在50%～90%之间。生物安全等级为4级（艾滋病为3级，SARS为3级，级数越大防护越严格）。

1. 传染源和宿主动物

感染埃博拉病毒的患者和灵长类动物为本病传染源。目前认为埃博拉病毒的自然宿主为狐蝠科的果蝠，尤其是锤头果蝠、富氏前肩头果蝠和小领果蝠，但其在自然界的循环方式尚不清楚。

2. 传播途径

接触传播是本病最主要的传播途径。可以通过接触患者和被感染动物的血液、体液、分泌物、排泄物及其污染物感染。

病例感染场所主要为医疗机构和家庭，在一般商务活动、旅行、社会交往和普通工作场所感染风险低。患者感染后血液中可维持很高的病毒含量。医护人员、患者家属或其他密切接触者在治疗、护理患者或处理患者尸体过程中，如果没有严格的防护措施，容易受到感染。

据文献报道，从埃博拉出血热患者的精液中可分离到病毒，故存在性传播的可能性。有动物实验表明，埃博拉病毒可通过气溶胶传播。虽然尚未证实有通过性传播和空气传播的病例发生，但应予以警惕，做好防护。

3. 易感人群

人类对埃博拉病毒普遍易感。发病主要集中在成年人，这和暴露或接触机会多有关。尚无资料表明不同性别间存在发病差异。

4. 临床表现

埃博拉病毒感染人类后的潜伏期为 2～21 天，大多数患者在感染 8～9 天后病情危重。一旦被感染，患者在 1～2 天内出现症状。

患者急性起病，发热并快速进展至高热，伴乏力、头痛、肌痛、咽痛等；并可出现恶心、呕吐、腹痛、腹泻、皮疹等。病程第 3～4 天后可进入极期，出现持续高热，感染中毒症状及消化道症状加重，有不同程度的出血，包括皮肤黏膜出血、呕血、咯血、便血、尿血等；严重者可出现意识障碍、休克及多脏器受累，多在发病后 2 周内死于出血、多脏器功能障碍等。

5. 预防控制措施

目前尚无预防埃博拉出血热的疫苗，严格隔离控制传染源、密切接触者追踪、管理和加强个人防护是防控埃博拉出血热的关键措施。

（1）来自疫区人员的追踪管理　各省级卫生健康部门要加强监测，做好与有关部门的信息沟通。根据相关部门提供的来自疫区或 21 天内有疫区旅行史的人员信息，参照《埃博拉出血热疫区来华（归国）人员健康监测和管理方案》的要求，协调相关部门做好追踪、随访，随访截止时间为离开疫区满 21 天。相关信息报告要求和方式由中国疾病预防控制中心下发。

（2）密切接触者管理　密切接触者是指直接接触埃博拉出血热病例或者疑似病例的血液、体液、分泌物、排泄物的人员，如共同居住、陪护、诊治、转运患者及处理尸体的人员。对密切接触者进行追踪和医学观察。医学观察期限为自最后一次与病例或污染物品等接触之日起至第 21 天结束。医学观察期间一旦出现发热等症状时，要立即进行隔离，并采集标本进行检测。

（3）病例的诊断、转运和隔离治疗　医疗机构一旦发现留观或疑似病例后，应当将病例转运至符合条件的定点医院隔离治疗，转运工作参照《关于印发埃博拉出血热病例转运工作方案的通知》要求执行。出入境检验检疫部门发现留观病例后，按照相关规定做好病例转运工作。

国家卫生健康部门组织定点医院和疾控机构开展留观和疑似病例的诊断、治疗和标本检测工作，定点医院负责病例的隔离治疗管理和标本采集工作。采集标本时应当做好个人防护，标本应当置于符合国际民航组织规定的 A 类包装运输材料之中，按照《可感染人类的高致病性病原微生物菌（毒）种或样本运输管理规定》要求运输至具有从事埃博拉病毒相关实验活动资质的实验室。

对于留观病例、疑似病例和确诊病例均要采取严格的消毒隔离管理措施，做好医院感染预防与控制工作。按照《医院感染管理办法》《医疗废物管理条例》《医疗卫生机构医疗废物管理办法》《埃博拉出血热诊疗方案》的要求，加强个人防护，严格对患者的血液、体液、分泌物、排泄物及其污染的医疗器械等物品和环境进行消毒，并按照规定做好医疗废物的收集、转运、暂时贮存，交由医疗废物集中处置单位处置。

患者死亡后，应当尽量减少尸体的搬运和转运。尸体应消毒后用密封防渗漏物品双层包裹，及时焚烧。需做尸体解剖时，应当按照《传染病病人或疑似传染病病人尸体解剖查验规定》执行。

（4）流行病学调查　县级疾病预防控制机构对辖区内疑似病例和确诊病例进行流行病学调查，调查内容包括基本信息、发病与就诊情况、临床表现、实验室检查、流行病学史、密切接触者信息、诊断与转归等，具体流行病学调查方案由中国疾病预防控制中心下发。

流行病学调查人员要严格按照相关要求做好个人防护。完成调查后，县级疾病预防控制机构应当及时将流行病学个案调查表、调查报告等资料逐级上报上级疾病预防控制机构。

（5）开展公众宣传教育，做好风险沟通　积极宣传埃博拉出血热的防治知识，提高公众自我防护意识，及时回应社会关切。

（六）艾滋病

艾滋病（AIDS）别名获得性免疫缺陷综合征，是一种危害性极大的传染病，由感染艾滋病病毒（HIV 病毒）引起，HIV 是一种能攻击人体免疫系统的病毒。它把人体免疫系统中最重要的 CD_4T 淋巴细胞作为主要攻击目标，大量破坏该细胞，使人体丧失免疫功能。因此，人体易于感染各种疾病，并可发生恶性肿瘤，病死率较高。HIV 在人体内的潜伏期平均为 8～9 年，患艾滋病以前，可以没有任何症状地生活和工作多年。

据国家卫健委发布的《2019 年全国法定传染病疫情概况》，2019 年（2019 年 1 月 1 日 0 时至 12 月 31 日 24 时），全国（不含香港、澳门特别行政区和台湾地区，下同）共报告法定传染病 10244507 例，死亡 25285 人，报告发病率为 733.57（10 万），报告死亡率为 1.81（10 万）。2019 年全国因艾滋病死亡 20999 人，占传染病死亡总人数的 83%。

1. 临床表现

该病发病以青壮年较多，发病年龄 80% 在 18～45 岁，即性生活较活跃的年龄段。在感染艾滋病后往往患有一些罕见的疾病，如肺孢子虫肺炎、弓形体病、非典型性分枝杆菌与真菌感染等。

HIV 感染者要经过数年甚至长达 10 年或更长的潜伏期后才会发展成艾滋病患者，因机体抵抗力极度下降会出现多种感染，如带状疱疹、口腔霉菌感染、肺结核，特殊病原微生物引起的肠炎、肺炎、脑炎、念珠菌、肺孢子虫等多种病原体引起的严重感染等，后期常常发生恶性肿瘤，并发生长期消耗，以至全身衰竭而死亡。

一般初期的症状如同普通感冒、流感样，可有全身疲劳无力、食欲减退、发热等，随着病情的加重，症状日见增多，如皮肤、黏膜出现白念珠菌感染、出现单纯疱疹、带状疱疹、紫斑、血疱、瘀斑等；以后渐渐侵犯内脏器官，出现原因不明的持续性发热，可长达3～4个月；还可出现咳嗽、气促、呼吸困难、持续性腹泻、便血、肝脾肿大、并发恶性肿瘤等。临床症状复杂多变，但每个患者并非上述所有症状全都出现。侵犯肺部时常出现呼吸困难、胸痛、咳嗽等；侵犯胃肠可引起持续性腹泻、腹痛、消瘦无力等；还可侵犯神经系统和心血管系统。

（1）一般症状　持续发热、虚弱、盗汗，持续广泛性全身淋巴结肿大。特别是颈部、腋窝和腹股沟淋巴结肿大更明显。淋巴结直径在 1cm 以上，质地坚实，可活动，无疼痛。体重下降在 3 个月之内可达 10% 以上，最多可降低 40%，患者消瘦特别明显。

（2）呼吸道症状　长期咳嗽、胸痛、呼吸困难，严重时痰中带血。

（3）消化道症状　食欲下降、厌食、恶心、呕吐、腹泻，严重时可便血。通常用于治疗消化道感染的药物对这种腹泻无效。

（4）神经系统症状　头晕、头痛、反应迟钝、智力减退、精神异常、抽搐、偏瘫、痴呆等。

（5）皮肤和黏膜损害　单纯疱疹、带状疱疹、口腔和咽部黏膜炎症及溃烂。

（6）肿瘤　可出现多种恶性肿瘤，位于体表的卡波西肉瘤可见红色或紫红色的斑疹、丘疹和浸润性肿块。

2. 传播途径

（1）性传播　通过不加防护的异性或同性性行为传播。性伴侣越多，感染的危险越大。目前，全球约 90% 的艾滋病病毒感染是通过性途径传播。

（2）血液传播　通过共用不消毒的注射器和针头注射毒品、输入含有艾滋病病毒的血液或血液制品、使用未经消毒或消毒不严的各种医疗器械（如针头、针灸针、牙科器械、美容器械等）、共用剃须（刮脸）刀及牙刷等传播。

（3）母婴传播　感染的母亲在怀孕、生产、哺乳时可将病毒传给胎儿或婴儿。

由于艾滋病病毒感染者的血液、性分泌物及唾液、眼泪和乳汁均有传染性，并且艾滋病本身在自然界有一定的生存能力，因此，并不能完全排除通过日常密切接触而传播，尤其是如果个人免疫力低，破损的皮肤或黏膜（如呼吸道、消化道炎症、溃疡）不小心通过各种途径接触到感染者的血液和性分泌物，甚至唾液、眼泪，就有感染的可能。

艾滋病不会通过空气、饮食（水）传播，不会通过公共场所的一般性日常接触（如握手，公共场所的座椅、马桶、浴缸等）传播，不会通过纸币、硬币、票证及蚊蝇叮咬而传播，咳嗽打喷嚏不传染艾滋病，游泳池也不会传播。

3. 预防措施

目前在全世界范围内仍缺乏根治 HIV 感染的有效药物。现阶段的治疗目标是：最大限度和持久降低病毒载量；获得免疫功能重建和维持免疫功能；提高生活质量；降低HIV 相关的发病率和死亡率。

目前尚无预防艾滋病的有效疫苗，因此最重要的是采取预防措施。其方法是：

（1）坚持洁身自爱，不卖淫、嫖娼，避免高危性行为。

（2）严禁吸毒，远离毒品，不与他人共用注射器。

（3）不要擅自输血和使用血制品，要在医生的指导下使用。

（4）不要借用或共用牙刷、剃须刀、刮脸刀等个人用品。

（5）已被艾滋病病毒感染的妇女应避免怀孕、哺乳。

（6）要避免直接与艾滋病患者的血液、精液、乳汁、阴道分泌物和伤口分泌物接触，切断其传播途径。

（7）使用安全套是性生活中最有效的预防性病和艾滋病的措施之一。

4．紧急情况下的处理办法

（1）局部处理方案

① 挤压伤口　如皮肤有伤口，应当反复轻轻挤压，尽可能挤出损伤处的血液。

② 冲洗伤　用肥皂和清水冲洗。当伤口破损处的黏膜暴露时，应用生理盐水冲洗。

③ 伤口的消毒　75％的酒精、0.5％碘伏最为常用。

（2）紧急接触病毒后预防法 PEP 的用药原则　接触病毒后预防法是指在接触艾滋病病毒后尽快服用抗艾滋病的药物防止感染的方法。PEP 的疗程为一个月，其间需要服用 2～3 种不同类型的抗艾滋病毒的药物。PEP 不能治愈艾滋病，也不是百分之百有效的预防方法。研究表明，它对预防艾滋病毒感染的效用的百分率约为 80％～90％。

若怀疑可能接触到了艾滋病病毒，请尽快到艾滋病防治单位接受检测和治疗。

（七）狂犬病

狂犬病是由狂犬病病毒感染引起的一种动物源性传染病，是一种人畜共患疾病（由动物传播到人类的疾病）。狂犬病是一种在出现临床症状后绝大多数情况下会致命的病毒性传染病。被疑患狂犬病动物咬伤的受害者中，15 岁以下儿童占 40％。近年来，其报告死亡数一直位居我国法定报告传染病前列，给人民群众生命健康带来严重威胁。

1．传染源

（1）犬是我国狂犬病的主要传染源，占 95％以上，其次是猫；野生食肉动物，也有传播风险；鼬獾、红狐、貉、狼是我国重要的野生动物传染源；蝙蝠也可以传播狂犬病，但在我国罕见。

（2）牛、羊、马、猪等家畜和兔、鼠等啮齿动物咬伤风险低。

（3）禽类、鱼类、昆虫、蜥蜴、龟、蛇等不感染和传播病毒。

2．传播途径

狂犬病感染家畜和野生动物，然后通过咬伤或抓伤，经过与受到感染的唾液密切接触传播至人。人类通常在被已受感染的动物深度咬伤或抓伤后患上狂犬病，人类狂犬病死亡病例绝大多数由犬引起，高达 99％的人类感染病例由犬传播。非洲和亚洲面临最沉重的人类狂犬病负担，其狂犬病死亡人数占全球狂犬病死亡总人数的 95％。

该病也可通过感染性物质（通常为唾液）直接接触人体黏膜或新近皮肤破损处传染。因咬伤而出现人传人的情况虽有理论上的可能性，但从未得到证实。

通过吸入含有病毒颗粒的气溶胶或通过移植已感染病毒的器官感染狂犬病现象很罕见。人类因摄入动物生肉或其他组织而感染狂犬病从未得到证实。

3. 症状

狂犬病潜伏期通常为2~3个月，短则不到一周、长则一年，这取决于狂犬病毒入口位置和狂犬病毒载量等因素。狂犬病最初症状是发热，伤口部位常有疼痛或有异常或原因不明的颤痛、刺痛或灼痛感（感觉异常）。随着病毒在中枢神经系统的扩散，发展为可致命的进行性脑和脊髓炎症。

（1）非特异性表现　低热、乏力、全身不适等，一般持续2~10天。

（2）特异性表现　可能出现以下两种情况：

① 狂躁型　大部分患者都是狂躁型。表现为高度兴奋、恐水、怕风、阵发性咽肌痉挛等，可能会咬人、抓人；流涎、吐沫、多汗、心率加快、血压增高等。

② 麻痹型　有时候会被诊断为病毒性脑炎，没有典型的怕水、怕光、怕风和声音、大量流涎、痉挛等表现；以四肢无力、麻痹为常见症状；麻痹多开始于肢体被咬处，后呈放射状向四周蔓延，部分或全部肌肉瘫痪，咽喉肌、声带麻痹而失声。肌肉逐渐麻痹，然后患者渐渐陷入昏迷，最后死亡。因麻痹型狂犬病死亡病例约占人类死亡病例总数的20%，与狂躁型狂犬病相比，其病情不那么剧烈，且通常病程较长。麻痹型狂犬病往往会有误诊，造成狂犬病的漏报现象。

4. 预防

在与疑似患有狂犬病的动物接触之后，立即用肥皂和水彻底清创极为重要，可以挽救生命。

（1）消除犬类狂犬病　狂犬病是一种疫苗可预防的病毒性疾病。可通过给狗接种疫苗和预防狗咬消除狂犬病。为犬类接种疫苗是预防人类狂犬病最具成本效益的方法。为犬类接种疫苗不但可以消除狂犬病的致死率，还能减少被狗咬伤患者的接触后预防需求。

（2）提高对狂犬病的认识和防止被狗咬伤　除了狂犬病疫苗接种规划之外，了解犬类习性以及预防它们咬伤儿童和成人也很重要，可以减少人类狂犬病的发病率和减轻治疗犬类咬伤的经济负担。提高社区预防和控制狂犬病的意识包括：宣讲负责任的宠物养育知识和信息，讲解如何预防犬类咬伤，以及如何在被咬后立即采取医疗措施。社区参与和掌控规划有助于更好地传达重要信息。

（3）人类预防性免疫接种　已有供接触前接种的人类狂犬病疫苗。从事某些高风险职业的人员（例如，处理狂犬病活病毒以及其他与狂犬病相关病毒的实验室工作人员，以及那些所从事的活动从专业方面或其他方面直接接触到可能受到感染的蝙蝠、食肉动物和其它哺乳动物的人员）接种这些疫苗。

对前往受狂犬病影响的偏僻地区并计划在户外长时间活动（如探察洞穴或爬山）的旅行者采取接触前免疫接种措施。在面临较大被狗咬伤危险而且不易获得狂犬病生物制剂的地区，外籍人士和长期旅客也应接种疫苗。

在高风险偏僻地区生活的儿童应接种疫苗。由于儿童往往会与动物玩耍，咬伤可能会更重，或者不报告咬伤事件。

5. 接触后预防

狂犬病无有效治疗手段，一旦发病，治愈率低。及时、科学、规范地进行暴露后预防处置是预防狂犬病最有效的手段。在接触狂犬病后很快进行有效治疗可以防止出现症状和死亡。

接触后预防是指被咬伤者在接触狂犬病后立即进行治疗，以防狂犬病毒进入中枢神经系统而导致死亡。它包括：

（1）彻底清洗伤口　伤口处理包括彻底的冲洗和消毒处理，对于防止疾病发生，伤口处理与注射疫苗同样重要。

急救程序包括立即用肥皂和水、洗涤剂、聚维酮碘消毒剂或可杀死狂犬病毒的其他溶液彻底冲洗和清洗伤口 15min 以上。应首选去正规医疗机构清洗伤口，最好去专业的犬伤门诊。

正确清洗伤口的方法：用肥皂水（或其他弱碱性清洗剂）和一定压力的流动清水（如自来水管）交替清洗咬伤和抓伤的伤口，冲洗伤口周围，最后用生理盐水冲洗伤口。

自行清洗伤口后，也需要去专业机构进行后续伤口处理。

消毒：稀碘伏（0.025%～0.05%）、苯扎氯铵（0.005%～0.01%）或其他具有病毒灭活效力的皮肤黏膜消毒剂，对坏死组织应先予以清除。消毒和外科处理，应由专业人士进行。

（2）接触后预防　伤口处理之后，必要时需要打抗狂犬病免疫球蛋白，这是为了更好地保护我们免于发病。根据与疑患狂犬病动物接触的严重程度，推荐的接触后预防措施见表 4-2。

表 4-2　接触类型和推荐的接触后预防措施

与疑患狂犬病动物的接触类型	接触后预防措施
Ⅰ类：触摸或饲喂动物，动物舔触处的皮肤完整	无
Ⅱ类：轻咬裸露皮肤，或无出血的轻微抓伤或擦伤	立即接种疫苗并对伤口进行局部处理
Ⅲ类：一处或多处穿透性皮肤咬伤或抓伤，动物舔触处的皮肤有破损；动物舔触处的黏膜被唾液污染；与蝙蝠有接触	立即接种疫苗并注射狂犬病免疫球蛋白；对伤口进行局部处理

第三节
重大环境污染事件的应急处理

学习目标

1. 了解电离辐射的概念及危害。
2. 了解急性化学中毒的概念、特点及对身体的损害。
3. 熟悉放射性污染的控制原则。
4. 熟悉急性化学中毒的临床表现。
5. 掌握放射性污染应急对策。
6. 掌握急性化学中毒的急救措施。

一、电离辐射损伤的应急处理

（一）电离辐射的概念

电离辐射是一种有足够能量使电子离开原子产生的辐射，是一切能引起物质电离的辐射总称。电离辐射的种类很多，常见的高速带电粒子有 α 粒子、β 粒子、质子；不带电粒子有中子以及 X 射线、γ 射线等。

电离辐射事故是电离辐射源失控引起的异常事件，直接或间接产生对生命、健康或财产的危害。人体一次或一定时间（数日）内遭受体外大剂量强穿透力射线或比较均匀地全身照射仪器的损伤称为急性电离辐射损伤。引起急性电离辐射损伤的下限辐射剂量一般为 1Gy。1Gy 为 1kg 组织吸收 1J 能量时的吸收剂量，1Gy 等于 100rad。辐射性敏感高，受限剂量在 0.6～0.8Gy 时也可以发生轻度急性电离辐射损伤。

（二）电离辐射的危害

在接触电离辐射的工作中，如防护措施不当、违反操作规程、人体受照的剂量超过一定限度，则能发生有害作用。在电离辐射作用下，机体的反应程度取决于电离辐射的种类、剂量、照射条件及机体的敏感性。电离辐射引起放射病是机体的全身性反应，几乎所有器官、系统均发生病理改变，但其中以神经系统、造血器官和消化系统的改变最为明显。

电离辐射对机体的损伤可分为急性放射性损伤和慢性放射性损伤。短时间内接受一定剂量的照射，可引起机体的急性损伤，平时见于核事故和放射治疗患者。而较长时间内分散接受一定剂量的照射，可引起慢性放射性损伤，如皮肤损伤、造血障碍、白细胞减少、生育力受损等。另外，辐射还可以致癌和引起胎儿的死亡或畸形。

（三）放射性污染的控制原则

（1）污染事故有人体污染、室内污染和室外环境污染三种情况。

（2）发生污染性事故时，首先控制污染，保护好事故现场。阻断一切扩散污染的可能途径，如暂时关闭通风系统或控制载带放射性核素的液体外溢，或用物体吸附或遮盖密封，防止污染再扩散。

（3）隔离污染区，禁止无关人员和车辆随意出入现场。或用路障，或用明显线条标记出污染的边界区域及其污染程度。由隔离区进入清洁区，要通过缓冲区，确保清洁区未受放射性的污染。

（4）进入污染区必须穿戴个人防护用具，通过缓冲区进入污染区。

（5）任何表面受到放射性污染，应及时采取综合去污措施，尽可能清洗到本底水平。

（6）个人去污时用肥皂、温水和软毛刷认真擦洗，洗消时要按顺序进行，先轻后重，防止交叉污染。要特别注意手部，尤其是指甲沟、手指缝。必要时可用弹力粘膏敷贴 2～3h。揭去粘膏再用水清洗，对去除残留性污染有较好效果。或采用特种去污剂。

（7）受过严重放射性污染的车辆或设备，其表面虽然经除污达到了许可水平，但是当检修、拆卸内部结构时，仍要谨慎，防止结构内部污染的扩散，要进行监测和控制。

（四） 放射性污染应急对策

1. 个人防护方法

空气中有放射性核素污染的情况下，可用简易法进行呼吸道防护，例如用手帕、毛巾、纸等捂住口鼻，可使吸入的放射性核素所致剂量减少到 1/10。防护效果与粒子大小、防护材料特点及防护物（如口罩）周围的泄漏情况等有关。体表防护可用日常服装，包括帽子、头巾、雨衣、手套和靴子等。

2. 隐蔽

人员隐蔽于室内，可使来自放射性烟云的外照射剂量减少到 1/10～1/2。关闭门窗和通风系统就可减少因吸入放射性核素污染所致的剂量。隐蔽也可降低由沉降于地面的放射性核素所致的外照射剂量，一般预计可降低到 1/10～1/5。上述减弱系数要视建筑物类型及人员所处位置而定。

3. 撤离

撤离是最有效的防护对策，可使人们避免或减少受到来自各种途径的照射。但它也是各种对策中难度最大的一种，特别是在事故早期，如果进行不当，可能付出较大的代价。所以对此应采取周密的计划。在事先制订应急计划时，必须考虑多方面的因素，如事故大小和特点，撤离人员的多少及其具体情况，可利用的道路、运输工具和所需时间，可利用的收容中心地点、设施、气象条件等。

4. 搬迁

与撤离的区别主要是采取行动的时间长短不同。如果照射量没有高到需及时撤离，但长时间照射的累积剂量又较大，此时就可能需要有控制地将人群从受污染地区搬迁。这种对策可避免人们遭受已沉降的放射性核素的慢性照射。

5. 控制食物和水

使用贮存的粮食和饲料，放射性核素释放到环境中时，就会直接或间接地转移到食物和水中。

二、急性化学中毒事件的应急处理

（一） 急性化学中毒的概念

急性化学中毒事故是指一种或多种化学物释放的意外事件，短时间内损害人体健康或污染环境，使机体引起中毒病变、化学损伤、残疾或死亡。

化学事故的类型从救援角度出发，一般可分为两类：

一类为一般性化学中毒事故，指由于工艺设备落后或违反操作规程，一般中毒 10 人或死亡 3 人以下，事故危害范围局限在单位以内，只需组织自救就能迅速控制的化学事故。

另一类为灾害性化学事故，是指造成众多人员伤亡和使国家财产遭受重大损失，影响生产和妨碍居民正常生活，事故危害范围已超出事故单位并影响周围地区，事故呈进一步扩展态势的化学事故。

（二）急性化学中毒的特点

（1）发生突然，防救困难。灾害性化学事故的发生往往出乎人们的预料常在想不到的时间、地点突然发生。

（2）病变特异，演变迅速，可大规模杀伤人、畜。

（3）扩散迅速，受害广泛。突发化学事故后，有毒有害化学品通过扩散可严重污染空气、地面道路、水源和工厂生产设施等。

（4）影响巨大，危害久远。城市特大化学事故一旦发生，势必影响城市综合功能运转，交通被迫管制，居民必须疏散撤离，生活秩序受到破坏，企业生产将停止、打乱或重建。

（三）化学毒物

化学毒物按损害的器官或系统可分为以下几类：

1. 神经系统

"亲神经性毒物"常见的有四乙基铅、汞及有机汞、有机锡、锰、铊、砷、一氧化碳、汽油、二硫化碳、溴甲烷、三氯乙烯以及有机磷、有机氯农药等。

2. 呼吸系统

刺激性气体、蒸气或粉尘，如氯、硫、硒的化合物、氮氧化合物、羰基镍、氨、镉、硫酸二甲酯、有机氟及溴甲烷等属于此类。吸入工业溶剂如汽油、柴油等可引起吸入性肺炎。甲苯二异氰酸酯、对苯二胺可引起支气管哮喘。

3. 血液系统

苯的氨基和硝基化合物、苯肼、亚硝酸钠、一氧化碳、砷化氢、苯醌等属于此类。

4. 循环系统

锑、砷、磷、有机磷农药以及多种有机溶剂等属于此类。

5. 肝脏

引起中毒性肝炎的生产性毒物称"亲肝性毒物"，如黄磷、锑、砷、四氯化碳、三氯乙烯、三氯甲烷、苯肼、三硝基甲苯等。

6. 肾脏

四氯化碳、砷化氢、有机汞、砷、乙二醇等属于此类。

（四）急性化学中毒的临床表现

化学毒物侵入机体，与体液、组织发生相互作用，引起机体器质性损害者称为中毒。在短时间内吸入或吸收较大量的化学毒物，迅速造成人体发病的称为急性化学中毒。毒物在吸收、代谢、排泄过程中可给人体组织、器官造成直接或继发性损害。

1. 神经系统损害的临床表现

在短期内大量接触以中枢神经系统和周围神经系统为主要靶器官的化学毒物可导致神经系统的损害，其临床表现可因毒物的理化特性、毒性、接触时间、接触浓度和个体敏感性等因素而各有差异，常表现为神经衰弱样症状、精神障碍、周围神经病和中毒性脑病。

如铅、有机汞、有机磷、一氧化碳等。

2. 呼吸系统损害的临床表现

高浓度刺激性气体吸入可致窒息、呼吸抑制、呼吸道炎症、肺水肿。如硝酸、盐酸、二氧化硫等。

3. 循环系统损害的临床表现

人接触某些有毒化学物可直接作用于心血管，也可因其他脏器损害、全身代谢障碍、水和电解质紊乱、缺氧、高温、寒冷等间接作用于心血管。重症患者可发生心律失常、心力衰竭，甚至发生心脏突发停搏导致猝死，如急性硫化氢中毒。

4. 消化系统病损害的临床表现

如汞盐、砷、氟硅酸钠等经口中毒可发生急性胃肠炎病变，可导致电解质紊乱、酸中毒和多脏器损害。四氯化碳、二硝基苯、苯的氨基或硝基化合物、氯乙烯、二氯乙烷等中毒可损害肝脏。

5. 血液系统损害的临床表现

苯胺类、硝基化合物可导致高铁血红蛋白症；砷化氢、苯肼、苯的氨基或硝基化合物可导致溶血性贫血。

6. 泌尿系统损害的临床表现

邻甲苯胺、氨基偶氮甲苯盐酸盐可导致出血性膀胱炎；砷化氢、汞、四氯化碳可导致肾小球坏死性肾病；苯酚、乙二醇、镉、铋、铅、铊、砷、磷、有机氟残液等可导致中毒性肾病。

（五）急性化学中毒的现场急救

现场急救是抢救成功的关键，可降低伤亡率，减少并发症、后遗症。"时间就是生命"，必须争分夺秒抢救伤员。

1. 现场处理要点

（1）尽快脱离事故现场，疏散受害人员。

（2）立即采取控制措施，阻断毒源。

（3）初步判断病因，为正确施治提供依据。

（4）分类管理，通知医疗机构做好接诊准备。

（5）通报上级有关部门，成立抢救指挥部。

2. 现场医学救援要点

（1）做好生命体征的维持措施。

（2）尽早给予解毒、排毒及对症处理。

（3）保护重要脏器（心、肺、脑、肝、肾）功能。

（4）镇静、合理氧疗。

（5）给予糖皮质激素、纳洛酮等非特异性拮抗剂。

（6）采用对症支持疗法。

3. 急救处理要点

（1）脱离中毒环境。

（2）彻底清除和清洗污染衣物及眼、皮肤、毛发等。

（3）对口服毒物者应迅速催吐、洗胃、灌肠或导泻。

（4）吸入中毒者要保持呼吸道通畅。

（5）心搏呼吸骤停时，应立即实施心肺复苏术。

（6）做好诊断及鉴别诊断，防止误诊、误治。

（7）尽早使用解毒、排毒剂。

4.综合排毒措施

（1）输液利尿。

（2）血液净化疗法。

（3）高压氧等。

（六）急性化学中毒的预防

1.严格执行有关法规、标准和规定

这些法律制度集中反映了对防治急性化学中毒的要求，各部门和企业应严格遵照执行。

2.加强安全卫生管理，将预防急性化学中毒列入企业及社会系统管理内容，各个环节都不应疏忽预防工作

其主要措施包括：在危险化学品的生产、运输、仓储、使用等场所建立安全操作规程并且加以严格实施，建立检修、清理安全作业程序，严格执行监控和监护制度，建立健全化学品安全管理制度。

3.卫生宣教普及防毒知识，使人人懂得预防方法，自觉遵守防毒的规章制度和执行安全操作规程

在有关人员中开展防毒知识的宣传。同时关心群众健康，使其养成良好的卫生习惯，对预防中毒能起到较好效果。

4.建立群众性组织，开展群众性的防治工作

工厂、机关、学校、社区内可设置安全卫生员，并经常培训，内容包括防毒的常识、安全操作制度、使用和保养防护用品以及急性中毒时的自救、互救知识。此外应配置必需的急救设备，如冲洗皮肤和黏膜用的水龙头或用水、敷料器材、解毒药物、应急救援用的呼吸保护器等。

 ——————— 练习题

一、选择题

1.下列传染病属于乙类传染病的是（　　）。

A. 传染性非典型肺炎　　　　　　　B. 流行性感冒

C. 鼠疫　　　　　　　　　　　　　D. 麻风病

2.下列有关新型冠状病毒肺炎防控说法错误是（　　）。

A. 新型冠状病毒肺炎主要的传播途径是呼吸道飞沫传播和接触传播

B. 避免前往人群密集的公共场所

C. 疫情期间食用生鱼片、醉虾等食物补充蛋白质提高免疫力

D. 加强锻炼，规律作息，保持室内空气流通

3. 以下哪一个不是艾滋病的传播途径？（　　）

A. 性传播　　　　　B. 血液传播　　　　　C. 母婴传播　　　　　D. 蚊蝇叮咬

4. 流感疫苗对预防流感的效果较好，每年最合适的接种时间为（　　）。

A. 1～2 月下旬　　　　　　　　　　　　B. 每年 10～11 月中旬

C. 患流感时接种　　　　　　　　　　　D. 任何时间都可

5. 不能用于皮肤伤口消毒的消毒剂是（　　）。

A. 75％的酒精　　　　B. 0.5％碘伏　　　　C. 过氧乙酸　　　　D. 双氧水

6. 由一种或多种化学物释放引发的意外事件，短时间内可损害人体健康或污染环境，使机体引起中毒病变、化学损伤、残疾甚至死亡的事故是（　　）。

A. 急性化学中毒事故　　　　　　　　　B. 食物中毒事故

C. 群体不明原因疾病事故　　　　　　　D. 公共卫生事件

7. 流感病毒可分为甲（A）、乙（B）、丙（C）三型，其中（　　）型经常发生抗原变异，传染性强，传播迅速，易发生大范围流行。

A. 甲（A）　　　　B. 乙（B）　　　　C. 丙（C）　　　　D. 丁（D）

8. （　　）是人感染禽流感的主要传染源。

A. 流感患者　　　　　　　　　　　　　B. 患禽流感或携带禽流感病毒的家禽

C. 空气飞沫传染　　　　　　　　　　　D. 垂直传染

9. 下列有关艾滋病说法错误的是（　　）。

A. 艾滋病患者现阶段的治疗目标是最大限度和持久的降低病毒载量

B. 目前根治 HIV 感染的有效药物已经上市

C. 艾滋病患者主要治疗目标是获得免疫功能重建和维持免疫功能

D. 降低 HIV 相关的发病率和死亡率

10. 以下关于放射性污染应急对策错误的是（　　）。

A. 空气中有放射性核素污染时，可用手帕、毛巾、纸等捂住口鼻，减少核素吸入

B. 人员隐蔽于室内，可减少来自放射性烟云的外照射剂量

C. 撤离是最有效的防护对策，可使人们避免或减少受到来自各种途径的照射

D. 当所在地发生放射性核素污染时，可打开门窗和通风系统减少放射性核素污染

二、判断题

1. 发病的肝炎患者不需要隔离。（　　）

2. 不能与肝炎患者共用生活用品，用过的或接触过的用品要及时消毒。（　　）

3. 当居所受到放射性污染时，放射性核素就会直接或间接地转移到食物和水中。（　　）

4. 感染埃博拉出血热的患者经过适当的治疗多数患者可以痊愈。（　　）

5. 对患有传染病的患者应做到早发现、早诊断、早报告、早隔离、早治疗，应按传

染病防治法规定实行分级管理。（　　　）

6. 重大食物和职业中毒包括中毒人数超过 10 人或出现死亡 1 例以上的饮用水和食物中毒，短期内发生 1 人以上或出现死亡 1 例以上的职业中毒。（　　　）

7. 目前新型冠状病毒肺炎可通过特效药物进行彻底治愈。（　　　）

8. 艾滋病不会通过空气、饮食（水）传播，不会通过公共场所的一般性日常接触（如握手，公共的座椅、马桶、浴缸等）传播，不会通过纸币、硬币、票证及蚊蝇叮咬而传播，咳嗽打喷嚏不传染艾滋病，游泳池也不会传播。（　　　）

9. 被犬或猫轻抓裸露皮肤，有轻微抓伤，无须对伤口进行处理。（　　　）

三、简答题

1. 在"新冠肺炎"流行期间，如何做好个人防护？

2. 根据"禽流感"感染特点，制订一份预防"禽流感"的家庭防护清单。

3. 被犬咬伤后，应如何进行处理？

4. 急性化学中毒的急救措施有哪些？

5. 电离辐射有哪些危害？

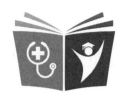

CHAPTER
FIVE

第五章
预防接种与免疫规划

学习要点　　预防接种和免疫规划包括预防接种的种类、途径、反应及处理；免疫规划的概念、程序和实施要求。重点掌握免疫接种的种类、反应及处理和免疫规划程序。

通过本章的学习，理解预防接种的意义。

接种疫苗是预防控制传染病最有效的手段。疫苗的研发和预防接种是人类伟大的公共卫生成就。疫苗接种的普及，避免了无数儿童的残疾和死亡。世界各国政府均将预防接种列为最优先的公共预防服务项目。

我国通过接种疫苗，实施国家免疫规划，有效地控制了传染病发病。自 1995 年后，通过口服脊髓灰质炎糖丸，我国即阻断了本土脊髓灰质炎病毒的传播，使成千上万的孩子避免了肢体残疾；普及新生儿乙肝疫苗接种后，我国 5 岁以下儿童乙肝病毒携带率已从 1992 年的 9.7％降至 2014 年的 0.3％；20 世纪中期，我国麻疹年发病人数曾高达 900 多万，至 2017 年，发病人数已不到 6000 例；普及儿童计划免疫前，白喉每年可导致数以十万计儿童发病，2006 年后，我国已无白喉病例报告；20 世纪 60 年代，我国流脑发病人数最高年份曾高达 304 万例，至 2017 年，发病人数已低于 200 例；乙脑发病人数最高年份近 20 万例，2017 年发病人数仅千余例。国家免疫规划的实施有效地保护了广大儿童和青少年的健康和生命安全。

免疫规划是根据疫情监测和人群免疫状况分析，按照规定的免疫程序有计划地利用疫苗对人群实施预防接种，以提高人群免疫水平，达到控制乃至消灭传染病目的的规划。免疫规划包括两个程序：一是全程足量的基础免疫，即在 1 周岁内完成的初次接种；二是以后的加强免疫，即根据疫苗的免疫持久性及人群的免疫水平和疾病流行情况适时地进行复种。这样才能巩固免疫效果，达到预防疾病的目的。

第一节
预防接种

学习目标

　　1. 重点掌握免疫接种的种类、反应及处理，免疫规划内疫苗的种类和防治疾病。

　　2. 熟悉预防接种的途径，死疫苗和活疫苗的区别。

　　3. 了解预防接种对每个人的重要性，以及未按规定及时接种时补种的方法。

　　4. 了解自己预防接种的情况，规划自身二类疫苗的接种。

　　《中华人民共和国传染病防治法》（以下简称《传染病防治法》）规定"国家实行有计划的预防接种制度。国务院卫生行政部门和省、自治区、直辖市人民政府卫生行政部门，根据传染病预防、控制的需要，制定传染病预防接种规划并组织实施。用于预防接种的疫苗必须符合国家质量标准。"

　　预防接种是把疫苗（用人工培育并经过处理的病菌、病毒等）接种在健康人的身体内，使人在不发病的情况下，产生抗体，获得特异性免疫。例如，接种卡介苗预防肺结核，种牛痘预防天花等。只有严格按照合理程序实施接种，才能充分发挥疫苗的免疫效果，才能使被接种者获得和维持高度免疫水平，逐渐建立完善的免疫屏障，有效控制相应传染病的流行。

一、预防接种的概述

　　大学生是一个活跃度很高的群体，具有聚集生活的特殊性，自然而然地成为乙肝、流感等传染性疾病的易感人群。当前在校大学生多处于 18～22 岁年龄段，以我国最为常见的乙肝为例，20～25 岁年龄组人群的发病率约为 15 岁以下各年龄组的 13～35 倍。麻疹也是人群普遍易感性传染疾病，易感者接触麻疹患者后，约 90％ 的接触者发病。在我国境内，除 6 岁以下的人群外，尤其以 20～35 岁人群的麻疹发病率最高。近年来随着初次性行为年龄的降低和性行为发生率的升高，大学生罹患宫颈癌等生殖系统疾病的风险也大幅增加。预防上述疾病最安全有效的途径就是接种各类相关疫苗。

　　我们国家是乙型肝炎感染的高发区之一，目前乙肝表面抗原（HBsAg）的携带率为 9.57％。乙肝疫苗的价格相对低廉，且普及较为广泛。因此，国内大学生接种的疫苗以乙肝疫苗为主。曾经有专家采取整群随机抽样法连续多年对西北某高校的大一新生进行了调查，发现乙肝疫苗的三针实际接种率在 70％ 以上。人乳头瘤病毒（HPV）疫苗价格相对较贵，属于二类疫苗，目前国内还在逐渐普及中。

预防接种作为全民卫生保健最重要的手段，极大程度地降低了传染病的发病率和死亡率，在维护人类健康方面做出了巨大贡献。

根据疾病预防控制规划，按照国家和省级规定的免疫程序，由合格的接种单位和接种人员给适宜的接种对象进行接种疫苗，以提高人群免疫水平，达到预防和控制针对传染病发生和流行的目的。

二、预防接种的种类

（一） 按我国预防接种疫苗分类

根据我国《疫苗流通和预防接种管理条例》中的规定，疫苗是指为了预防、控制传染病的发生、流行，用于人体预防接种的疫苗类预防性生物制品。

《疫苗流通和预防接种管理条例》中将疫苗分为两类。

第一类疫苗，又称为计划内疫苗，是指政府免费向公民提供，公民应当依照政府的规定受种的疫苗，包括国家免疫规划确定的疫苗，省、自治区、直辖市人民政府在执行国家免疫规划时增加的疫苗，以及县级以上人民政府或者其卫生主管部门组织的应急接种或者群体性预防接种所使用的疫苗。接种第一类疫苗由政府承担费用。

省、自治区、直辖市人民政府在执行国家免疫规划时，根据本行政区域的传染病流行情况、人群免疫状况等因素，可以增加免费向公民提供的疫苗种类，并报国务院卫生主管部门备案。

第二类疫苗，又称计划外疫苗，是指由公民自费并且自愿受种的其他疫苗。接种第二类疫苗由受种者或者其监护人承担费用。第二类疫苗价格由国家发改委和物价局审定，各接种单位不得擅自提高。

（二） 按免疫方式不同分类

按照免疫方式不同，可将预防接种（人工免疫）分为人工自动免疫、人工被动免疫、过继免疫。

1. 人工自动免疫

人工自动免疫是指将免疫原物质接种至人体，使人体产生特异性免疫。免疫原物质包括处理过的病原体或提取成分及类毒素。其制剂可分为：

（1）减毒（疫）苗 由免疫原性强而毒力弱的活菌（病毒）株制成。如卡介苗、鼠疫活菌苗、布鲁菌病活菌苗、脊髓灰质炎活疫苗、流感活疫苗、麻疹活疫苗。其优点是能在体内繁殖，刺激机体时间长，接种量小，接种次数少。但由于不加防腐剂，当被污染时杂菌易生长。一般必须冷冻保存。

（2）灭活（疫）苗 由免疫性强的活菌（病毒等）灭活制成。其优点是不需减毒，生产过程较简单，含防腐剂，不易有杂菌生长，易于保存；缺点是免疫效果差，接种量大。也有将菌体成分提取出制成的多糖体菌苗，如流行性脑膜炎球菌多糖体菌苗，其免疫效果较一般菌苗为好。

灭活疫苗与减毒疫苗的比较见表 5-1。

表 5-1　灭活疫苗与减毒疫苗的比较

区别点	灭活疫苗	减毒疫苗
制剂特点	死，强毒株	活，无毒或弱毒株
接种量及次数	量较大，2～3 次	量较小，1 次
保存难易及有效期	易保存，有效期约 1 年	不易保存，4℃冰箱内数周
免疫效果	较低，维持数月至两年	较高，维持 3～5 年甚至更长

（3）类毒素　是将细菌毒素加甲醛去毒，成为无毒而又保留免疫原性的制剂，如白喉类毒素、破伤风类毒素等。

（4）核酸疫苗　也称基因疫苗，是利用现代生物技术免疫学、生物化学、分子生物学等研制而成的，分为 DNA 疫苗和 RNA 疫苗两种，但目前对核酸苗的研究以 DNA 疫苗为主。核酸疫苗是将含有编码的蛋白基因序列的质粒载体，经肌内注射或微弹轰击等方法导入宿主体内，通过宿主细胞表达抗原蛋白，诱导宿主细胞产生对该抗原蛋白的免疫应答，以达到预防和治疗疾病的目的。

（5）重组蛋白疫苗　是将某种病毒的目标抗原基因构建在表达载体上，将已构建的表达蛋白载体转化到细菌、酵母或哺乳动物及昆虫细胞中，在一定的诱导条件下，表达出大量的抗原蛋白，通过纯化后制备的疫苗。

【我国新冠病毒疫苗的种类和推荐免疫程序】（选自《新冠病毒疫苗接种技术指南》）

（1）疫苗种类　灭活疫苗、腺病毒载体疫苗、重组亚单位疫苗。

（2）推荐免疫程序　适用对象为 18 周岁及以上人群。

（3）接种剂次和间隔

① 新冠病毒灭活疫苗（Vero 细胞）　接种 2 剂。2 剂之间的接种间隔建议≥3 周，第 2 剂在 8 周内尽早完成。

② 重组新冠病毒疫苗（5 型腺病毒载体）　接种 1 剂。

③ 重组新冠病毒疫苗（CHO 细胞）　接种 3 剂。相邻 2 剂之间的接种间隔建议≥4 周，第 2 剂尽量在接种第 1 剂次后 8 周内完成，第 3 剂尽量在接种第 1 剂次后 6 个月内完成。

（4）接种途径和接种部位　推荐上臂三角肌肌内注射。

2. 人工被动免疫

人工被动免疫将含抗体的血清或制剂接种至人体，使人体获得现成的抗体而受到保护。由于抗体半衰期短，因而难保持持久而有效的免疫水平。主要在有疫情时使用。

（1）免疫血清　用毒素免疫动物取得的含特异抗体的血清称抗毒素。提取出的丙种球蛋白有效免疫成分称精制抗毒素，含异种蛋白少，可减少过敏反应的发生。免疫血清主要用于治疗，也可用于预防。

（2）免疫球蛋白（丙种球蛋白及胎盘球蛋白）　由人血液或胎盘提取的丙种球蛋白制成。可作为麻疹、甲型肝炎易感接触者预防接种使用，但不能预防所有传染病，更不能作为万能治疗制剂滥用。

（3）被动自动免疫　是只在有疫情时用于保护婴幼儿及体弱接触者的一种免疫方法。兼有被动免疫及自动免疫的优点，但只能用于少数传染病，如白喉，可肌内注射白喉抗毒素 1000～3000 单位，同时接种精制吸附白喉类毒素。

人工被动免疫常用的制剂：

（1）抗毒素　通常是用类毒素免疫马多次，待马体内产生大量抗毒素（抗体）后采血、经分离血清再纯化，浓缩而成。抗毒素主要用于某些细菌外毒素所致疾病的治疗和紧急预防，常用的有破伤风抗毒素、白喉抗毒素等，应用时要早期、量要足才能发挥应有效果。

（2）正常人丙种球蛋白　由健康产妇胎盘血或正常人血浆中提取制成。前者称胎盘丙种球蛋白，后者称人血浆丙种球蛋白。其中含有在正常人群中经常流行的传染病病原微生物的抗体。这两种制利可用于麻疹、脊髓灰质炎、甲型肝炎等病毒感染的紧急预防和治疗，有防止发病、减轻症状、缩短病程的效果。还可用于治疗丙种球蛋白缺乏症。

另外，特异性人血清免疫球蛋白是由恢复期患者血清或经疫苗高度免疫的人血清提取制备而成。本制剂特异性抗体含量较正常人丙种球蛋白制剂高，在体内持续留存时间长，较异种动物免疫血清效果好。另外，引起超敏反应的概率较异种动物血清要少得多，但来源受限，影响其实际应用。制品有抗破伤风、狂犬病、乙型肝炎等人免疫球蛋白。被动免疫有引起血清过敏症的危险，特别是异种动物免疫血清。所以在使用抗血清前应常规做皮肤过敏试验。另外，人血液制品有传播某些疾病的可能性（如肝炎），应用时需谨慎。

3. 过继免疫

过继免疫是指给患者输入具有在体内继续扩增效应细胞的一种疗法。如给免疫缺陷病患者转输骨髓细胞；给肿瘤患者输入体外激活扩增的特异性肿瘤浸润淋巴细胞（TIL）或非特异的淋巴因子激活的杀伤细胞（LAK细胞）等。应用时应考虑供者与受者之间的人类白细胞抗原（HLA）型别是否相同，否则输注的细胞会被迅速清除，或者发生移植物抗宿主反应。

三种预防接种方法的比较见表5-2。

表5-2　三种预防接种方法的比较

区别点	自动免疫	被动免疫	过继免疫
输入物质	抗原	抗体	免疫细胞
免疫力出现时间	1～4周后生效	注入后立即生效	较快
维持时间	数月至数年	2～3周	不确定
用途	多用于预防	多用于治疗或紧急预防	多用于治疗

三、预防接种的途径

预防接种的途径和方法主要有四种，分别是皮上划痕、注射、口服给药、雾化吸入。

（一）皮上划痕

1. 具体方法

在上臂外侧三角肌附着处皮上划痕接种。用消毒注射器吸取疫苗，在接种部位滴2滴，间隔3～4cm，划痕时用手将皮肤绷紧，用消毒划痕针在每滴疫苗处做"井"字划痕，每条痕长约 1～1.5cm。划破表皮以出现间断小血点为度。用同一划痕针反复涂压，使疫苗充分进入划痕处。接种后局部至少应裸露 5～10min，然后用消毒干棉球擦净。接种后 24h 划痕部位无任何反应者应重新接种。

2. 不良反应

接种后局部可出现微红，不需处理；极个别者可出现低热，但能自行消退。如出现持续性体温升高，局部出现脓肿者，应及时做对症处理。

3. 禁忌

患严重疾病者；严重皮肤病患者；有免疫缺陷症及接受免疫抑制剂治疗者；有严重过敏史者。

（二）注射

注射方法包括皮下注射法、皮内注射法、肌内注射法。

1. 皮下注射法

皮下注射法是将少量药液注入皮下组织的方法。临床上主要用于药物治疗预防接种、局麻药的注射等。皮下注射部位有上臂三角肌下缘、上臂外侧、腹部、后背、大腿外侧方。

注意事项：

（1）侧握式持针时，手指只能固定针栓，不可触及针梗，以免污染。

（2）进针角度不宜超过 45°，以防刺入肌层。

（3）皮下注射不宜用刺激性强的药物。

（4）长期皮下注射者，应更换注射部位，以免局部产生硬结，保证药物吸收的效果最好。

（5）注射不足 1mL 的药液时，应用 1mL 注射器抽吸药液，以保证药物剂量的准确性。

2. 皮内注射法

皮内注射法是将少量药液注入患者的表皮与真皮之间的方法。临床应用于药物过敏试验、预防接种（卡介苗接种）、局麻的先驱步骤。皮内注射部位：药物过敏试验用前臂掌侧下段，因该部位皮肤较薄，易于进针，且肤色较淡，易于辨别皮试结果；卡介苗接种部位常选择上臂三角肌下缘。

注意事项：

（1）询问患者用药过敏史，如对所用药物过敏者，应不做皮试，并与医生联系。

（2）忌用碘酊消毒皮肤，以防影响局部反应判断及与碘过敏反应相混淆。

（3）把握好进针角度，以免药液注入皮下。

3. 肌内注射法

肌内注射法是将药物注入肌肉组织的方法。临床主要用于药物治疗、预防接种。肌内注射部位有臀大肌，臀中、小肌，股外侧肌，上臂三角肌。

（1）臀大肌注射定位

①"十"字定位法 从臀裂顶点向左或右作一水平线，然后从髂脊最高点作一垂直平

分线，把臀部分为四个象限，其外上象限避开内下角（髂后上棘与股骨大转子连线）为注射区。

② 连线定位法　以髂前上棘与尾骨连线的外上 1/3 处为注射部位。

（2）臀中、小肌注射定位

① 三横指定位法　以髂前上棘外侧三横指处为注射部位（注意用同身寸）。

② 示指中指定位法　将操作者的示指、中指指尖分别置于髂前上棘和髂嵴的下缘处，两指和髂嵴即构成一个三角区，示指与中指形成的角内为注射部位。

（3）股外侧肌注射定位　取大腿中段外侧，位于膝上 10cm、髋关节下 10cm，约 7.5cm 宽处为注射部位。

（4）上臂三角肌注射定位　取上臂外侧，肩峰下 2～3 横指。此部位注射方便，为常用预防接种部位。

（三）口服给药

口服给药是药物经被接种者口服后，被胃肠道吸收、利用，以达到预防疾病的目的的方法，为最方便且安全的给药法。

注意事项：

（1）发药前　护士应了解患者的有关情况，如由于做特殊检查、手术等必须禁食者暂时不发药。

（2）发药时　被接种者提出疑问，护士应认真听取，重新核对，确认无误后耐心地做解释，再给被接种者服药，指导被接种者按药物性能正确服药。

（3）发药后　观察患者服药的效果和不良反应，有异常情况时应及时与医生联系，及时处理。

（四）雾化吸入

雾化吸入是利用高速氧气气流，使药液形成雾状，随吸气进入患者呼吸道，以达到控制呼吸道感染和改善通气功能目的的治疗方法。

（1）操作步骤

① 向患者解释治疗目的，并讲解和示范操作方法。

② 协助患者漱口，取坐位或半坐位。

③ 将药液稀释至 5mL，注入雾化吸入器，将雾化吸入器接气口连接氧气瓶或中心吸氧装置的输氧管上，调节氧流量（6～10L/min）。

④ 患者手持雾化吸入器，把口含嘴含入口中，嘱患者吸气时示指堵住出气口，紧闭嘴唇深吸气，呼气时示指松开，一般 10～15min 可将 5mL 药液雾化完毕。

⑤ 雾化吸入毕后，取出雾化吸入器，关闭氧气开关。安置患者，清理用物，将雾化吸入器浸泡于消毒液中 1h，再清洗擦干备用。

（2）注意事项

① 使用前检查雾化吸入器连接气源端是否漏气，漏气者不能使用。

② 指导患者做深吸气动作，呼气时，需将手指移开，以防药液丢失。

③ 操作时，严禁接触烟火和易燃品，以保证安全。

四、预防接种反应及处理

生物制品对人体均属异种物质，接种后在接种部位的局部或全身常可引起一系列的生理或病理反应，这些反应称为预防接种反应。这种反应是必然的也是必要的，如果不发生反应就不会产生免疫效果。但是，这种反应有一个范围和限度，超过了范围和限度就属于不正常反应，必须进行正确处理，如处理不及时或方法不当，会带来不良后果，因此，应引起足够的重视。

目前为了工作需要和实际操作上的方便，预防接种反应通常分为一般反应、加重反应和异常反应。

（一）一般反应及处理

一般反应是指在预防接种后发生的，由疫苗本身所固有的特性引起的，对机体只会造成一过性生理功能障碍的反应，主要有发热和局部红肿，同时可能伴有全身不适、倦怠、食欲减退、乏力等综合症状。

一般反应包括局部反应和全身反应。局部反应以局部红肿的直径为标准：0.5cm以下为无反应；0.5～2.5cm为弱反应；2.6～5.0cm为中反应；5.0cm以上为强反应。全身反应以体温为标准：37℃以下为无反应；37.1～37.5℃为弱反应；37.6～38.5℃为中反应；38.6℃以上为强反应。

局部反应一般不需处理，适当休息后即可恢复。接种含吸附剂疫苗，部分受种者会出现注射局部不易吸收的现象，导致结缔组织增生，形成硬结。局部红肿范围扩散者可先进行冷敷，出现硬结者可进行干热敷，每日数次，每次10～15min，如伴有持续发热，应及时就医。

对全身反应的处理，除休息外还应多喝开水，饮食宜清淡，注意保暖，必要时给予对症治疗；如高热不退或有并发症时，要注意观察，随时送医院处理。

（二）加重反应及处理

加重反应与一般反应在性质上没有区别，只是局部及全身反应加重，而无异常症状表现，只发生在个别批号的疫苗或某次接种的对象中。出现加重反应的原因可能是被接种者敏感性高于正常人、处于某种生理或病理状态、疫苗使用不当（吸附剂未充分摇匀、接种剂量过大等），疫苗质量有问题（如吸附剂含量过高、减毒不全、生产过程中污染微量的细菌等）。

处理：其处理方法与一般反应的处理方法相同。但这类反应症状较重，应加强观察，注意保暖和补充营养，防止发生并发症。

（三）异常反应及处理

异常反应又称预防接种合并症或疫苗接种副反应。异常反应只发生在个别人，发生率很低，但比较严重，不及时处理有一定危险，易造成不良后果。

1. 局部化脓性反应及处理

局部表现有红、肿、热、痛，以浅部脓肿多见。脓肿边缘不清楚、有压痛。脓肿局限后，中央部位较软，轻压有波动感，当脓液排尽后，体温恢复正常。患者全身症状有疲乏、头痛、发热、食欲减退等。

处理：炎症初期可热敷。脓肿形成后可穿刺抽脓，同时可根据全身情况使用抗生素，必要时可补液。

2．无菌化脓及处理

无菌化脓多因使用含磷酸铝或氯氧化铝吸附剂而引起，其表现为注射局部有较大的红晕和浸润。2～3 周后，出现大小不等的硬结。局部肿胀疼痛，可持续数周或更久，继而软化。一般无全身症状，轻者可自行吸收，重者可破溃，久而不愈。

处理：轻者可热敷促进吸收，脓肿未破溃前切忌切开排脓，可用注射器抽脓以防止继发感染。已破溃的需切开排脓、扩创、清除坏死组织。有继发感染者，要用抗生素等药物。

3．晕厥反应及处理

晕厥多由于精神紧张或晕针所致短暂性脑缺血引起。任何疫苗在接种时，都有少数人发生晕厥，大多在接种后数分钟或接种当时发生，轻者有心慌、恶心、眩晕、四肢发冷、面色苍白等表现；重者出现全身大汗、瞳孔缩小、脉无力和血压下降等，数秒至数分钟后自行清醒，完全恢复常态。

处理：轻者使患者平卧、保持头低位，注意保暖，多自然清醒。重者予皮下注射1∶1000 肾上腺素或送医院抢救治疗。

4．超敏反应及处理

某些抗原或半抗原再次进入机体后，在体内引起一种表现为组织损伤或生理功能障碍的特异性免疫反应，为超敏反应。超敏反应及处理通常有以下几种：

（1）过敏性休克及处理　在预防接种中，几乎所有的疫苗都可引起过敏性休克，特别是抗血清引起的过敏性休克最多见。其最初表现为患者感觉全身瘙痒，特别是面部、上肢、腋窝等，随即出现广泛性红疹及全身荨麻疹、水肿；呼吸道症状表现为喉头水肿、呼吸困难、胸闷、哮喘，循环衰竭症状如怕冷、面色苍白、血压下降；严重者有神经系统症状，如抽搐、昏迷。个别患者由于胃肠平滑肌痉挛而出现腹痛、腹泻、恶心、呕吐。如不及时抢救，患者常在抗体进入机体后 15～20min 死亡。

处理：使患者平卧，将其头部放低，即刻皮下或静脉注射肾上腺素；血压下降者可用去甲肾上腺素，肌内注射抗组胺类药物；喉头水肿而阻碍呼吸时可行气管切开术；呼吸衰竭者可用呼吸兴奋药等。

（2）过敏性皮疹及处理　接种疫苗后可在少数人中引起此类反应。如无并发症，一般预后良好。以荨麻疹、类麻疹、猩红热样皮疹、出血性皮疹和紫癜等较多见。

处理：用抗过敏药物后大多预后良好，严重者及时送医院进行对症治疗。

（3）血管神经性水肿及处理　多见于多次使用同种抗原。主要表现：注射后 24h 内，最迟 1～2 天，局部首先出现红肿，严重者水肿至手肘关节、腕关节，肿胀部位皮肤发亮、不痛，有瘙痒感、麻木感、胀感；水肿也可发生在面部，尤以眼睑明显。这种反应的特点是出现快、消退快、消退后不留痕迹。

处理：一般采用热敷，同时用抗过敏类药物治疗。

（4）血清病　初次注入大剂量的含异种蛋白的抗血清后，引起机体产生特异性抗体，8～12天后，抗体与血液中残存的抗原结合形成抗原抗体复合物，从而引起一系列反应，谓之血清病。表现为低热、乏力、烦躁不安、头痛、腹痛、恶心呕吐等症状。首先出现的体征是淋巴结肿大，90％的患者出现荨麻疹、关节疼痛。

处理：加强观察，注意护理。可用肾上腺素和抗过敏类药物治疗。有关节炎、肾脏或神经系统合并症者，可使用激素治疗。

5. 神经系统异常反应及处理与精神性反应及处理

（1）神经系统异常反应及处理　其表现形式复杂，有的可引起惊厥、抽搐等，但发病机制不清。

处理：一般不需特殊处理，引导患者不要紧张，保持正常呼吸，几分钟后即可自行恢复。严重者可静脉缓注钙剂，必要时给予镇静剂。

（2）精神性反应及处理　这类反应大多属于神经官能症反应，并非由疫苗直接引起，而是与精神因素或身体的素质有关。患者最大的特点是主观症状与客观体征不符，检查不出器质性变化。多数患者有自主神经紊乱史、脑病或颅内损伤史。主要表现有急性休克反应如面色苍白、潮红，以及心慌、胸闷、呕吐、出冷汗，较重者出现脉搏快、血压下降、瞳孔散大等。另外还有癔症发作、运动障碍（如麻痹、瘫痪等）、感觉障碍（如知觉麻木或过敏）、视觉障碍（主诉失明，但检查与神经范畴不符）、语言障碍和情感障碍等，这些情况大多发生于个别患者。

处理：一般不需要特殊治疗，大多采用针灸暗示疗法，严重者可给予镇静剂。

综上所述，在接种疫苗后，一般无反应，如果出现接种反应，应辨别接种反应的类别，认真分析其发病原因及致病机制，并寻求专业医护人员的帮助，从而获得有效的预防和对症治疗。

五、预防接种的注意事项及禁忌

（一）预防接种的注意事项

（1）接种完毕，应在接种场所观察30min，无反应再离开。受种者接种过防疫针以后要适当休息，避免剧烈活动，暂时不要洗澡，注意观察，如受种者有轻微发热反应，一般在1～2天就会好转。如发生严重反应要及时去医院诊治，并主动报告预防接种单位。

（2）口服脊髓灰质炎滴剂后，半小时内不宜进食热食。

（3）接种疫苗后，少数受种者局部会出现红肿、疼痛、瘙痒或有低热，一般不需特殊处理。如反应加重，应立即请医生诊治。有些疫苗接种后还会出现轻度硬结，可采取热敷的方法加快消散，用适宜温度的干净毛巾，每天3～5次，每次15～20min。

（4）极少数受种者接种后可能出现高热、接种手臂红肿、发热、全身性皮疹等过敏反应以及其他情况，应及时向预防接种员咨询，采取相应的措施。

（二）预防接种的禁忌

各种疫苗生产出来都已经过严格检验证明是"安全有效"的，但由于各人的体质不尽相同，接种疫苗后出现的反应轻重也有不同。为减少或减轻接种反应，在接种前掌握受种者体质情况，如发现受种者有过敏史、癫痫等脑病史，或有免疫缺陷症（接种疫苗后体内不能产生免疫力）等"禁忌证"，就不能接种。如受种者患有湿疹、疥疮等皮肤病，正在发热，患有其他疾病尚未痊愈、营养不良、体弱等，暂时也不能接种，待恢复健康以后再接种。

预防接种的禁忌证一般分两大类：

第一类是暂时禁忌证。如正在发热或患一般疾病的急性期受种者，上述人群可以在康复后补种。

第二类是绝对禁忌证。如果受种者具有免疫功能缺陷或是属于严重过敏体质，就属于预防接种的"绝对禁忌证"。此类人群接种疫苗可能发生异常反应，甚至危及生命，因此绝对不可接种疫苗。

第二节
免疫规划

学习目标

1. 掌握免疫规划程序，即大学生入校前应完成的疫苗种类及针次。
2. 熟悉国家扩大免疫疫苗针对疾病的预防知识。
3. 了解免疫规划的发展和我国免疫规划的实施。
4. 清楚自己预防接种的情况，女同学可以考虑是否注射 HPV 疫苗，如果选择注射，注射三剂次的时间如何安排。

一、免疫规划的意义

免疫规划是指根据国家传染病防治规划，使用有效疫苗对易感人群进行预防接种所制定的规划、计划和策略。按照国家或者省、自治区、直辖市确定的疫苗品种、免疫程序或者接种方案，在人群中有计划地进行预防接种，以预防和控制特定传染病的发生和流行；通过国家免疫规划的实施，提高群众健康水平和卫生文明水平。免疫规划其内涵和外延比计划免疫更宽泛，一方面要不断将安全有效的疫苗纳入国家免疫规划，另一方面要扩大预防接种的受益人群。因此，免疫规划是对受种者计划免疫的完善与发展，有利于更好地控制我国疫苗可预防的传染病。

二、免疫规划的发展

1978 年以来，世界卫生组织（WHO）以全世界接种卡介苗、百白破疫苗、麻腮风疫苗和脊髓灰质炎疫苗为目标，积极倡导了"扩大免疫规划（EPI）"项目。

我国 20 世纪 50 年代就已经有了卡介苗，60 年代有了脊髓灰质炎活疫苗和麻疹减毒活疫苗，70 年代有了脑膜炎球菌多糖疫苗，80 年代有了血源性乙型肝炎疫苗，90 年代已有了甲型肝炎减毒活疫苗、基因工程乙型肝炎疫苗、无细胞百日咳疫苗。1978 年，我国全面实施计划免疫；2002 年，我国将新生儿乙肝疫苗纳入国家免疫规划；2007 年我国实现了 14 种国家免疫规划疫苗预防 15 种疾病。

我国目前可以生产 64 种疫苗，预防 35 种疾病，是世界上为数不多能够依靠自身能力解决免疫供应和疫苗接种的国家之一。并且我国实现了适龄人群预防接种第一类疫苗率 100％，且疫苗从生产到冷链运输，最后到社区（乡镇卫生院、村卫生所）接种，不收取受种者任何费用，全部费用由国家承担。

通过免疫规划，我国实现无脊髓灰质炎、白喉病例报告的目标，其他疫苗针对疾病发病水平与发达国家接近，1 岁和 5 岁以下儿童的发病率和死亡率大大降低，提高了人均期望寿命，节约了巨大的直接医疗成本，减轻了家庭和社会负担。

三、免疫规划的程序

免疫规划的程序是指各类常用疫苗对接种对象的选择、时间上的合理安排，它包括接种疫苗种类、接种起始年龄、针次、间隔，复种时间，以及联合免疫或多种疫苗同时接种等相关概念。

基础免疫：是指年龄在 1 岁以内完成的所有疫苗的接种。

加强免疫：完成基础免疫后，机体的抗体水平随着时间下降或消失，此时的免疫接种将刺激机体，使机体抗体重新达到较高水平，从而达到保护的效果。

强化免疫是在大范围内（以国家、省、自治区、直辖市为单位）短时间（几天或几周）对目标受种者开展的接种活动，不管受种者以前的免疫史如何，都作为强化免疫接种的对象。如在我国每年 12 月和次年 1 月开始的脊髓灰质炎糖丸疫苗强化免疫。局部强化免疫只是在范围上（以地区、县为单位）与强化免疫有所差异，其形式组成完全相同。

四、免疫规划的实施

（一）我国现行的免疫规划的实施

实施扩大国家免疫规划是一项复杂的综合系统工程。卫生部、国家发展改革委，教育部、财政部、国家食品药品监管局制定的《关于实施扩大国家免疫规划的通知》中明确要求，各地应按照"突出重点、分类指导、注重实效、分步实施"的原则实施扩大国家免疫规划，各地要广泛开展宣传，普及扩大国家免疫规划知识；提高全社会参与国家免疫规划工作的积极性和主动性，营造全社会参与的良好氛围；要加强政府领导，明确各部门责任，加大政府投入，完善财政保障机制，把实施扩大国家免疫规划作为社区卫生和农村卫生工作的重要内容，使预防接种工作进入每个社区、每个乡村；要加强管理，合理设置预防接种门诊，并调整充实人员，加大培训力度。严格按照《疫苗流通和预防接种管理条例》和《预防接种工作规范》的要求规范预防接种行为，实施规范性接种，保证接种工作质量；要加强督导检查，督促指导各项措施落到实处。

近几年来，各级政府对免疫规划的支持力度不断加大，中央财政投向免疫规划的经费不断增加，我国扩大国家免疫规划实施正在积极推进中，据中国疾病预防控制中心免疫规划统计，全国各地先后实施扩大国家免疫规划工作，各省区市均制定了扩大国家免疫规划实施方案，完成了扩大国家免疫规划疫苗 20 亿元的采购；同时对各级接种员展开培训，共 42 万专业人员。对于扩大免疫规划新增疫苗已开始提供相应的免费接种服务。为了保障扩大国家免疫规划的顺利实施，我国建立了扩大国家免疫规划政府领导下的多部门协调机制和政府目标责任考核机制，国家和省级发改委、卫生部、教育部、财政部、食品药品监督管理部门建立了扩大国家免疫规划绩效联合考评机制。

为落实扩大国家免疫规划的目标和任务，规范和指导各地科学实施扩大国家免疫规划工作，有效预防和控制相关传染病，卫生部制定了《扩大国家免疫规划实施方案》（以下简称《方案》）。

1. 目标和内容

为实现"全面实施扩大国家免疫规划，继续保持无脊灰状态，消除麻疹，控制乙肝，进一步降低疫苗可预防传染病的发病率"的总体目标，自 2008 年起，在原来全国范围内使用的乙肝疫苗、卡介苗、脊髓灰质炎疫苗、百白破疫苗、麻疹疫苗、白破疫苗 6 种国家免疫规划疫苗基础上，将甲肝疫苗、流脑疫苗、乙脑疫苗、麻腮风疫苗纳入国家免疫规划，用无细胞百白破疫苗代替全细胞百白破疫苗，按照免疫程序对适龄受种者免费进行常规接种；在流行地区对特定人群进行流行性出血热疫苗、炭疽疫苗和钩端螺旋体疫苗免费接种。

2. 接种对象

按照《方案》规定，原国家免疫规划疫苗按照免疫程序，所有达到应接种月（年）龄的适龄受种者，均为接种对象。新纳入国家免疫规划的疫苗，其接种对象为自规定实施时间起，达到免疫程序规定各剂次月（年）龄的受种者；强化免疫的接种对象按照强化免疫实施方案确定；出血热疫苗接种对象为重点地区 16～60 岁的目标人群；炭疽疫苗接种对象为炭疽病例或病畜的间接接触者及疫区或疫点周边高危人群；钩端螺旋体疫苗的接种对象为流行地区可能接触疫水的 7～60 岁高危人群。

3. 具体工作目标

乙肝疫苗、卡介苗、脊髓灰质炎疫苗、百白破疫苗、麻疹疫苗适龄受种者接种率以乡为单位达到 100%；流脑疫苗、乙脑疫苗、甲肝疫苗力争在全国范围对适龄受种者普及接种（在疫苗不足的情况下，力争普遍接种）；出血热疫苗目标人群的接种率达到 90% 以上；炭疽疫苗、钩端螺旋体疫苗应急接种目标人群的接种率达到 70% 以上。

扩大国家免疫规划后，全国范围内国家免疫规划疫苗种类由原来的 6 种扩大到 14 种（乙肝疫苗、卡介苗、脊髓灰质炎疫苗、麻疹疫苗、麻腮风疫苗、无细胞百白破疫苗、白破疫苗、A 群流脑疫苗、A+C 群流脑疫苗、乙脑疫苗、甲肝疫苗、出血热疫苗、炭疽疫苗和钩端螺旋体疫苗），可预防的传染病由原来的 7 种增至乙型肝炎、结核病、脊髓灰质炎、百日咳、白喉、破伤风、麻疹、风疹、流行性腮腺炎、甲型肝炎、流行性脑脊髓膜炎、流行性乙型脑炎、流行性出血热、炭疽和钩端螺旋体病 15 种传染病。

为保障受种者健康，促进与规范免疫规划工作，实现"国家免疫规划疫苗接种率以乡

（镇、街道）为单位达到 100％"的目标，建立健全国家扩大免疫规划长效管理机制，为群众提供优质便民的预防接种服务，根据国家相关部门文件要求及省市卫生部门统筹安排，将以乡（镇、街道）为单位受种国家免疫规划疫苗接种率达 100％为目标。

（二）国家扩大免疫疫苗针对疾病的预防知识

1. 乙型肝炎

（1）疾病简介　乙型肝炎是由乙肝病毒（HBV）引起的、以肝脏炎性病变为主并可引起多器官损害的一种传染病。本病广泛流行于世界各国，主要侵犯儿童及青壮年，它已成为严重威胁人类健康的世界性疾病，也是我国当前流行最为广泛、危害性最严重的一种传染病。乙肝病程迁延，表现为食欲减退、恶心、厌油、乏力、巩膜黄染、茶色尿、肝大、肝区痛等症状，一旦感染易转变为慢性肝炎、肝硬化，少部分慢性肝炎患者还会转变为肝癌。

乙肝病毒广泛地存在于患者或携带者的体液中，并随着各种体液排出体外，污染周围的物品和环境。乙肝常见的传播途径包括经输血和使用血液制品传播、医源性传播、母婴传播和密切接触传播等。人群对乙肝病毒普遍易感，我国的易感人群主要是新生儿及未受乙肝病毒感染的人群。

（2）预防措施　以切断传播途径为主，主要包括筛选献血源、防止医源性传播的管理，对饮食服务和托幼机构人员体检、对患者及时隔离治疗、对无症状 HBsAg 携带者及健康人群加强卫生教育等。对乙肝患者要进行隔离，其牙刷等洗漱用品与健康人分开，定期对教室、宿舍进行消毒。学生实行分餐制，碗筷专用。慢性乙肝患者、肝功能异常和肝炎病毒传染性标志阳性（大三阳）者、乙型肝炎表面抗原携带者不得从事食品加工和售卖、保育、医护等工作，以减少乙肝病毒传播。

但最有效的预防措施还是对易感人群接种乙肝疫苗。我国现将乙肝疫苗纳入国家免疫规划，对新生儿全程接种乙肝疫苗，用于预防乙型肝炎。

（3）接种程序　第一针在受种者出生 24h 内尽早接种，第二针、第三针分别在第一针后 1 个月、6 个月时接种，共接种 3 剂次。

（4）接种途径　上臂三角肌肌内注射。

（5）接种禁忌证

① 发热、患急性或慢性严重疾病、严重脏器畸形者。

② 对酵母成分过敏者。

③ 严重皮肤湿疹者。

（6）接种反应　个别婴儿注射部位肿痛和偶有低热，一般不需特殊处理可自愈。

（注：日常接触不会传播乙肝。）

2. 甲型肝炎

（1）疾病简介　甲型肝炎是由甲肝病毒引起的消化道传染病，主要经由粪-口途径传播，即进食了受感染者粪便污染的食物、水等而感染，食品从业人员受感染及养殖于粪便污染水中的贝类（牡蛎、蛤蜊）可导致暴发流行。感染者轻重各异，轻者病程 1～2 周，重症可致数周或更久。症状为突然发热、胃痛、食欲消失、头痛、疲乏、呕吐、尿呈浓茶色、粪便颜色变淡，黏膜、皮肤、巩膜黄染（黄疸）。患儿症状较轻，和成人患者相比，较少出现黄疸。

（2）预防措施　预防甲型肝炎关键在于把好"病从口入"一关。具体做法是：不喝生水，不吃未煮熟的河鲜或海鲜，不吃被苍蝇、蟑螂叮咬过的食品，生吃的瓜果要削皮再吃；饭前便后要洗手；餐具要消毒；灭蝇、灭蟑螂以及做好肝炎患者粪便的消毒，防止其污染水源等；对肝炎患者要进行严格隔离治疗，待无传染性后方能回家休养治疗。

（3）预防接种及免疫程序　甲型肝炎有两种疫苗，分别是甲型肝炎减毒活疫苗和灭活疫苗。甲型肝炎减毒活疫苗在受种者 18 月龄时接种 1 剂次；灭活疫苗在受种者 18 月龄、24 月龄时接种，共接种 2 剂次。

（4）接种途径　灭活疫苗为上臂三角肌肌内注射，减毒活疫苗为上臂三角肌附着处皮下注射。

（5）接种禁忌证

① 发热、正在患急性传染病或其他严重疾病者。

② 免疫缺陷或正接受免疫抑制药物治疗（减毒活疫苗）者。

③ 过敏性体质者。

④ 孕妇（减毒活疫苗）。

（6）接种反应　最常见的反应主要是局部轻微疼痛，个别人有发热。症状一般较轻，24h 内可缓解。

3. 流行性感冒

（1）疾病简介　流行性感冒简称流感。流感病毒具有高度传染性，通过飞沫经空气传播。经短暂潜伏期后，急起高热寒战，1～2 日内体温可高达 40℃，伴随全身乏力、头痛、肌痛、咽痛等症状，可引发肺炎、支气管炎、心肌炎、心包炎等并发症。目前，临床上对流感仍缺乏有效的药物进行治疗，但流感疫苗在近 30 年的应用过程中，充分证明了其不仅对保护健康起很大作用，而且从社会经济学角度出发也是非常有利。

（2）预防措施　接种流感疫苗是预防流感的有效措施。接种流感疫苗可以显著降低受种者罹患流感及流感相关并发症的风险，同时还可以减少患流感后传染给他人的风险。流感疫苗接种后，能迅速在人体内产生保护性抗体，通常两周内就会产生效果，保护性抗体能在人体内持续 1 年，但由于接种疫苗后人体内产生的抗体水平会随着时间的延续而下降，并且每年疫苗所含毒株成分因流行优势株不同而有所变化，所以每年都需要接种当年度的流感疫苗。

注射流感疫苗可以预防流行性感冒病毒，但不能防止普通性感冒的发生，只能起到缓解普通性感冒症状、缩短感冒周期等作用。

（3）预防接种及免疫程序　大部分流感出现在 11 月到次年 2 月，但某些流感会延伸到春季，甚至夏季。含有最新病毒株的疫苗会在夏季末期开始提供使用。《中国流行性感冒疫苗预防接种指导意见》提出，在流感流行高峰前 1～2 个月接种流感疫苗，能更有效发挥疫苗的保护作用。因此，在我国 9、10 月份是最佳接种时机。当然，在流感流行开始以后接种也有预防效果。

（4）接种途径　灭活疫苗为上臂三角肌内注射，减毒活疫苗为上臂三角肌附着处皮下注射。

（5）注意事项

① 流感疫苗接种后可能出现低烧，而且注射部位会有轻微红肿，但这些都是暂时现象而且发生率很低，不须太在意。但少数人会出现高烧、呼吸困难、声音嘶哑、喘鸣、荨麻疹、苍白、虚弱、心跳过速和头晕，此时应立即就医。

② 应避免空腹接种；接种完毕需观察 20min。

（6）流感疫苗接种禁忌证

① 对鸡蛋或疫苗中其他成分（如新霉素等）过敏者。

② 格林-巴利综合征患者。

③ 孕妇。

④ 急性发热性疾病患者。

⑤ 慢性病发作期。

⑥ 严重过敏体质者。

⑦ 医生认为不适合接种的人员。

4. 狂犬病

（1）疾病简介　狂犬病是由狂犬病毒侵犯人体中枢神经系统而引起的急性传染病，是一种人兽共患疾病。狂犬病毒通常由病兽通过唾液以咬伤方式传给人，因受传染后常有恐水的临床表现，故又称恐水症。

狂犬病患者不是传染源，因人患病后唾液中含病毒量较少，不形成人与人之间的传染。病毒主要通过咬伤传播，也可由带病毒动物的唾液，经各种伤口和抓伤、舔伤的黏膜和皮肤入侵，少数人群可在宰杀病犬，如剥皮、切割等过程中被感染。

（2）预防措施　及时、全程、足量注射狂犬病疫苗可使降低疾病的发病率。狂犬病疫苗多为灭活疫苗，包括人二倍体细胞疫苗、原代细胞培养疫苗、传代细胞系疫苗等。

① 人二倍体细胞疫苗　为早期狂犬疫苗，上市多年。其安全性和稳定性可靠，但是该种疫苗价格昂贵，需要多次接种，接种者体内才会产生狂犬病抗体，较为麻烦，因此临床应用较少。

② 原代细胞培养疫苗　也可用于预防狂犬病，之前在临床上应用较多。但是有一定适应人群和禁忌证，并非所有接种者都适合。而在接种后，体内是否产生抗体还要根据接种者体质而定，在临床上应用较少。

③ 传代细胞系疫苗　临床上应用频率较高，具有免疫性强、安全性高、副作用小等优点。

（3）预防接种及免疫程序

① 咬伤后预防　对一般咬伤，即皮肤无流血的轻度擦伤、抓伤或破损皮肤被舔舐，应于 0 天（第 1 天，注射当天）、3 天（第 4 天，以下类推）、7 天、14 天、30 天各注射该疫苗 1 安瓿。对严重咬伤，除应按上述方法注射该疫苗外，应于 0 天、3 天注射加倍量疫苗，并在 0 天注射疫苗的同时用抗狂犬病血清（40IU/kg 体重）或狂犬病免疫球蛋白（20IU/kg 体重），浸润咬伤局部和肌内注射。凡联合使用抗狂犬病血清或免疫球蛋白者，必须在疫苗全程注射完毕后，再加强注射 2～3 针疫苗，即在全程注射后第 15、75 天或第

10、20、90 天分别加强注射 1 针。

凡注射疫苗 1 天前注射抗狂犬病血清、慢性病患者（如肝硬化、免疫缺陷症、服用免疫抑制药物者）、老人、严重营养不良和咬伤后 48h 才开始免疫等情况，均应于初种时加 2～3 倍疫苗量，分部位注射，才有较好的免疫效果。此外，有的虽属轻伤，但侵入的病毒量较多或伤及富含神经部位，亦可出现潜伏期短而单用疫苗无效病例。最近世界卫生组织重新建议，不论任何部位的破皮咬伤均应合用抗血清。

② 对未咬伤健康者预防注射　可按 0、7、21 天注射 3 针。1 年后加强 1 针，以后每隔 1～3 年再加强 1 针。

（4）接种途径　该疫苗供上臂三角肌肌内注射。

（5）接种反应

① 局部反应　少数有注射部位疼痛、红肿、硬结、瘙痒，甚至水肿、淋巴结肿大。

② 全身反应　精制 VERO 细胞狂犬病疫苗和精制地鼠肾细胞疫苗，因疫苗经纯化，杂质蛋白极少，所以接种副反应罕见或轻微。

对链霉素、新霉素过敏者慎用。

（6）注意事项

① 若发现制品有摇不散的凝块或变色，或安瓿有裂纹，液体疫苗曾经冻结等情况，均不得使用。

② 疫苗应在有效期内使用。

③ 注射疫苗期间可照常工作，但切忌饮食酒、浓茶等刺激性食物及进行剧烈劳动、熬夜，以避免引起反应或影响抗体产生。

④ 如果仅是严重咬伤者一定要联合使用抗狂犬病血清。

⑤ 备用 1∶1000 肾上腺素。

（7）禁忌证　预防性接种时，在保证近期不会有接触传染源及狂犬病毒机会的前提下，妊娠期及有急性疾病、过敏体质、使用类固醇和免疫抑制剂者可推迟接种。

5. 结核病

（1）疾病简介　结核病是由结核杆菌感染引起的慢性传染病。结核杆菌可能侵入人体全身各种器官，但主要侵犯肺脏，称为肺结核病。结核病又称为痨病和"白色瘟疫"，是一种古老的传染病，自有人类以来就有结核病。在历史上，它曾在全世界广泛流行，曾经是危害人类的主要杀手，夺去了数亿人的生命。

结核杆菌主要通过呼吸道感染，也可以通过消化道或皮肤损伤侵入，若机体免疫力低，感染后就可能患肺结核。患者有发热（常在午后开始有低热）、出冷汗、咳嗽、咳痰，严重患者有咯血、胸痛、呼吸困难等症状。

学校是一个人群密集的地方，也是结核病易流行和暴发的场所。大、中学生成为结核病易感人群主要是因为：人群密集、居住拥挤，易引起结核病的传播和感染；青少年是结核病的好发年龄；跨地区的人员交往；大、中学生处于心理生理发育期，免疫功能不稳定；学习压力大、自我保健意识不强。因此，应加强对大、中学生结核病防治知识的宣传普及。

（2）预防措施　结核病的防治措施主要有以下两种：

① 尽早发现患者，实行 DOTS（对非住院肺结核患者实行全面监督化治疗，保证患者规律用药，提高治愈率），这是目前结核病防治的最重要的措施，因为它能直接控制结核病的传染源。

② 对已经感染结核杆菌的人，用抗结核药物预防结核病的发生是非常有效的。

（3）预防接种及免疫程序　新生儿出生时接种。

（4）接种途径　采用皮内注射法，注射部位在上臂三角肌外下缘。

（5）接种禁忌证

① 有免疫缺陷病的受种者不能接种卡介苗。

② 患有活动性结核病的，或者曾经患有结核病、做结核菌素试验阳性反应的受种者，都可再接种卡介苗。

③ 早产、难产或者伴有先天性畸形的新生儿；发热（体温高于37.5℃）、腹泻者；有急性传染病，心、肝、肾脏的慢性疾病，严重皮肤病，神经系统疾病者；对预防接种有过敏反应病史者不可接种。

6. HPV 疫苗

HPV 疫苗，可以预防人乳头状瘤病毒（HPV）感染。医学界研究表明，99.7%的宫颈癌都是由于 HPV 病毒导致的。在全世界使用该疫苗的 160 个国家里，有相当一部分将之称为"宫颈癌疫苗"。国际上普遍认定，HPV 疫苗对 9～45 岁的女性都有预防效果，如果女性能在首次性行为之前注射 HPV 疫苗，会降低 90%的宫颈癌及癌前病变发生率。

目前有三种 HPV 疫苗上市，分别是九价（6、11、16、18、31、33、45、52、58 型）HPV 疫苗、四价（6、11、16、18 型）HPV 疫苗、二价（16、18 型）HPV 疫苗。几价代表的是 HPV 病毒的亚型，16 型和 18 型是高危型 HPV 病毒，6 型和 11 型是低危型病毒。

HPV 疫苗接种最好是在女性有第一次实质性性接触之前。推荐接种年龄是 9～26 岁。目前获准进入中国的疫苗，二价疫苗的推荐接种年龄为 9～45 岁，四价疫苗的推荐接种年龄是 20～45 岁，九价疫苗适用于 16～26 岁的女性。

HPV 二价疫苗的接种时间是第 0、1、6 个月接种 3 剂次，即第二针在第一针后 1 个月，第三针在第一针后 6 个月。例如：第一针于 1 月 1 日注射，第二针及第三针便应分别于 2 月 1 日及 7 月 1 日注射。

HPV 四价疫苗和九价疫苗的接种时间是第 0、2、6 个月接种 3 剂次，即第二针在第一针后 2 个月，第三针在第一针后 6 个月。例如：第一针于 1 月 1 日注射，第二针及第三针便应分别于 3 月 1 日及 7 月 1 日注射。

目前我国 HPV 疫苗的接种主要存在以下问题：①需求量大，尤其是九价疫苗供不应求；②HPV 疫苗的价格相对较为昂贵，并且未纳入医保范围，贫困地区的妇女和儿童可能会因无法负担此费用而放弃注射；③HPV 疫苗的上市时间相对较短，长期效果还有待观察；④疫苗接种后局部可能存在疼痛、红肿等反应，以及发热、乏力、头晕、瘙痒、胃肠道不适等全身性反应。此外，目前 HPV 疫苗仅含九种亚型，覆盖更多亚型的 HPV 疫苗仍在研究中。

总之，无论是二价、四价还是九价的宫颈癌疫苗，都只针对一部分导致宫颈癌的高危型 HPV，并不能覆盖所有的致癌的高危型 HPV，也就是说打过宫颈癌疫苗者依然可能患宫颈癌。目前所有国际上宫颈癌的筛查指南均指出，接种宫颈癌疫苗不改变筛查方案，也就是说接种宫颈癌疫苗的女性，仍然要定期进行宫颈癌的筛查，并且筛查方案是不变的。

 —————————— 练习题

一、选择题

1. 预防接种中，什么情况下可以不接种免疫规划内疫苗，并且不需要补种？（　　　）

A. 被接种者具有免疫功能缺陷或是严重过敏体质

B. 不自愿的情况下

C. 发热者

D. 急性病发作期

2. 扩大国家免疫规划后，全国范围内国家免疫规划疫苗种类由原来的 6 种扩大到多少种？（　　　）

  A. 12   B. 13   C. 14   D. 15

3. 扩大国家免疫规划后，全国范围内国家免疫规划疫苗可预防的传染病由原来的 7 种增至多少种？（　　　）

  A. 12   B. 13   C. 14   D. 15

4. 乙型肝炎疫苗（乙肝疫苗）一共接种（　　　）剂次。

  A. 2   B. 3   C. 4   D. 5

5. 下列哪种疫苗是由国家承担费用的，受种者只需要按时接种（　　　）。

  A. 全部疫苗   B. 一类疫苗

  C. 二类疫苗   D. 一类疫苗和二类疫苗

6. 预防接种（人工免疫）的种类分为（　　　）。

  A. 人工自动免疫、人工被动免疫、过继免疫法

  B. 人工自动免疫、人工被动免疫

  C. 人工被动免疫、过继免疫法

  D. 过继免疫法、自身免疫

7. 下列哪种疫苗免疫效果较高，可维持 3～5 年甚至更久？（　　　）

  A. 全部疫苗   B. 灭活疫苗   C. 减毒疫苗   D. 类毒素疫苗

8. 下列哪个选项属于二类疫苗？（　　　）

  A. 乙肝疫苗和卡介苗   B. 脊髓灰质炎疫苗和麻疹疫苗

  C. HPV 疫苗   D. 百白破疫苗

二、判断题

1. 打了预防针就百分之百不会生病。（　　　）

2. 打预防针越多越好。（　　　）

3. 一类疫苗的全部费用由国家承担。（　　　）

4. 二类疫苗自费，但必须注射。（　　　）

5. 新生入学时不必提供预防接种证。（　　　）

6. 未按照推荐年龄完成国家免疫规划规定剂次接种的受种者，应尽早进行补种。（　　　）

7. 女性 20 岁，必须注射 HPV 疫苗。（　　　）

8. 预防接种的途径和方法主要有四种。（　　　）

9. 预防接种（人工免疫）的种类有四种。（　　　）

10. 所有疫苗都是完全安全的。（　　　）

三、简答题

1. 注射疫苗的时间内被接种者生病了怎么办？还能接种疫苗吗？

2. 免疫规划与计划免疫相比有什么优越性？

3. 扩大国家免疫规划后，全国范围内国家免疫规划疫苗种类由原来的 6 种扩大到多少种？具体有哪些？

4. 扩大国家免疫规划后，全国范围内国家免疫规划疫苗可预防的传染病由原来的 7 种增至多少种？分别是什么？

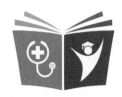

第六章
自然灾害的应急处理

学习要点

在灾难面前人类的生命非常脆弱，不堪一击。从某种程度上说，我国每年灾害损失较大的原因主要是民众防灾、减灾意识的淡薄和应急能力的不足。"明者防祸于未萌，智者图患于将来。"大学生是国家、民族未来的栋梁，是社会最具活力和生机的力量，肩负着推动社会发展的历史重任。因此，必然要求大学生能够具备灾害风险意识，掌握应对自然灾害的基本知识和技巧，以及应对自然灾害的思想准备、心理素质和应急处置能力。

第一节
自然灾害引起的常见卫生问题

学习目标

1. 了解自然灾害的界定范围。
2. 熟悉自然灾害引起的卫生问题。

自然灾害是指给人类生存带来危害或损害人类生活环境的自然现象，包括干旱、洪涝、台风、冰雹、暴雪、沙尘暴等气象灾害；火山爆发、地震、山体崩塌、山体滑坡、泥石流等地质灾害；风暴潮、海啸等海洋灾害；森林、草原火灾和重大生物灾害等。自然灾害不仅会造成人员的伤亡，还会对环境、社会、经济、通信、交通运输等产生巨大的破坏，对救灾本身（如水源、医疗救护）造成很大的不便。根据各国抗击自然灾害的经验，世界卫生组织（WHO）将自然灾害引起的常见卫生问题概括如下：社会的恐慌反应、流行病的发生、人群迁移、不良气候的暴露、食物和营养的缺乏、水供应困难和环境卫生恶劣、精神卫生问题、卫生服务机构的破坏。

一、社会的恐慌反应

在一次自然灾害发生之后，恐慌成为人类首先的共同反应。即使幸存者也同样随时面临着死亡的威胁。但人们的恐慌和无望的等待并不会持续太长的时间，强烈的求生欲望使幸存者在受到突如其来的灾害惊吓之后通常能够较快地组织起来，开始进行有目的的行动来达到明确的个人目标。自然灾害发生后，通常会有许多关于传染病的流言，这又加剧了恐慌反应的程度，其结果往往是使政府或救灾的领导者在实施相应工作时承受巨大的压力。

二、流行病的发生

自然灾害发生后，在特定的环境下会增加疾病传播的能力，也有可能会引起传染病的广泛传播。灾后短期内，传染病发病率增高最常见的原因是由于排泄物污染水和食物。因此，这些疾病主要是肠道系统疾病，如霍乱、伤寒、菌痢。一般的经验是，传染病暴发的风险有一部分是由人群密度和迁移程度决定的。人群迁移增加了水、食物供应的压力和各种污染事件发生的概率。时间稍长的情况下，一些自然疫源性疾病会随着病媒生物与人的接触机会增加而逐渐增多，如鼠疫、疟疾、出血热。在一些疫苗免疫工作较差的地方，由于人口居住拥挤，现存的环境卫生服务设施较差，为一些呼吸道疾病的流行提供了方便，如麻疹。加上营养不良、基本卫生条件的匮乏，使一些疾病容易流行。

三、人群迁移

如果大部分房屋被毁坏，大量受灾人群可能就会迁移，人们首先想到的是向亲属、朋友寻求庇护，找较近一些的避难场所。如果灾害持续时间较长，为了逃生，人们会被迫搬迁，寻找临时的栖身之地，为安全考虑，临时的居住地一般离灾害发生地点较远，比较偏僻，往往是公共卫生服务覆盖不到的地区。在短时间内如此多的人口迁移，面临许多卫生方面的问题，结果可能导致传染病发病率和病死率的持续增高，也增加了救助的紧急需求。

四、不良气候的暴露

由于大量受灾人群在短时间内有可能缺衣少食，身体对疾病的抵抗力会下降，因此，需要首先考虑灾后的气候条件。在温和的气候条件下发生自然灾害之后，自然环境暴露对健康危害并不大；反之，就需要慎重考虑此因素。在气候寒冷或炎热的地区发生自然灾害后，往往更加大了自然灾害对人类社会的破坏程度。在不良气候条件下，提供紧急避难场所，以减少对存活的灾民的死亡威胁成为首要的工作，这时一些紧急的卫生服务需要（如中暑、冻伤等）会因随气候条件的变化而变化，但总体上有逐渐增多的趋势。同时，也可能这种需要在条件不同的地区差别很大。国际上的经验，在拉丁美洲受灾地区，只要受灾群众居住在干燥的场所、有足够的衣服、有防风场所，不良气候的暴露带来的死亡风险将大大降低。

五、食物和营养的缺乏

受灾之后若干天都会出现食物的短缺，并有持续的趋势。一方面是由于受灾地区食物储存地的破坏，导致当地现有食物绝对数量的减少；另一方面是食物绝对数量没有减少，食物分配系统的破坏也会减少获得食物的途径，如道路的毁坏、运输车辆的短缺、对当地情况不熟悉，都会使食物的供给出现大范围的紧急短缺。对于一个家庭来说，洪水和海啸通常会毁坏他们的食物和粮食储存，因此带来食物的短缺只能依靠外界的援助。在食物绝对数量不足情况下，营养问题也会显得十分突出，尤其对于一些婴幼儿、老人来说会对其生命造成威胁，增加了他们灾后死亡的概率。因此，至少在灾后短期内，食物分配通常是主要和紧急的需求。

六、水供应困难和环境卫生恶劣

自然灾害发生后饮用水供应系统和排水系统会遭到不同程度的破坏，在灾情严重的地方，饮用水供应系统和排水系统会完全被破坏或十分脆弱，而它们的破坏会引起的严重健康风险是显而易见的。在自然灾害发生后的复杂社会条件下，水是唯一的可以维持生命的资源，灾民出于求生的渴望，在饮用水供应系统瘫痪和无法满足生命需要时往往铤而走险，一些池塘水、灾后形成的内涝水会被首先饮用又造成了疾病暴发的风险，而排水系统的破坏使人、畜排泄物污染环境，尤其是池塘水、内涝水的污染成为非常普遍的现象，增加了疾病在灾民中暴发风险。生活环境和居住环境的卫生由于自然灾害发生后的复杂条件，难以得到保证，蚊蝇滋生、有毒有害的物质泄漏等等是常常面临的问题。

七、精神卫生问题

灾民暴露在以往几乎想象不到的生存环境中，陌生而充满危险，又要想办法生存，压力无法得到缓解，失去亲人的痛苦、生活无着的焦虑、抑郁和神经症成为灾难发生之后主要和紧急的公共卫生问题。由于灾民精神状态的不稳定，往往会出现一些预料不到的事情，绝望中的灾民群体性的精神卫生问题在灾区卫生工作中显得十分突出，需要对其加以心理治疗和干预，这是灾区急需解决的问题。另外，精神卫生问题的高危人群也可能是卫生工作者和那些救援的志愿者，他们还有语言不通难以交流、环境全然陌生不被理解和配合、工作压力增加、身处难以预料的环境中的多重压力。在灾区，只要有可能就应该努力保护家庭和社区的社会环境，增强人们继续生活的希望。国际经验表明，在自然灾害的紧急救援阶段，不加选择地使用镇静剂是非常不可取的。在灾害期间，精神卫生问题十分重要，而且需要在此期间采取处理措施。

八、卫生服务机构的破坏

自然灾害对卫生设施同样也会产生严重的破坏，对依赖卫生机构服务的人群健康带来直接的影响，缺医少药成为一个普遍现象。由于短时间内无法找到设施更好、条件俱备的医疗卫生服务机构和合格的卫生人员，有时医院本身也无法运行。通常的情况是医院和救护中心在房屋结构受损的情况下，利用能够使用的人员和设备，冒险为受灾群众提供卫生服务，但自然灾害也同样威胁着他们的生命，限制了他们对灾民进行救助的能力。因此，卫生机构的破坏是导致灾后急救困难和后续的幸存者死亡的重要原因。1985 年墨西哥城的地震中有 13 所医院倒塌，仅在其中 3 座中就有 866 人死亡，其中有 100 人是卫生工作人员，城市医疗机构中失去将近 6000 个床位。1998 年的飓风使洪都拉斯 23 家医院的供水系统受损或完全破坏，123 家医学中心受到影响。秘鲁报道，1997～1998 年的厄尔尼诺事件中将近 10％的国家卫生设施受损。

我国也是多自然灾害的国家，应该借鉴世界各国灾害卫生的经验，根据自然灾害引起的常见卫生问题的特点开展研究和分析，积极研究对策，为保护人民群众的健康服务。

第二节
自然灾害的应急处理方法

学习目标

1. 了解自然灾害的基础知识。
2. 熟悉暴雨四级预警信号的具体标准和防御指南。
3. 掌握自然灾害发生时的应急处理方法。

一、地震

（一）基础知识

1. 地震的定义

地震是人们通过感觉和仪器监测到的地面震动。地球的结构可分为三层，其状态如鸡蛋。中心层是"蛋黄"——地核；中间是"蛋清"——地幔；外层是"蛋壳"——地壳。地震一般发生在地壳。地震与风雨、雷电一样，是一种极为普遍的自然现象。强烈的地面震动，即强烈地震，会直接或间接造成破坏，成为灾害。凡由地震引起的灾害，统称为地震灾害。

2. 地震三要素

地震发生的时间、地点和强度，称为地震三要素。地点常用经度和纬度来表示，强度用震级 M 来表示。

3. 地震震级

震级是指地震的大小，是表示地震强弱的量度，是以地震仪测定的每次地震活动释放的能量多少来确定的。震级通常用字母 M 表示。我国目前使用的震级标准，是国际上通用的里氏分级表，共分 9 个等级。通常把小于 2.5 级的叫小地震，2.5～4.7 级的叫有感地震，大于 4.7 级的称破坏性地震。震级每相差 1.0 级，能量相差大约 30 倍。一次 6 级地震释放的能量相当于美国投掷在日本广岛的原子弹所具有的能量。一次 7 级地震相当于 32 次 6 级地震，或相当于 1000 次 5 级地震。震级相差 0.1 级，释放的能量平均相差 1.4 倍。

按震级大小可把地震划分为以下几类：弱震震级小于 3 级；有感地震震级等于或大于 3 级、小于或等于 4.5 级；中强震震级大于 4.5 级、小于 6 级；强震震级等于或大于 6 级。其中震级大于或等于 8 级的又称为巨大地震。

（二）地震发生时应急避震

1. 地震发生时学校人员应急避震

在操场或室外时，可原地不动蹲下，双手保护头部，注意避开高大建筑物或危险物。不要回到教室去。地震后应当有组织地撤离。千万不要跳楼，不要站在窗外，不要到阳台上去。

2. 地震发生时楼房内人员应急避震

地震一旦发生，首先要保持清醒、冷静，及时判别震动状况，千万不可在慌乱中跳楼，这一点极为重要。其次，可躲避在坚实的家具下或墙角处，亦可转移到承重墙较多、开间小的厨房或厕所去暂避一时，因为这些地方结合力强尤其是管道经过处理，具有较好的支撑力，抗震系数较大。总之，震时可根据建筑物布局和室内状况，寻找安全空间和通道进行躲避，减少人员伤亡。

（三）震后自救

地震时如被埋压在废墟下，周围又是一片漆黑，只有极小的空间时一定不要惊慌，要沉着，要有生存的信心，相信会有人来救援，要尽量保护自己。

地震后，往往还有多次余震发生，处境可能继续恶化，为了免遭新的伤害，要尽量改善自己所处环境。此时，如果应急包在身旁，将会对脱险起很大作用。

在不利的环境下，首先要保护呼吸畅通，挪开头部、胸部的杂物，闻到煤气、毒气时，用湿衣服等物捂住口、鼻；避开身体上方不结实的倒塌物和其他容易掉落的物体；扩大和稳定生存空间，用砖块、木棍等支撑残垣断壁，以防余震发生后，环境进一步恶化。设法脱离险境，如果找不到脱离险境的通道，尽量保存体力，用石块敲击能发出声响的物体，向外发出呼救信号，不要哭喊、急躁和盲目行动，这样会大量消耗精力和体力，尽可能控制自己的情绪或闭目休息等待救援人员到来。如果受伤，要想办法包扎，避免流血过多。

如果被埋在废墟下的时间比较长，救援人员未到，或者没有听到呼救信号，就要想办法维持自己的生命，防震包中的水和食品一定要节约，尽量寻找食品和饮用水，必要时自己的尿液也能起到解渴作用。

（四）震后互救

地震后，外界救灾队伍不可能立即赶到救灾现场，在这种情况下，为使更多被埋压在废墟下的人员获得宝贵的生命，灾区群众积极投入互救是减轻人员伤亡最及时、最有效的办法。

抢救及时，获救的希望就大。有关资料显示，震后20min获救的救活率达98％以上，震后1h获救的救活率下降到63％。震后2h还无法获救的人员中，窒息死亡人数占死亡总人数的58％，他们不是在地震中因建筑物垮塌砸死，而是窒息死亡，如能及时救助，是完全可以获得生命的。唐山大地震中有几十万人被埋压在废墟中，灾区群众通过自救、互救使大部分被埋压人员获救。由灾区群众参与的互救行动，在整个抗震救灾中起到了无可替代的作用。

（五）施救方法

应根据震后环境和条件的实际情况，采取行之有效的施救方法，将被埋压人员安全地从废墟中救出来。通过了解、搜寻，确定废墟中有人员埋压后，判断其埋压位置，以向废墟中喊话或敲击等方法传递营救信号。

营救过程中，要特别注意埋压人员的安全。一是使用的工具（如铁棒、锄头、棍棒等）不要伤及埋压人员；二是不要破坏了埋压人员所处空间周围的支撑条件，引起新的垮塌，使埋压人员再次遇险；三是应尽快与埋压人员的封闭空间沟通，使新鲜空气流入，挖扒中如尘土太大应喷水降尘，以免埋压者窒息；四是埋压时间较长，一时又难以救出，可设法向埋压者输送饮用水、食品和药品，以维持其生命。

在进行营救行动之前，要有计划、有步骤，哪里该挖、哪里不该挖、哪里该用锄头、哪里该用棍棒都要有所考虑。在营救过程中要有准确的分析和行动，才能收到好的营救效果，盲目行动往往会给营救对象造成新的伤害。

（六）施救步骤和护理

先将被埋压人员的头部从废墟中暴露出来，清除其口鼻内的尘土，以保证其呼吸畅通；对于伤害严重、不能自行离开埋压处的人员，应该设法小心地清除其身上和周围的埋压物，再将被埋压人员抬出废墟，切忌强拉硬拖。对饥渴受伤、窒息较严重，埋压时间又较长的人员，被救出后要用深色布料蒙上其眼睛避免强光刺激；对伤者，根据受伤轻重，采取包扎或送医疗点抢救治疗的措施。

二、泥石流

（一）泥石流的定义

泥石流是由于降水（暴雨、融雪）而形成的一种挟带大量泥砂、石块等固体物质的固液两相流体，呈黏性层流或稀性紊流等运动状态，是高浓度固体和液体的混合颗粒流。

（二）泥石流的危害

泥石流常常具有暴发突然、来势凶猛、迅速之特点，并兼有崩塌、滑坡和洪水破坏的双重作用，其危害程度比单一的崩塌、滑坡和洪水的危害更为广泛和严重。它对人类的危害具体表现在如下四个方面：

1. 对居民点的危害

泥石流最常见的危害之一，是冲进乡镇，摧毁房屋、工厂、企事业单位及其他场所设施，淹没人畜，毁坏土地，甚至造成村毁人亡的灾难。如1969年8月云南省大盈江流域弄璋区南拱泥石流，使新章金、老章金两村被毁，97人丧生，经济损失近百万元。

2. 对公路、铁路的危害

泥石流可直接埋没车站、铁路、公路，推毁路基、桥涵等设施，致使交通中断，还可引起正在运行的火车、汽车颠覆，造成重大的人身伤亡事故。有时泥石流汇入河道，引起河道大幅度变迁，间接毁坏公路、铁路及其他构筑物，甚至迫使道路改线，造成巨大的经济损失。如甘川公路394km处对岸的石门沟，1978年7月暴发泥石流堵塞白龙江，公路因此被淹1km，白龙江改道使长约2km的路基变成了主河道，公路、护岸及渡槽全部被毁。该段线路自1962年以来，由于受对岸泥石流的影响多次被迫改线。

3. 对水利水电工程的危害

主要是冲毁水电站、引水渠道及过沟建筑物，淤埋水电站尾水渠，并淤积水库、磨蚀坝面等。

4. 对矿山的危害

主要是摧毁矿山及其设施，淤埋矿山坑道，伤害矿山人员，造成停工停产，甚至使矿山报废。

（三）泥石流发生时应急避险

山地灾害来势凶猛、威力无比，远比洪水来得突然，也更加惨烈。所以，远离灾害、避开险境是最好的防灾方法。前往山区沟谷旅游，一定事先要了解当地的近期天气实况和未来数日的天气预报及地质灾害气象预报。游客应尽量避免大雨天或连续阴雨天前往这些景区旅游。如恰逢恶劣天气，宁可蒙受经济损失、调整旅游路线，也不可贸然前往。

地质专家指出泥石流、滑坡、崩塌的发生也有迹可循。坡度较陡或坡体成孤立山嘴或为凹形陡坡、坡体上有明显的裂缝、坡体前部存在临空空间或有崩塌物，这说明曾经发生过滑坡或崩塌，今后还可能再次发生；河流突然断流或水势突然加大，并夹有较多柴草、树木，深谷或沟内传来类似火车的轰鸣或闷雷般的声音，沟谷深处突然变得昏暗，还有轻微震动感，这些迹象都能确认沟谷上游已发生泥石流。

沿山谷徒步时，一旦遭遇大雨，要迅速转移到附近安全的高地，离山谷越远越好，不要在谷底过多停留。注意观察周围环境，特别留意是否听到远处山谷传来打雷般声响，如听到要高度警惕，这很可能是泥石流将至的征兆。不幸遇上泥石流，不要惊慌，可采取以下应急避险措施：一旦判断泥石流发生之后应立即逃离，选择最短最安全的路径向沟谷两侧山坡或高地跑，切忌顺着泥石流流动方向跑；不要停留在坡度大、土层厚的凹处；不要上树躲避，因泥石流可扫除沿途一切障碍；避开河（沟）道弯曲的凹岸或地方狭小、高度低的凸岸；不要躲在陡峻的山体下，防止坡面泥石流或崩塌的发生。长时间降雨或暴雨渐小之后，或雨刚停，不能马上返回危险区，泥石流常滞后于降雨暴发。白天降雨较多后，晚上或夜间密切注意雨情，最好提前转移撤离。在山区沟谷中游玩时，切忌在沟道处或沟内的低平处搭建宿营棚。游客切忌在危岩附近停留，不能在凹形陡坡危岩突出的地方避雨、休息和穿行，不能攀登危岩。

三、雷电

（一）雷电的定义

雷电是在雷暴天气条件下发生的伴有电闪和雷鸣的一种自然现象。雷电产生于对流旺盛的积雨云中，常伴有强烈的阵风和暴雨，有时还伴有冰雹或龙卷风。

（二）雷电的益处

人们了解更多的是雷电给人们的生命财产带来的灾害，雷电对于人类来说也有它不可抹灭的"功绩"，这是大自然对人类无偿的恩赐。

1. 制造氮肥

雷电很重要的功绩是制造氮肥。雷电过程离不了闪电，闪电的温度是极高的，一般在$3×10^4$℃以上，是太阳表面温度的 5 倍。闪电还会造成高电压。在高温高电压条件下，空气分子会发生电离，等它们重新结合时，其中的氮和氧就会化合为 NO 和 NO_2，并溶解在雨水中降落至地面，成为天然氮肥。据测算，全球每年仅因雷电落到地面的氮肥就有$4×10^9$t。如果这些氮肥全部落到陆地上，等于每亩地面施了约 2kg 氮肥，相当于 10kg 硫酸铵。

2. 促进生物生长

雷电还能促进生物生长。雷电在发生时，地面和天空间电场强度可达到每厘米 1 万伏以上。受这样强大的电位差的影响，植物的光合作用和呼吸作用增强，因此，雷雨后 1～2 天内植物生长和新陈代谢特别旺盛。有人用闪电刺激作物，发现豌豆提早分枝，而且分枝数目增多，开花期也早了半个月；玉米抽穗提早了 7 天；白菜增产了 15%～20%。不仅如此，如果作物生长期能遇上 5～6 场雷雨，其成熟期也将提前一星期左右。

3. 制造负氧离子

雷电能制造负氧离子。负氧离子又称"空气维生素"，可以起到消毒杀菌、净化空气的作用。在雷雨后，空气中高浓度的负氧离子，使得空气格外清新，人们感觉心旷神怡。实验表明，负氧离子对人体健康很有利。

4. 是无污染的能源

雷电是一种无污染的能源。它一次放电能达 1 亿～10 亿 J，中国成语中就有"雷霆万钧"一词。利用这种巨大的冲击力，可以夯实松软的土地，从而为建筑工程节省大量的能源。根据高频感应加热原理，利用雷电产生的高温，可使岩石内的水分膨胀，达到破碎岩石、开采矿石之目的。遗憾的是，人类目前还无法对它加以利用。

（三）雷电的危害

长期以来，雷电一直以直击雷的形式给人类及地球上的生物以及人类文明带来灾难性的打击。雷电灾害已被联合国有关部门列为最严重的十种自然灾害之一，被中国电工委员会称为"电子时代的一大公害"。

雷电产生的高温、猛烈的冲击波以及强烈的电磁辐射等物理效应，使其能在瞬间产生巨大的破坏作用。常常会造成人员伤亡，击毁建筑物、供配电系统、通信设备，引起森林火灾，造成计算机信息系统中断，仓库、炼油厂、油田等燃烧甚至爆炸，危害人民财产安全和人身安全，对航空航天等运载工具威胁很大。

据统计，闪电的受害者有 2/3 以上是在户外受到袭击。他们每三个人中能有两个幸存。在被闪电击死的人中，85％是男性，年龄大都在 10～35 岁之间。死者以在树下避雷雨的最多。

我国是一个自然灾害多发的国家，跟地理位置有着不可分割的关系，雷电灾害在我国也时有发生，最为严重的是广东省南部地区。

（四）雷电距离的判断

判断何时雷电将到达的最简单方法：当听到雷声时，通过计算与看见闪电的间隔时间长短来判断其所处位置与雷击处的距离。由于光速比声速大约快 100 万倍，因此在闪电与伴随的雷声之间，会有一定的时间差。如果看见闪电和听见雷声之间，时间间隔 5s，表示雷击发生在离自己约 1.5km 左右的位置；如果是 1s，也就是一眨眼的时间就听见雷声，说明雷击位置就在附近 300m 处。

当遇到雷暴天气时，要记住每次看见闪电与听到雷声的时间间隔是越来越长，还是越来越短，以此来判断雷电是逐渐远离而去，还是越来越近。

（五）雷击的形式

直击雷是带电积云接近地面至一定程度时，与地面目标之间的强烈放电。直击雷一般有直接雷击和间接雷击两种形式。

（1）直接雷击（包括雷电直击、雷电侧击）　在雷电活动区内，雷电直接通过人体、建筑物、设备等对地放电产生的电击现象。

（2）间接雷击　主要是直击雷辐射脉冲的电磁场效应和通过导体传导的雷电流，比如以雷电波侵入、雷电反击等形式侵入建筑物内，导致建筑物、设备损坏或人身伤亡的雷击现象。雷电波侵入是指雷击发生时，雷电直接击中架空或埋地较浅的金属管道、线缆，强大的雷电流沿着这些管线侵入室内。雷电反击是指直击雷防护装置（如避雷针）在引导强大的雷电流流入大地时，在它的引下线、接地体以及与它们相连接的金属导体会产生非常高的电压，对周围与它们邻近却没有与它们连接的金属物体、设备、线路、人体之间产生巨大的电位差，这个电位差会引起闪络。

（六）防雷措施

防雷主要应掌握两条原则：一是要远离可能被雷击的物体和场所；二是设法使自己及随身携带的物品不成为雷击"目标"。

1. 室内防雷

通常雷电侵入室内有 3 条主要途径：一是从电源线入侵；二是从信号线（如通信线路、电视天线、计算机网络）入侵；三是雷击大地形成的反击。因此，建筑物上的避雷针只能解决建筑物本身的防雷问题，而无法使接通电源的各种电器，尤其具有信号接收功能的电视机、电话机、电脑等免受雷击。所以，在雷雨天，人们应特别重视电器设备的防雷，否则，极有可能给家庭造成不必要的损失。具体地说，夏季室内防雷应注意做好以下几点：

① 雷电交加时，勿拨打手机或有线电话，应在雷电过后再拨打，以防雷电波沿通信信号入侵，造成人员伤亡。在室内时，切断暂时可以不用的电器设备，不要靠近炉子等带金属的设备，也不要赤脚站在泥地或水泥地上。

② 发生雷电时，应关闭电视机、电脑，更不能使用电视机的室外天线，若雷电一旦击中电视天线，就会沿着电缆线传入室内，威胁电器和人身安全。

③ 打雷时，不要开窗户，不要把头或手伸出户外，更不要用手触摸窗户的金属架，以防受到雷击。

④ 尽可能地关闭各类家用电器，并拔掉电源插头，以防雷电从电源线入侵，造成火灾或人员触电伤亡。

2．室外防雷

天空突然阴暗，并伴有闪电时，应尽快躲到有遮蔽物的安全地方，装有避雷针的建筑物或有金属顶的各种车辆都可以作为避雷场所；如果衣服被淋湿，不要靠近潮湿的墙壁。如果在野外遇到雷雨，千万别站在孤立的高楼、电线杆、烟囱、房角、房檐、大树、高塔、广告牌下躲雨，不要在小型无防雷设施的建筑物、车库、车棚、铁栅栏、金属晒衣绳、架空金属体以及铁路轨道附近停留，不要在河里游泳或划船。

遇到雷雨天气时，不要骑自行车、摩托车或开拖拉机，不要把带金属的东西扛在肩上。遇到雷电天气时，不要几个人拥挤成堆，人与人不要相互接触，以防电流互相传导；不要在户外拨打手机。

3．车中防雷

天空电闪雷鸣，若正在驾驶车辆，首先，不要将车停在空旷的空地或高地上，这样容易引雷，停放地应远离大树、广告牌、高大的烟囱等，不要去触摸车窗把手、换挡杆、方向盘等，把双手放在大腿上，等待雷电天气过去；其次，不要忘记收回汽车天线，并切记关掉发动机引擎、音响系统、收音机等设备；最后，不要轻易下车，并关好车门车窗，使车辆形成一个完全封闭的空间。

4．高山旅游景区防雷

在野外遇雷暴时应遵循以下原则：不要在山顶、山脊、开阔地带或建筑物顶部停留；不要从避雷针及其引下线附近、铁栅栏和架空线附近经过；不要在岩石旁或孤立的大树下躲避。应尽可能躲避到金属顶的车辆内、有防雷装置的建筑物内或较深而且顶部没有裂缝的山洞内。如果一时无法找到合适的场所，最好就近选择低平处，穿好雨衣、胶鞋，两脚并拢蹲下，双手抱膝，把头埋于双膝之间，以尽量降低人的高度，减小接闪面积。

除了掌握一些必要的防雷知识外，还应做到：出游前大概了解游览地的地形地貌，以便在雷暴发生时及时选择合适的地点躲避；随时了解当地天气预报，尤其注意气象部门发布的雷电预警；夏季在山区旅游时应穿橡胶鞋，不要使用金属把柄的雨伞或导游旗帜；遭遇雷雨天气时不要使用手机、电话手表以及其他无线通信设备；雷暴发生时不要大步奔跑，以免引起的跨步电压致人伤亡。

（七）雷击的伤害和急救

1. 雷击的伤害

近几年，医院急诊科收治的被雷电击伤的人仍以旷野露天作业者居多。一旦被雷击中，会对人体造成三种致命伤害。

一是伤害神经和心脏。强大的闪电脉冲电流通过心脏时，受害者会出现血管痉挛、心搏停止；雷电电流伤害大脑神经中枢时，会使受害者停止呼吸。

二是烧伤。电流、电压作用于周围空气，出现局部高温，瞬间温度可达两三千摄氏度以上。强大的电流通过人体时会造成电灼伤、肌肉闪电性麻痹甚至烧焦。

三是雷电冲击波造成的内伤。这部分患者遭受雷击后，可能表面看着没什么事，其实已经有颅骨骨折和内脏损伤。有的人送来医院的时候看外表好好的，但过两三天就死了。

2. 雷击的急救

遭雷击后可做人工呼吸和胸外心脏按压等进行急救。

雷电伤人是经常发生的，被雷击中者通常会发生心脏停搏、呼吸停止的现象，这可能是一种雷击"假死"的现象，要立即做现场抢救。抢救雷击伤员时，应首先救治近乎死亡者。施救的人首先要注意安全。事发地有招雷因素，应转移到安全环境后，第一时间做胸外心脏按压和人工呼吸，边做边拨打"120"，坚持到救护人员到来。有些人错误地认为，被雷击中的人体内还有电，而不敢去触摸，导致错过最佳抢救时间。

一般抢救时间不得少于 60～90min，直到使触电者恢复呼吸、心跳，或确诊已无生还希望时为止。现场抢救最好能两人分别施行口对口人工呼吸及胸外心脏按压，以 1：5 的比例进行，即人工呼吸 1 次，心脏按压 5 次。如现场抢救仅有 1 人，用 15：2 的比例进行胸外心脏按压和人工呼吸，即先做胸外心脏按压 15 次，再口对口人工呼吸 2 次，如此交替进行，抢救一定要坚持到底。

此外，要注意给伤者保温。若有狂躁不安、痉挛抽搐等症状时，还要为其做头部冷敷处理。对电灼伤的局部，在急救条件下，只需保持干燥或包扎即可。雷击还可能使伤者的衣服着火，如果伤者衣服着火，马上让他躺下，使火焰不致烧及面部，也可往伤者身上泼水，或者用厚外衣、毯子把伤者裹住以扑灭火焰。先用冷水冷却伤处，然后再用干净布块包扎，送医院治疗。

雷电冲击波对人体的伤害是迟发性的。遭受雷击后，就算自我感觉没事，也最好去医院做检查，确认是否有内脏、骨骼损伤。

每个人的体质不同，生物电阻也不同。有研究显示，皮肤油腻、身体潮湿、皮肤温度过高或过低、精神压抑者，体内电阻较小，这部分人更容易遭受雷击。根据"电流＝电压÷电阻"，这部分人一旦被雷击，通过身体的电流量也相对较大，更容易重伤毙命。

四、暴雨

（一）暴雨的定义

暴雨是指短时间内产生较强降雨（24h 降雨量≥50mm）的天气现象。

（二） 暴雨等级划分

在气象上，对"暴雨"有着严格的量级规定，见表6-1。

表6-1　暴雨等级划分

等级	12h降雨量/mm	24h降雨量/mm
暴雨	30.0～69.9	50.0～99.9
大暴雨	70.0～139.9	100.0～249.9
特大暴雨	≥140.0	≥250.0

不过，在我国西北地区的多数地方，年降雨量本身就很少，日降雨量达到50mm的机会更少。如果按常规的标准，西北地区很难达到暴雨量级。实际上，西北地区也会出现较强的短时降雨，导致灾害发生。因此，有的地方根据各自的实际情况重新划定标准，如以日降雨量≥25mm或≥30mm等作为暴雨标准。

（三） 暴雨的危害与影响

1. 涝渍灾害

由于暴雨急而大，排水不畅易引起积水成涝，土壤孔隙被水充满，造成陆生植物根系缺氧，使根系生理活动受到抑制，导致作物受害而减产。

在城镇，当雨水过多而超过排水能力时，水就会在路面流动，地势低的地方形成积水，造成城市内涝，对交通运输、工业生产、商业活动、市民日常生活等影响极大。

2. 洪水灾害

由暴雨引起的洪水淹没作物，使作物新陈代谢难以正常进行而发生各种伤害，淹水越深，淹没时间越长，对农业、林业和渔业等危害越严重。

暴雨造成江河泛滥，还会引发山洪、滑坡、泥石流等地质灾害，不仅危害农作物，而且还冲毁农舍和工农设施、道路等，甚至造成人畜伤亡和严重经济损失。

我国历史上的洪涝灾害，大部分都是由暴雨引起的，像1954年7月长江流域大洪涝、1963年8月河北的洪水、1975年8月河南大水、1991年江淮大水、1998年长江全流域特大洪涝灾害等，都造成了严重的经济损失。

（四） 暴雨防范措施

省级及以下气象部门发布蓝、黄、橙、红四级预警信号，其严重程度，由低到高递增。这四级预警信号有各自的具体标准和防御指南。

1. 四级预警信号的具体标准

（1）暴雨蓝色预警信号的标准　12h内降雨量将达50mm以上，或者已达50mm以上且降雨可能持续。

（2）暴雨黄色预警信号的标准　6h内降雨量将达50mm以上，或者已达50mm以上且降雨可能持续。

（3）暴雨橙色预警信号的标准　3h内降雨量将达50mm以上，或者已达50mm以上且降雨可能持续。

（4）暴雨红色预警信号的标准　3h 内降雨量将达 100mm 以上，或者已达 100mm 以上且降雨可能持续。

2. 四级预警信号的防御指南

（1）蓝色预警　在暴雨蓝色预警发布后，相关部门应按照职责做好防暴雨准备工作；学校、幼儿园采取适当措施，保证学生和幼儿安全；驾驶人员应当注意道路积水和交通阻塞，确保安全；检查城市、农田、鱼塘排水系统，做好排涝准备。公众应尽快进入安全建筑物内躲避，最好待在屋里，远离窗户；在室外不要在大树底下避雨，不要拿着金属物品及接打手机，以防雷击。

（2）黄色预警　在暴雨黄色预警发布后，交通管理部门应当根据路况，在强降雨路段采取交通管制措施，在积水路段实行交通引导，积水深度超过排气管时应采取道路封闭措施；立交桥涵洞出现积水后，政府相关部门应立即封锁立交桥并设立警示标志；大面积积水的低洼路段，相关部门应及时疏通排水口；检查城市、农田、鱼塘排水系统，采取必要的排涝措施。

公众最好不要在下大雨时骑自行车或开车，尽量避免车辆在积水中行驶。暴雨来临后，立即将车开到地势较高处停放，千万不要停放在地势低洼处。切断低洼地带有危险的室外电源，暂停在空旷地方的户外作业，转移危险地带人员和危房居民到安全场所避雨；特别注意夜间的暴雨，提防破旧受损房屋倒塌伤人。

（3）橙色预警和红色预警　在中央气象台暴雨橙色预警或红色预警发布后，暴雨可能已经或即将导致该区域的江河湖泊水位上涨、地面交通中断、输电线路中断等灾害。各有关部门应立即进入应急岗位，进行严密监控并采取救援措施；处于山地、丘陵、河流附近的人员应马上撤离至安全地区；大型群体性活动组织者应立即停止活动并妥善安置或设法安全疏散人群；医院、学校等各单位应坚决采取措施保障本单位人员安全，停止外出；人们应立即寻找安全建筑回避，驾驶员如果遇到车辆熄火或者无法正常行驶时，应观察地表径流情况，如果径流在迅速汇集应果断弃车躲避，等待降雨停止再行转移车辆；预警区域各单位和人员应及时收听收看有关部门应急信息和气象预警信息。

（五）城市内涝避险自救

城市内涝是指由于强降水或连续性降水超过城市排水能力，致使城市内产生积水灾害的现象。造成内涝的客观原因是降雨强度大，范围集中。降雨特别急的地方可能形成积水，降雨强度比较大、时间比较长也有可能形成积水。

一个地区短期内连降暴雨，容易发生内涝。如果我们在外遇到内涝可以有以下应急措施：

（1）受到内涝威胁，如果时间充裕，应向楼顶、站台等高处转移；在措手不及，已经受到洪水包围的情况下，要尽可能利用船只、木排、门板、木床等，做水上转移。

（2）洪水来得太快，已经来不及转移时，要立即爬上屋顶、楼房、高屋、高墙，做暂时避险，等待援救。不要单身游水转移。

（3）发现高压线铁塔倾倒、电线低垂或断折，要远离避险，不可触摸或接近，防止触电。

（4）积水淹没车辆时，几分钟即可灌满整个车身内部，如果可以打开车门，应迅速逃离；如果车门锁死，第一时间选择破窗逃离。车窗被打破后碎玻璃很有可能割伤身体，可以使用脚垫、衣物等垫在尖锐断茬处。

（六）暴雨过后预防传染病

暴雨过后，由于天气潮湿，细菌易滋生；另外，水灾过后，水源易遭到污染，食物容易变质，再加上一些人员接触污水机会增多，因此各类传染病极易传播。暴雨过后可能大面积传播的传染病有伤寒、霍乱、钩端螺旋体病、血吸虫病、甲肝、戊肝、细菌性痢疾、"红眼病"、皮肤癣病等。

面对暴雨、洪水带来的生活环境恶化、环境污染严重、传染病容易流行等问题，必须采取强有力措施，严防传染病的暴发流行，其中，改善住宿条件和饮食饮水卫生是当务之急。具体防治措施包括：

第一，治理环境卫生，严防水体污染。及时清理倒塌房屋，在清理垃圾、粪便等之前，要先进行清洁和消毒，严禁接触各种污染水体，做到不喝生水。在洪水围困期，要加强对水体污染的监测和管理。政府环保部门，要根据当地气象特征、水文条件和污染源排污情况，制定水污染事故应急预案。对于被洪水淹没、污染的水源或蓄水池，应立即清理修复，重新蓄水后做一次彻底消毒，并清除周围 50m 以内的厕所、粪坑、垃圾以及动物尸体等污染物。建立水源保护制度，设岗看管。凡被洪水淹没、污染的水源和蓄水池，卫生防疫部门对水质要进行检测；凡严重污染者，一律封闭，待彻底处理后方可使用。对浑浊的水源要加入硫酸铝、明矾、三氯化铁等使水中带负电荷的硅、腐殖微粒互相吸引而下沉；可用漂白粉或碘酊对饮用水予以消毒。

第二，做好自我防护。大范围开展灭蚊、灭蝇和灭鼠工作，清除滋生地。同时，要加强自我防护，搭建防蚊帐，涂抹驱蚊剂。尽量不赤足接触江河湖水，下田劳动要穿田靴、戴防护手套，以避免感染钩端螺旋体病、血吸虫病等。血吸虫流行区口服吡喹酮，可预防血吸虫病；口服强力霉素或土霉素，可预防霍乱及副霍乱；注射钩端螺旋体疫苗，可预防钩端螺旋体病等。同时要避免过度疲劳，要有足够的睡眠，以筑起体内免疫屏障。

第三，注意食品卫生，严格做到"十不"，杜绝"病从口入"。不吃淹死或死因不明的家禽家畜肉；不吃腐败变质的食品；不吃霉变的食物和糕点；不使用污水洗瓜果、碗筷；不喝生水；不将生熟食品混在一起；不搞集聚和野餐活动；不用脏水漱口；不吃生冷食品或凉拌菜；不共用毛巾和牙刷。除注意饮食以外，最好每餐都吃醋和蒜，既能增加胃内酸度，又能增强胃肠道的防御能力，在吃凉拌菜时，更不要忘记加些醋和蒜泥。

第四，积极做好卫生宣教工作，普及防病抗病知识。实践证明，一些灾区之所以疾病流行，在很大程度上与人们对疾病预防工作认识不到位或大灾过后的麻痹松懈有关。因此，要做到防患于未然，当地医务人员和防疫工作者要深入灾区开展群众性健康教育活动，普及防病知识，实行集体预防和个人预防相结合、主动预防与被动免疫相结合，让灾区人民提高防病意识、自觉主动地采取防范措施、养成良好的卫生习惯、提高自我保健和防护能力。

第五，防疫部门要做好洪水过后的消毒、杀虫、灭鼠工作指导，提供药品、器械和技术指导。常用消毒药品有二氯异氰尿酸钠、漂白粉、净水片，常用杀虫药品有残杀威、马拉硫磷、氯氰菊酯、氯硝柳胺。灭鼠则可以采用鼠夹、鼠笼、溴敌隆毒饵、粘鼠板等。常用的喷雾器械有各类背负式机动喷雾机、手提气压式喷雾器、热烟雾机、车载式超低容量喷雾机、飞机超低容量喷雾装置、大面积车载喷粉机等。

第六，加强疫情监测和医学观察。坚持早发现、早报告、早隔离、早治疗，把疫情控制在萌芽之中。注意各种传染病的发生及流行趋势、疫情动态，及时报告传染病和可疑传染病，严格隔离制度。参加抗洪的人员离开灾区后，要对他们进行医学观察，观察时间要超过传染病的潜伏期。

五、高温

（一）高温的定义

我国气象学上，高温是指日最高气温达到 35℃ 以上的天气。我国气象学上将连续 3 天以上最高气温达到 35℃ 及以上，或连续两天最高气温达到 35℃ 及以上并有 1 天最高气温达到 38℃ 及以上的天气过程称为高温热浪。目前国际上还没有统一的高温热浪标准。

（二）高温天气的形成原因

虽然全球各地高温的标准不尽相同，但各地高温天气的形成原因却是大同小异。我们主要从以下三个方面来分析：

1. 全球变暖提供气候背景

当前，全球变暖的趋势已毋庸置疑，近 130 多年来，全球地表平均温度始终处于增长趋势。过去的几十年，每个十年的都比前一个十年更加温暖。而 2011～2015 年是有记录以来最热的五年期，在全球变暖的影响下，极端高温事件也越来越频繁。以欧洲为例，2013 年、2015 年、2017 年、2018 年都发生了较严重的高温事件，高温强度也越来越大，范围越来越广。在我国，极端高温事件在 20 世纪 90 年代中期以来明显增多。2018 年，"历史最热夏季拉响 33 天高温预警"入选国内十大天气气候事件。

2. 天气系统触发

高温的形成往往是由特定的天气系统直接导致的，其中最典型、最常见的就是有着"高温使者"称号的副热带高压。在副热带高压控制下，气流下沉、晴热少雨。副热带高压是在南北半球副热带地区出现的暖性高压系统，是夏季影响我国天气的主要天气系统。由于副热带高压的内部盛行下沉气流，空气增温强烈，同时气压梯度较小，几乎没有什么风，因而在副热带高压控制的地区，往往以晴朗少云的高温天气为主。如果副热带高压强盛，则该地区就会出现干旱等灾害。除副热带高压外，大陆暖高压、热带气旋、热低压、弱冷锋等天气系统也会催生高温热浪。

3. 城市热岛效应"火上浇油"

城市热岛效应指的是城市中心比郊区温度高的现象，世界上热岛效应最强的是中高纬度的大中城市，德国柏林城区与郊区的温差曾一度高达 13.3℃。

如今，随着城市化进程加快，城市热岛效应更加明显，对高温天气无疑起到了推波助澜的作用。正是在这些因素的共同作用下，高温天气就火热"出炉"了。

（三）高温天气自我防护

1. 高温天气出行防护

（1）避开高温时段　尽量避免或减少户外活动，尤其是 10～16 时不要在烈日下外出运动。浑身大汗时，不宜立即用冷水洗澡。若有人中暑，要迅速抬至阴凉通风处，马上拨打"120"求救。

（2）避开暴晒路段　在阳光强烈照射下，水泥路、柏油路的温度会比实际预报温度偏高，应避开"头顶直晒，脚下暴烤"的路段。若外出，应采取必要的防护措施，如打遮阳伞、穿浅色衣，并带上充足的水和防暑药品。不要长时间在太阳下直晒，注意到阴凉处休息。

（3）避免阳光下疾走　天气炎热，人体体表血管不断扩张，血液集中于体表，心脏、大脑易供血不足，高温阳光下疾走会加重心脏负担。

（4）避开人群聚集区　人群聚集地，由于空气流通性较差，易给身体带来不适。

2. 中暑及防护

中暑是人体在高温和热辐射的长时间作用下，机体体温调节出现障碍，水、电解质代谢紊乱及神经系统功能损害的总称，是热平衡功能紊乱而引发的一种急症。根据临床表现的轻重，中暑可分为先兆中暑、轻症中暑和重症中暑，它们之间的关系是渐进的。

（1）先兆中暑　高温环境下，出现头痛、头晕、口渴、多汗、四肢无力发酸、注意力不集中、动作不协调等症状，体温正常或略有升高。

处理：及时离开高温环境，转移到阴凉通风处，补充水和盐分。

（2）轻症中暑　体温往往在 38℃ 以上，除头晕、口渴外，往往有面色潮红、大量出汗、皮肤灼热等表现，或出现四肢湿冷、面色苍白、血压下降、脉搏增快等现象。

处理：让患者立即离开高热环境，解开衣扣，补充水和盐分，及时去医院就诊。

（3）重症中暑　顾名思义，是中暑情况最严重的一种，如不及时救治将会危及生命。这类中暑又可分为四种类型：热痉挛、热衰竭、日射病和热射病。

处理：让患者立即离开高热环境，及时到医院就诊。

3. 高温天气注意防范食物中毒

高温天气气温高、湿度大，细菌繁殖迅速，食物容易腐败变质。食物中毒主要表现为腹痛、腹泻、恶心、呕吐等胃肠道症状，严重的可能危及生命。高温天气适量饮淡盐水、凉茶、绿豆汤等；不可吃过多冷饮；宜吃清淡食物，不宜吃剩菜剩饭。生熟食不共用刀具和案板，防止熟食被细菌污染。冰箱里存放的食物应尽快吃完，冷冻食品进食前要加热。

六、大风

（一）大风的定义

风即空气的流动现象，气象学中常指空气相对于地面的水平运动，它是一个同时具有大小和方向的量，用风向和风速（或风力）表示。当瞬时风速≥17.2m/s，即风力达到8级以上时，就称作大风。8级以上的大风对航运、高空作业等威胁很大。台风、冷空气影响和强对流天气发生时均可出现大风。大风可掀翻船只、拔起大树、吹落果实、折断电线杆、毁坏房屋和车辆，还能引起海上的风暴潮、助长火灾等。

（二）大风的危害

1. 大风对农业的危害

大风对农作物的危害包括机械性损伤和生理损害两方面。机械性损伤是指作物折枝损叶、落花落果、授粉不良、倒伏、断根和落粒等；生理损害是指作物水分代谢失调，加大蒸腾，植株因失水而凋萎。

大风还会造成土壤风蚀、沙丘移动而毁坏农田。在干旱地区盲目垦荒，大风将导致土地沙漠化。北方早春的大风，常使树木发生风害，出现偏冠和偏心现象。大风还能传播病原体，高空风是黏虫、稻飞虱、稻纵卷叶螟、飞蝗等害虫长距离迁飞的气象条件，造成植物病虫害蔓延。

2. 大风对畜牧业的危害

大风使牧草因失水而干枯，其产量和质量均会下降。大风对牧草的生理损害与大风对农作物的生理损害相同。

草原上的畜群遇上大风天气，正常采食会受到影响；连续多日的大风可使畜群的整体体质下降，抵抗疫病的能力降低。冬春季出现大风，幼弱牲畜因体热耗散大增，常互相拥挤成堆，有时会因挤压而造成死亡。

3. 大风对环境的危害

大风会加剧其他自然灾害（干旱、雷雨、冰雹、盐渍化、荒漠化等）的危害程度。例如，大风能剥蚀土壤，加速土壤沙化，促使半固定沙丘活化和流动沙丘前移，导致荒漠化进程加快；雷雨时常伴随大风，瞬时风力可达9～10级，狂风暴雨往往会造成灾害。

4. 大风对人民生命财产和其他各行业的危害

大风造成人员直接或间接伤亡的事件时有发生。大风经常会吹倒不牢固的建筑物、高空作业的吊车、广告牌、通信电力设备、电线杆、树木等，造成财产损失和人员伤亡。

（三）大风降温时如何防病保健

1. 出门戴口罩

口鼻是呼吸道的门户，建议出门时最好戴上纱布口罩，可以抵抗细菌、病毒的入侵，避免感冒、气管炎、肺炎等疾病。应注意每天更换口罩。身体在保证不冷的前提下，不宜捂得过严，捂出汗反而会降低免疫力。

2. 心血管患者上午别出门

气温骤降，容易诱发脑梗死、心肌梗死等疾病。心脑血管患者除了必要的保暖外，大风天尽量别出门，若非出去不可，最好在上午10点以后；外出时最好随身携带速效救心丸、硝酸甘油等药物。

3. 异物入眼千万别揉

大风天气容易导致异物进入眼睛里，此时不要揉，否则易使异物划伤角膜，还可能导致异物嵌入角膜内，从而造成感染发炎，可多眨眼睛促进泪液分泌，将其排出。

4. 别让皮肤受伤

大风会加速皮肤水分的流失，时间一长，皮肤容易变得粗糙、脱屑，甚至引发皲裂、瘙痒症等。建议洗脸水温控制在 20～37℃，选用保湿效果较好的护肤品。

5. 大风降温时要防冻疮

气温骤降、天气寒冷时，大家一定要谨防冻疮。冻疮常见于冬季，其是由气候寒冷引起的局部皮肤反复红斑、肿胀性损害，严重的人还会出现水疱、溃疡。冻疮会在气候转暖后自愈，但比较容易复发。

部分正常人在大风天气下也可能会感到关节疼痛，所以做好保暖非常重要。骑车出行的人，不妨戴上护膝、护腕，保护关节。

6. 不走小巷

城市里不少地方会因建筑物阻挡，在一定区域形成"狭管风"，风速较高，因此尽量不走小巷。此外，外出时还需注意广告架、宣传栏、大树上吹下来的重物等。

 ——————— 练习题

一、选择题（每题仅有一个正确答案）

1. 下列地理事件属于自然灾害的是（　　　）。

A. 太平洋海底火山爆发　　　　　　B. 天然气泄漏

C. 汶川大地震　　　　　　　　　　D. 化工厂爆炸导致松花江污染

2. 当地震发生时，下列哪种自救方式是错误的？（　　　）

A. 在楼上，应尽快使用电梯离开大楼

B. 在野外，应远离斜坡，躲避到空旷地方

C. 在家里应尽快躲到坚固的桌椅下

D. 在教室，不要急于跑下楼梯，以免互相挤踏

3. 地震发生时，在学校应急避震正确的是（　　　）。

A. 站到阳台避险　　　B. 在室外时，避开高大建筑物原地不动蹲下，双手保护头部

C. 楼层低可跳楼自救　　D. 站在窗外呼救

4. 泥石流发生时，下列避险错误的是（　　　）。

A. 沿山谷徒步时，不要在谷底过多停留

B. 不要停留在坡度大、土层厚的凹处

C. 可在陡峻山体下搭建宿营棚

D. 不能在凹形陡坡危岩突出的地方避雨、休息和穿行

5. 下列选项可以作为雷电天气躲避场所的是（　　　）。

A. 室外车棚   B. 树下

C. 房角、房檐   D. 关闭引擎的封闭汽车

6. 气象部门发布预警信号，下列哪项程度是最严重的？（   ）

A. 蓝   B. 黄   C. 橙   D. 红

7. 高温是指日最高气温达到（   ）以上的天气。

A. 33℃   B. 35℃   C. 37℃   D. 40℃

8. 哪个不是高温天气出行防护措施？（   ）

A. 疾行快走减少曝晒   B. 避开高温时段

C. 避开暴晒路段   D. 避开人群聚集区

9. 有关高温天气注意防范食物中毒的说法错误的是 （   ）。

A. 多吃冷食，预防中暑   B. 不宜吃剩菜剩饭

C. 防止熟食被细菌污染   D. 冷冻食品进食前要加热

10. 关于大风降温时如何防病保健的说法错误的是 （   ）。

A. 出门戴口罩   B. 心血管患者上午别出门

C. 大风降温要防冻疮   D. 尽量走小巷，躲避大风

二、判断题

1. 地震时楼房内人员应急避震可躲避在坚实的家具下，或墙角处，亦可转移到承重墙较多处去暂避一时。（   ）

2. 野外扎营时，要选择平整的高地作为营址，尽量避开有滚石和大量堆积物的山坡下或山谷、沟底。（   ）

3. 如果在野外遇到雷雨天气，可在大树下躲雨。（   ）

4. 天空电闪雷鸣，若正在驾驶车辆，无须关掉发动机引擎，只需将音响系统、收音机关掉。（   ）

5. 大风天气容易导致异物进入眼睛里，可将异物揉出。（   ）

6. 旅游途中，突发泥石流，向垂直于泥石流流向的山坡上跑。（   ）

7. 遇到雷电时不能把带金属的东西扛在肩上，不能在户外拨打手机。（   ）

8. 发生城市内涝时，发现电线低垂或断折，要远离避险，防止触电。（   ）

9. 地震发生时，身处楼房第三层，选择跳楼方式进行自救。（   ）

10. 海啸来袭，近距离围观。（   ）

三、简答题

1. 结合自己家乡所在地或出行地的情况，说明自救和互救的内涵和重要性。

2. 地震后，在手电、火柴、蜡烛中你会选择什么来照明？能否用金属哨子、手机来帮助呼救？如何用？

3. 一般来说，大灾之后必有大疫，但2008年的四川汶川大地震实现了大灾之后无大疫，我们应该得到什么启示？

4. 我们人类如何利用自身的智慧与力量来应对突发性的自然灾害？

5. 中暑的防护措施有哪些？

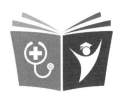

CHAPTER
SEVEN

第七章

科学运动指导

学习要点

青少年的健康是实现梦想的基石，不仅关系到中国梦的实现，也关系到每一个家庭的幸福。科学体育锻炼助力梦想，健康守护梦想。只有科学锻炼才能更为有效地增强体质，磨炼意志，全面发展，为一生的健康幸福和实现梦想打下坚实的基础。本章内容主要从运动与健康的关系入手，详细论述了适宜的运动项目、强度选择，以及青少年合理的运动与体重控制，并在此基础上论述了运动处方的制定。

第一节
体育锻炼与健康

学习目标

1. 了解身体健全的内涵。
2. 了解锻炼的益处。

一、身体健全

身体健全是指能够精力充沛、才思敏捷地做好日常工作而不感觉十分疲劳，并且还有足够的精力积极参加业余活动。身体健全包括三项基本要素：柔韧性、心血管功能或有氧运动能力、肌肉力量和耐力。

柔韧性是指围绕特定运动的范围，如弯腰、摸脚趾或转身体的幅度。如果不经常练习或者不充分活动，肌肉和肌腱、韧带等结缔组织均会缩短和变得较僵硬。

心血管功能是指心脏能有效地向全身泵血的能力，这种能力可以通过有氧运动来实现。有氧运动是指在运动过程中，吸入体内的氧气量稍多于或者等于身体的消耗，也就是说有氧运动是进行费力的充分活动，但不到上气不接下气的程度，如快步走、游泳等。

肌肉力量和耐力是指一次举起、推开或按住的最大重量并保持一定时间的能力。

二、锻炼的益处

锻炼能使身体处于最佳的运行状态。通过经常运动，心脏会更强壮，静息心率和脉搏会变慢，血压也会比往常略低。

经常性的体育锻炼能加固骨骼、增强关节的柔韧性、促进消化和排泄，能加快新陈代谢，消耗身体更多的热量，减少体内的脂肪，还有可能降低发生糖尿病的危险。此外，运动能增加血液中的溶栓物质，有助于预防脑血管病、心肌梗死和肺栓塞。经常的、充满活力的锻炼能使人延年益寿。

1. 强健心肺

据美国疾病控制和预防中心（CDC）发现，运动不足是美国人因冠心病死亡的头号可预防的原因。很少活动的人死于心肌梗死的危险是经常运动者的 2 倍。除了对心脏的作用外，运动还能使肺的活动更有效率，吸入更多的氧气，增加肺活量，能提供更多的能量。

2. 加固骨骼

在不进行锻炼的人中，骨骼脆弱是常见的现象。当骨骼的矿物质密度降低，变得越来越软弱，容易发生损伤时，即会出现骨质疏松。

3. 改善心情

运动使人发自内心地感觉良好。运动能改善心情、增强活力、减少焦虑、提高注意力和机敏程度，并能使人更好地应对应激。

4. 预防肿瘤

运动能够促进消化和排泄，可以降低发生结肠和直肠肿瘤的危险。对于女性，运动还有助于降低发生乳腺癌和生殖系统肿瘤的危险。

5. 减轻体重

在充分运动过程中，肌肉需要更多的营养，身体会做出相应的反应，新陈代谢率增高，因此，有氧锻炼能够消耗热量。而且，在运动结束后的 12h 内甚至 48h 以内，新陈代谢率仍保持在较高的水平，因此，虽然已经不再出汗，但是所消耗的热量仍然比平时要多。对于减肥者，当适当控制饮食时，运动能帮助消耗脂肪，而不是损耗肌肉组织。

6. 延缓衰老

运动能减缓与年龄增长相关的改变：肌肉组织的萎缩，身体脂肪的增加，工作能力的下降。除了降低引发心脏病和脑血管病的可能外，运动还有助于老年人保持力量和活动能力，以便健康生活得更长久。50 岁以上的人经常运动，残疾的发生率、医疗费用都比活动较少的老人要低得多。

第二节
适宜的运动强度的分类

学习目标

1. 了解两种有氧运动项目的适宜运动量。
2. 熟悉适宜的运动强度的分类。

不管年龄、性别或健康状况如何，人们都可以从锻炼中受益。即使是低强度的锻炼也能促进身体和情绪的健康。

一、低强度锻炼

低强度锻炼是指身体耗氧量不超过休息时的 3 倍的运动，其对健康颇有一些益处，如慢步（散步）、固定骑车、游泳（缓慢用力）、打保龄球或高尔夫球、坐着钓鱼、家务劳动等。

二、中强度锻炼

中强度锻炼是指身体耗氧量不超过休息时的 3～6 倍的运动。一般成人每周至少进行 5 次中强度锻炼，每次至少 30min 以上。研究表明，中强度运动有延年益寿的作用。如快步走（4.8～5.6km/h），骑车（16km/h），游泳（中度用力），健美训练，普通徒手操，打羽毛球、乒乓球、网球，站着抛掷钓鱼，家庭大扫除等。研究表明连续或者间断进行 30min 中等强度的锻炼，其对健康的益处与快速行走约 3.2km 相当。任何费力的事情，如园艺工作、跳舞、做家务、与孩子玩耍，都有助于减少罹患多种慢性疾病（包括心脏病、高血压、糖尿病、骨质疏松症、结肠癌、焦虑和抑郁症）的危险。

三、 高强度锻炼

高强度锻炼是指身体耗氧量超过休息时的 6 倍的运动。最新的研究资料表明以下运动能明显降低死亡率。

① 快步上山，或负重快步走，每小时 6.4～8km，每天 45min，每周 5 次。

② 快速骑车，每小时 16km，每天 1h，每周 4 次。

③ 游泳（快速击水），每周 3h。

④ 心血管锻炼，如爬楼梯，每周 2～3h。

⑤ 网球、乒乓球单打，每次 1h，每周 3 次。

高强度锻炼并不一定要有组织、有运动计划，而只要有增加日常活动量的小小改变，就能减少患慢性病的危险，有助于提高生活质量。

尽管增加运动能够促进身体健康，但不一定能促使身体达到理想的健全状态。为了达到理想的健全水平，使身体达到最佳的生理状态，建议经常进行锻炼心血管系统的有氧运动及锻炼肌肉的力量练习。有氧运动每周进行 3～5 次，每次 20～60min。力量练习每周进行 2～3 次。

积极运动能延长寿命。据美国研究者发表的一项研究，对 17300 名男性随访 20 多年，结果发现，每周通过积极运动消耗 6280.2kJ 热量者（该运动量相当于快步走或慢跑约 24km），与每周消耗 628.02kJ 者相比，死亡率低 25％。越是积极地锻炼，每周运动水平可达 12560.4kJ，寿命就越长。

要想获得健康效益就要进行充分的锻炼，达到每周消耗 6280.2kJ 热量的水平。可以：

① 以 4.8～6.4km/h 的速度步行，每周 5 次。

② 以 9.6～11.2km/h 的速度慢跑，每周 3 次。

③ 每周进行两个半小时的滚轴溜冰。

④ 每周骑车 4 次，每次 1h。

⑤ 每周游泳 3h。

⑥ 每周进行 3 次网球或乒乓球单打，每次 1h。

第三节
适宜的运动项目与评价

学习目标

1. 掌握适合的柔韧性训练手段。
2. 熟悉肌肉力量与耐力的测试与评价。

一、柔韧性运动

（一）柔韧性练习

柔韧性就是指以舒适的姿态，围绕关节进行最大限度运动的能力。影响柔韧性的因素有年龄、性别、姿势，以及体重或肌肉的发达程度。

在健康的各个方面中，柔韧性是最容易被忽视的一项内容。如果肌肉不被使用，就会短缩和拉紧，容易被拉伤。例如，长时间坐在电脑前，小腿肌肉会变短，会导致下背部疼痛。

不管健康状况和活动水平如何，人人都应该争取身体具有全面的柔韧性。如果进行锻炼，柔韧性就是关键的因素，身体某一部位的僵硬有可能导致其他部位有受伤的危险。不同的运动需要身体不同部位的柔韧性。如游泳，柔韧的肩部非常重要；打网球，下背部必须灵活；骑自行车的人应当伸展其股四头肌和小腿；跑步者应当活动其后腿的肌肉和足部。柔韧性练习重在伸展。

热身和伸展运动虽不是一个概念，但都是运动前做准备活动的重要组成部分。热身包括使心率加快，微微出汗，使身体为更大运动量的运动做好准备，而伸展是一种特殊的活动，是为了使肌肉伸长，保持关节的灵活。伸展和热身可以预防肌纤维的损伤所导致的周围结缔组织的酸痛。其实，在运动结束后，伸展运动更为重要。它有助于使肌肉的乳酸移出，增加关节的活动范围，减轻酸痛，使肌肉得到血液、氧气和其他营养物质。

伸展运动的其他好处还有放松和缓解压力。即使是短暂的伸展活动也会使人放松。尽管伸展运动是最安全的活动之一，但如练习方法不当，身体也会受到伤害。

1. 肌肉伸展的方法

肌肉伸展的方法主要有四种，即静力伸展法、被动伸展法、弹性伸展法、本体促进伸展法。

（1）静力伸展法　是指缓慢地将肌肉、肌腱、韧带拉伸到有一定酸、胀和痛的感觉位置，并维持一段时间（10～15s）。每块肌肉的伸展应连续重复 4～6 次为好。

（2）被动伸展法　是借助同伴或使用诸如毛巾、棍棒等的帮助进行伸展练习。这是一种安全的伸展练习方法，可以完成没有帮助时将完成不了的一系列运动。每次动作保持10～15s。

（3）弹性伸展法　是指有节奏的、速度较快的、幅度逐渐加大的多次重复一个动作的拉伸方法。弹性伸展靠自己的力量拉伸，或靠同伴的帮助，或负重借助外力拉伸。在做该方法时用力不宜过猛，幅度一定要由小到大，先做几次预备拉伸，再逐渐加大幅度，以避免拉伤。

（4）本体促进伸展法　是通过抵抗同伴阻力的一系列肌肉收缩和放松来进行的。主要有慢速伸展-保持-放松法、收缩-放松法和保持-放松法三种。所有这些方法都包含收缩肌和拮抗肌交替收缩和放松（一个 10s 的收缩过程紧接一个 10s 的放松过程）。此法锻炼效果最好，但必须要有同伴帮助才能进行。

2. 关节柔韧性练习方法

（1）肩关节的柔韧性练习　主要有正压肩、反压肩、吊肩、转肩等。

（2）下肢关节柔韧性练习　主要有弓箭步压腿、后拉腿、正压腿、侧压腿等。

（3）踝关节柔韧性练习　主要有跪压、倾压等。

（4）腰腹部柔韧性练习　主要有体前屈、体侧屈、转体等。

（二）柔韧性测试与评价

1. 躯干柔韧性测试

坐位体前屈测试，主要是评价躯干弯曲的能力，这一方法牵拉的是背部浅层肌肉和大腿后部肌肉。测试的方法：上体垂直坐着，两腿伸直，脚跟并拢，脚尖分开约 10～15cm，用整个脚底顶着木盒子，然后两手并拢，两臂和手伸直，渐渐使上体前屈，并尽可能地使两手指指尖超过木盒，保持这一姿势 3s。测量 3 次，取最好成绩，记录的成绩以"cm"为单位，数值精确到小数点后 1 位。

测试后，查看表7-1，确定柔韧性的等级，负值表明不能摸到自己的脚趾，而正值显示手指可超过脚趾。

表7-1 坐位体前屈参考标准

女生标准/cm		男生标准/cm	
大一/大二	大三/大四	大一/大二	大三/大四
6	6.5	3.7	4.2

2. 肩部柔韧性测试

肩部柔韧性测试评价的是肩关节的活动范围。测试方法：站直后，举起右手，前臂向身体后下方弯曲，并尽量向下伸展，同时，用左手在身体后去触及右手，尽可能地使两手手指重叠。完成右手在上的测试后，以相反的方向进行测试（即左手在上）。一般总是一侧的柔韧性要好于另一侧。

两手手指所重叠的距离即为肩部柔韧性测试的得分。测量手指重叠的距离应取表7-2上的近似值，例如，某人重叠距离为1.9cm，应记为2.5分；如果两手手指不能重叠，得分应记为小于0；如果两手手指刚好碰到，得分应计为0。

表7-2 评价肩关节柔韧性的参考标准

右手在上得分/cm	左手在上得分/cm	柔韧性等级
<0	<0	很差
0	0	较差
+2.5	+2.5	一般
+5	+5	较好
+7.5	+7.5	好
+10	+10	优秀

二、心肺功能与有氧运动

人体的心肺需要经常地锻炼，以达到高效率运行。如果没有进行经常性的锻炼，即使是轻度的活动，例如爬楼梯，也会感到费力。如果身体强健，就能迎接更大的挑战。

（一）目标心率

如果既要保证充分的运动，以使心肺得到足够的锻炼，又不过分运动，最好的方法就是用脉搏或心率作为指南。

1. 测试方法

最简易的方法是测颈动脉。将头微向后侧方倾斜，用中指或食指摸颈动脉（不要用拇指摸，它有自己的脉搏），以10s脉搏动次数乘以6，或以30s脉搏动次数乘以2，就得到了心率的数值。

先测出锻炼前的心率，锻炼结束3min后，再次测心率，其数值与静息心率越接近，身体情况就越佳。如果需要很长时间心率才能恢复到静息时的水平，说明身体应付体力活动的能力较差。

2. 最大心率

运动时，不必强迫自己达到最大心率，为了通过练习达到锻炼心肺的目的，锻炼时必须达到最大心率的 60%～85%，该范围被称作目标心率。如果锻炼强度不够，心率达不到最低目标心率，心肺就不会从锻炼中获得好处。如果锻炼过度，以最大心率或接近最大心率的水平进行锻炼，心脏就会有负荷太重的危险。

下列公式可以用来计算最大心率和目标心率（单位：次/min）。

对男性，公式如下：

$$最大心率＝220－年龄$$
$$目标心率＝最大心率×0.60$$

例如，对 20 岁男子：

$$最大心率＝220－20＝200 \ 次/min$$
$$目标心率＝200×0.60＝120 \ 次/min$$

对女性，公式如下：

$$最大心率＝225－年龄$$
$$目标心率＝最大心率×0.60$$

例如，对 20 岁的女子：

$$最大心率＝225－20＝205 \ 次/min$$
$$目标心率＝205×0.60＝123 \ 次/min$$

在训练的开始阶段，将目标定在以上计算目标心率的 60% 的水平，逐渐达到最大心率的 75% 水平。经过 6 个月以上的经常锻炼后，可以加大运动强度，推进到最大心率的 85%，不过，如仅仅为了保持身轻体健，就不必进行那么大强度的锻炼。在目标心率的指导下，锻炼强度就应该不会出问题。

（二）步行

许多人都想健身或预防心脏病及其他健康问题。就此而言，步行可能是最完美的锻炼方式。美国约有 6500 万人在进行步行锻炼。

根据最近的研究，以轻松的步态步行 40～60min，其锻炼效果实际上优于大运动量锻炼 20min。虽说两种方法都能锻炼身体，但步行引起损伤的可能性很小。步行能促进心血管的健康、培养耐力、消耗脂肪、加强下肢的肌肉力量。

刚锻炼时，可以隔天步行 10min。当身体更强健时，步行时间可以更长些。锻炼至 4～6 周后，应当能在 20min 内走完 1600m。为了使心血管得到最大的益处，建议每次步行 20～30min，每周 3～4 次。确定步行时的速度是否合适，有个测试方法：如果能边走边唱歌，则走得太慢了；如果连话都说不出来了，则走得太快了。

如果天气不好不能在户外步行，则在室内步行机上进行锻炼也很好，它能使人以某一步速运动，对膝部损伤小，能使人在无污染的环境中锻炼。

另外，如能在游泳池、海边的水中步行，也是一种很棒的锻炼。由于水有阻力，在水中不必走得像陆上那么快，就能消耗同样多的热量。在齐大腿深的水中每小时走 3200m，就相当于在陆地上走 4800m。

（三） 慢跑与长跑

慢跑与长跑的区别在于速度。在慢跑时，应当能与旁人交谈；如果气喘吁吁，不能说话，那可能是跑得太快了。

如果目标是提高有氧运动能力，慢速长跑最为合适。如果想提高速度，可以尝试间断训练，即包括几次一定距离的加速跑，中间穿插放松的慢跑。根据自己的情况和锻炼目标，可以改变快速跑的距离、持续时间和次数，以及穿插其中的间隔时间的长短及其活动内容。间断训练一般在田径场跑道上进行。

慢跑应该在能够轻而易举地快速步行后进行。在快步走的过程中穿插一些慢跑，并逐渐增加慢跑的时间。如果在慢跑的过程中感到气短，就放慢速度进行步行。这样交替练习，直到能不停顿地慢跑 10min。如果能将每次锻炼时间延长 1~2min，就可以慢慢地从每次 10min 增加到 20~25min。如果每周至少慢跑 3 次，则就能达到理想的效果。

（四） 游泳

游泳对心血管功能有极好的锻炼效果，对控制体重、增强肌肉力量和柔韧性也颇有益处。不过，游泳对于强壮骨骼和预防骨质疏松，不如步行和跑步有效。

在有氧练习中，应当一趟一趟地来回游，可以采用自由泳、蛙泳、蝶泳或仰泳的姿势。要想在水中连续游上至少 20min，就需要有较好的游泳技术。在水中，心脏比在陆地上跳得要慢，所以游泳时心率不是指导运动强度的准确指标，以在离开游泳池时，感到有点儿累，但又不至于筋疲力尽为宜。

（五） 其他有氧运动

很多人喜欢进行不同的有氧运动，它们都能提供很多有益于健康的好处。

（1）跳绳　这基本上是一种原地慢跑，外加双臂甩绳的动作。跳绳是既能锻炼心脏，又能减肥的极佳锻炼方法。在开始前一定要做些热身练习，结束后也一定要做些整理活动。为了改善跳绳的单调，可随着音乐跳跃，并变换步法，进行双足跳、左右足交替跳或者单足跳。

（2）有氧健美操　这项运动将音乐舞蹈与踢腿、弯腰和跳跃相结合，通过身体练习以达到健身、健美和健心的目的。有氧健美操的一个特别的优点是，人们可以从音乐中得到享受和刺激，可以在家里做，也可以跟着录像或电视做。

（3）阶梯（或板凳）健身操　这是一种利用阶梯（或板凳）做上下攀登动作，与音乐和舞蹈动作相结合的低冲击力的锻炼方式。基本设备包括 10~30cm 高的板凳。如身体情况好，可选择较高的板凳，但由此引起膝关节损伤的机会也会增大。以耗氧量及消耗的热量计算，40min 的阶梯训练相当于以 11km/h 的速度跑步。

（4）爬楼梯　目前，美国约有 400 万人通过爬楼梯进行锻炼。可以跑上办公楼或宿舍楼梯，也可以在家中或健身房里的登梯机上练习。锻炼时一上一下地踩动一对踏板，这种练习比其他活动都轻松。

（5）溜旱冰　进行滚轴溜冰能增加有氧耐力和肌肉力量，与跑步或高冲力的有氧运动相比，其对关节和骨骼的压力较小。但溜旱冰时也要注意安全。

（六）　心血管功能的测试与评价

1. 12min 跑测试

12min 跑测试（表 7-3）是目前国内外最简单的评价心肺功能适应能力的方法之一。运动生理学的研究表明，心肺适应水平高的人比低适应水平的人可以在 12min 内跑更长的距离。心肺适应水平也表示全身耐力的水平。

表 7-3　**12min 跑测试评价心肺适应水平的参考标准**　　　单位：km

等级	性别	13～19 岁	20～29 岁	30～39 岁	40～49 岁	50～59 岁	60 岁以上
很差	男	<2.1	<1.95	<1.9	<1.8	<1.65	<1.4
	女	<1.6	<1.55	<1.5	<1.4	<1.35	<1.25
较差	男	2.1～2.2	1.95～2.1	1.9～2.1	1.8～2.0	1.65～1.85	1.4～1.6
	女	1.6～1.9	1.5～1.8	1.5～1.7	1.4～1.6	1.35～1.5	1.25～1.35
一般	男	2.2～2.5	2.1～2.4	2.1～2.3	2.0～2.2	1.85～2.1	1.6～1.9
	女	1.9～2.1	1.8～1.9	1.7～1.9	1.6～1.8	1.5～1.7	1.4～1.5
较好	男	2.5～2.7	2.4～2.6	2.3～2.5	2.2～2.45	2.1～2.3	1.9～2.1
	女	2.1～2.3	1.9～2.1	1.9～2.0	1.8～2.0	1.7～1.9	1.6～1.7
好	男	2.7～3.0	2.6～2.8	2.5～2.7	2.45～2.6	2.3～2.5	2.1～2.4
	女	2.3～2.4	2.15～2.3	2.1～2.2	2.0～2.1	1.9～2.0	1.75～1.9
优秀	男	>3.0	>2.8	>2.7	>2.6	>2.5	>2.4
	女	>2.4	>2.3	>2.2	>2.1	>2.0	>1.9

注：参加 12min 跑测试的人，必须是平时进行锻炼已有一个半月以上者，平时未经慢跑锻炼者不要测试。

测试最好是在 400m 的跑道上进行。测试前要充分做好准备活动，在跑的过程中应尽量快跑，如感到呼吸困难，应减速度，及时调整呼吸。但在开始和结束时，应避免全速跑和冲刺跑。

2. 2400m 跑健康测试

有时参加 12min 跑测试的人多，而在 12min 内所跑的距离各不相同，较难记录。所以，就有学者研究出另一种方法来测试，规定 2400m 的距离，看用多少时间跑完来评定健康水平（表 7-4）。

表 7-4　**2400m 跑健康测试标准**

等级	性别	30 岁以下	30～39 岁	40～49 岁	50 岁以上
很差	男	>16min30s	>17min30s	>18min30s	>19min30s
	女	>23min30s	>25min30s	>26min30s	>27min45s
较差	男	16min30s～14min30s	17min30s～15min30s	18min30s～16min30s	19min30s～17min30s
	女	23min30s～20min45s	25min30s～22min10s	26min30s～23min30s	27min45s～25min00s
一般	男	14min30s～12min00s	15min30s～13min00s	16min30s～14min00s	17min30s～14min30s
	女	20min45s～17min00s	22min10s～18min30s	23min30s～20min00s	25min00s～20min45s

续表

等级	性别	30岁以下	30～39岁	40～49岁	50岁以上
较好	男	12min00s～10min15s	13min00s～11min00s	14min00s～11min30s	14min30s～12min00s
	女	17min10s～14min30s	18min30s～15min45s	20min00s～16min30s	20min45s～17min10s
优秀	男	<10min15s	<11min00s	<11min30s	<12min00s
	女	<14min30s	<15min45s	<16min30s	<17min10s

3. 台阶测试

台阶测试也是一种评价心肺功能适应水平的方法。研究表明，心肺适应能力强的人比心肺适应能力弱的人在运动后 3min 恢复期内心率低。台阶测试虽然不是最好的评价心肺功能适应状况的方法，但它的优越性在于：可以在室内进行，能适应不同程度身体条件的人，且不需要昂贵的设施，并可以在很短的时间内完成。

男子选择台阶高度为 30cm，女子选择台阶高度为 25cm，根据男女身高的不同，台阶还可做适当的调整。测试可按下列步骤进行：

① 测试时找一个同伴，帮助被测试者保持适当的踏跳节奏。节奏为每分钟踏 30 次（上下），共 3min，可以让同伴用节拍器或声音提示被测试者。因此，被测试者需要 2s 内上、下各踏一次（也就是说，把节拍器设置为每分钟 60 拍，每响一下踏一次）。测试时左右腿轮换做，每次上下台阶后上身和双腿必须伸直，不能屈膝。

② 测试后，应取坐姿，并即刻测量运动后 1min～1min30s、2min～2min30s、3min～3min30s 等 3 个恢复期的心率。

评定指数计算公式如下：

$$评定指数 = \frac{登台阶运动持续时间(s)100}{2×(恢复期3次心率之和)}$$

表 7-5 为 18～25 岁年龄段台阶测试的参考标准。例如，一位男性评定指数为 52.5（即 2 分），他的心肺功能适应能力属于较差（表 7-5）。

表 7-5 台阶测试评价心肺功能适应能力的参考标准

适应能力等级	2min 台阶测试的评定指数	
	男	女
1分(差)	45.0～48.5	44.6～48.5
2分(较差)	48.6～53.5	48.6～53.2
3分(一般)	53.6～62.4	53.3～62.4
4分(较强)	62.5～70.8	62.5～70.2
5分(强)	>70.9	>70.3

注：选自中国成年人体质测定组，《中国成年人体质测定标准手册》(1996)。

4. 30s 全蹲起测定法

台阶测试是一种很好的测试心血管功能的方法，但它需要有一定高的台阶，而且运动量也较大，自己测试显得不太方便，而 30s 全蹲起测定法较为简便，方法如下：

① 静坐 5min 后测出 15s 的脉搏次数，将所得的数乘以 4，即得 1min 的脉搏次数，标以 P_1。

② 做下蹲动作 30 次，以 1 次/s 的速度共做 30s，当最后 1 次站起来就测脉搏次数，标以 P_2。

③ 休息 1min 后（从最后站起来开始计算）再测 15s 脉搏次数，将所得数乘以 4，即为休息状态的每分钟脉搏次数，标以 P_3。

④ 按下列公式计算：

$$\frac{P_1+P_2+P_3-200}{10}=所得数$$

⑤ 评定：所得数≤0 为优秀，0～5 为良好，6～10 为及格，11～15 为差，>16 为很差。

三、肌肉力量与耐力运动

尽管有氧锻炼能强健各器官（心脏、血管和肺），但不能更多地塑造人体的外形的肌肉，不能供给人体所需的力气。力量练习使得人能有效和可靠地做功。经常进行肌肉力量练习，会使肌肉中的毛细血管的孔径增大，使得总血液循环的血量增加 400%，因此，能供给肌肉更多的营养。

另外，在减少脂肪的训练中，加入肌肉力量的锻炼，能减少体内的脂肪。肌肉组织是最好的消耗脂肪的组织，肌肉越多，所消耗的脂肪也就越多。即使在休息的时候，肌肉也能消耗脂肪。如果没有必要成为一名健美运动员，只要用手持重物进行锻炼，每周 2～3 次练习即可。

制订一个包括肌肉力量锻炼和有氧锻炼的平衡计划，不仅有助于消耗脂肪，还能促进氧气更好地分布到身体各组织中，能增加心脏的血流量，提高耐力。

（一）锻炼与肌肉

肌肉总是在不断地变化之中。如果不使用肌肉，肌肉就会萎缩、无力或分解；如果积极地运用肌肉，肌肉就会长得更强健。锻炼肌肉的唯一方法是比平时更多地使用肌肉。锻炼时，必须逐渐增加重复的次数或增大阻力，使肌肉暂时疲劳。所以，当肌肉感到累时，不要马上停下来。但不能练得有疼痛感，否则，就表示练过度了。

如果为了增加力量，就需要用重负荷做重复次数少的练习。如果为了增加耐力，就需要用较轻的负荷做多次重复的练习。如果肌肉无力，想要锻炼上身的力量，需要进行数周的俯卧撑锻炼，每次只需做六七个，然后可以开始尽量多做，直到筋疲力尽，以增加耐力。

（二）肌肉练习

一套重量练习计划是由重复次数和动作组成的。练习完一个动作应当等到呼吸平静之后，再开始进行下一动作。

在重量练习中，保持合理的呼吸技巧是很关键的。正确的呼吸方法是，当肌肉松弛时吸气，当推举时呼气。不要屏气，因为氧气有助于防止肌肉疲劳和损伤。

进行重量锻炼后，肌肉需要至少休息48h才能恢复。两次锻炼的间隙不要超过96h。天天训练弊大于利，因为身体无法在短期内得到复原。锻炼肌肉的力量与耐力，每周进行2～3次30min的练习就足够了。实际上，每周进行2次力量练习，即可获得每周3次练习的70％～80％的效果。不过，如果3～4天以上停止锻炼的话，肌肉就会萎缩。为了整体的健康，在不进行练习的日子里，也要进行有氧锻炼。

（1）杠铃与哑铃练习方法　杠铃与哑铃练习方法主要有卧推、挺举杠铃、负重半蹲、负重提踵、提杠铃、提杠铃耸肩、哑铃弯举、俯立飞鸟、坐姿颈后臂屈伸、腕弯举。

（2）体操练习方法　体操练习方法主要有仰卧起坐、俯卧撑、臂屈伸、肢体旋转、骑"自行车"、侧卧举腿、侧卧提腿、举腿、挺髋等。

（三）肌肉力量与耐力的测试与评价

1．握力

现在用握力来反映力量素质。研究表明，握力与其全身力量成高度相关，并且握力能维持较高水平时，身体健康状况就好，握力下降时，健康状况就不好。握力与体重有关，一个比较壮的学生与瘦小的学生相比，握力有很大的差异。为了公平，测试采用握力体重指数进行评分。

$$握力体重指数＝握力/体重×100$$

握力与体重单位皆为千克，测试保留1位小数。

2．一次重复最大量（IRM）测试

这种测试肌肉力量的方法已被广泛接受，大学生只需1～2周的力量练习便可参加IRM测试。

IRM测试旨在测试选定的肌肉群的力量，测试方法如下：先做5～10min有关肌肉群的准备活动，然后，可选择毫不费力举起的重量进行练习，并逐渐增加重量直到只能举起一次。真正的IRM测试是测一次能够举起的最大重量。

表7-6是大学生年龄段的测试成绩标准。计算测试成绩的方法是：IRM重量除以体重再乘以100，即为肌肉力量分数。例如，假如一位体重68kg的男性，他的仰卧推举为80kg，那么他的肌肉力量分数为：肌肉力量分数＝IRM重量/体重×100

即：肌肉力量分数＝80÷68×100≈117.6

根据表7-6可知，这位男大学生仰卧推举的肌肉力量，属"较好"的等级。

表 7-6　一次重复最大量测试中肌肉力量分数的参考标准　　　　单位：kg

练习方式	力量等级					
	很差	较差	一般	较好	好	优秀
男						
仰卧推举	＜50	50～59	100～110	110～130	130～149	＞149
负重屈肘	＜30	30～40	41～54	56～60	61～79	＞79
肩上举	＜40	41～50	51～67	68～80	81～110	＞110
坐蹲腿	＜160	161～199	200～209	210～229	230～239	＞239

续表

练习方式	力量等级					
	很差	较差	一般	较好	好	优秀
	女					
仰卧推举	<40	41～69	70～74	75～80	81～99	>99
负重屈肘	<15	15～34	35～39	40～55	56～59	>59
肩上举	<20	20～46	47～54	55～59	60～79	>79
坐蹲腿	<100	100～130	131～144	145～174	175～189	>189

3. 肌肉耐力的测定与评价

在日常生活中，某个人有足够的力量把一个沉重的箱子放到卡车上，但他却不一定有足够的肌肉耐力多次完成这一动作。因为每天有许多工作需要肌肉的重复收缩，所以提高肌肉耐力对工作和健康都有好处。

有许多方法可测量肌肉耐力，其中俯卧撑、仰卧起坐是两种简单易行的方法。俯卧撑测量的是肩部、臂部和胸部的肌肉耐力，而仰卧起坐则主要测量的是腹肌的耐力。

（1）俯卧撑测试 标准的俯卧撑测试应按下面的方法进行：首先，身体呈俯卧姿势，并用两手撑地，手指向前，两手间距与肩同宽，两腿向后伸直，用脚尖撑地。然后屈臂使身体平直下降，肩与肘接近同一平面，躯干、臂部和下肢要挺直。当胸部离地 2.5～5cm 时，撑起恢复到预备姿势为完成一次。完成测试后，根据表 7-7 评价肌肉耐力等级。

表 7-7 俯卧撑测试评价肌肉耐力的参考标准（男）

年龄组	1min 俯卧撑的次数/次				
	1 分（差）	2 分（一般）	3 分（较好）	4 分（好）	5 分（优秀）
18～20 岁	4～11	12～19	20～29	30～39	>40
21～25 岁	3～9	10～16	17～25	26～33	>34
26～30 岁	2～8	9～15	16～22	23～29	>30
31～35 岁	2～6	7～12	13～19	20～27	>28
36～40 岁	2～6	7～11	12～19	20～25	>26

注：选自中国成年人体质测定组，《中国成年人体质测定标准手册》（1996）。

（2）仰卧起坐测试 仰卧起坐测试是应用最广泛的评价腹肌耐力的实地测试。测试时，仰卧于垫上，两腿稍分开，屈膝呈 90°，两手交叉置于脑后，让同伴压住两踝关节处。起坐时，以两肘触及或超过两膝为完成一次。仰卧时，两肩胛必须触垫。完成测试后，根据表 7-8 评价肌肉耐力等级。

表 7-8 1min 仰卧起坐测试评价肌肉耐力的参考标准（女）

年龄组	1min 仰卧起坐的次数/次				
	1 分（差）	2 分（一般）	3 分（较好）	4 分（好）	5 分（优秀）
18～20 岁	3～7	8～16	17～28	29～35	>36
21～25 岁	1～6	7～15	16～22	23～29	>30

年龄组	1min 仰卧起坐的次数/次				
	1 分（差）	2 分（一般）	3 分（较好）	4 分（好）	5 分（优秀）
26～30 岁	1～3	4～11	12～19	20～27	＞28
31～35 岁	1～2	3～9	10～17	18～23	＞24
36～40 岁	1～2	3～7	8～14	15～21	＞22

第四节
健康体重与身体成分

学习目标

1. 了解标准体重的概念。
2. 了解肥胖的成因、不良影响以及体重控制管理的意义。
3. 熟悉身体成分的测量预评价方法。

人体是由水分、蛋白质、无机盐和体脂肪组成，这四种成分之和就是体重。一个人在体重标准的情况下，体内各主要物质的比例大致分别是水分 60％、蛋白质 20％、无机盐 5％、身体脂肪 15％。各物质互相平衡发展、制衡，比例适当才能使机体更健康。如果身体水分不平衡，常表现为水肿，缺少蛋白质容易导致营养失调，缺少无机盐会导致骨质疏松，脂肪超标会导致肥胖。

一、标准体重与个体目标体重

尽管体重不一定能反映肥胖的情况，但由于体重测量较为容易，故目前衡量一个人的胖瘦，主要还是根据其身高计算出自身应有的标准体重，再用实际体重与其应有的标准体重相比较来确定。标准体重是一个固定的数值，而理想体重是位于标准体重周围的一个范围，通常把这个范围称为理想体重范围。一般认为，标准体重±10％的范围就是理想体重范围。

标准体重(kg)＝身高(cm)－100，本公式适用于身高 165cm 以上者；
标准体重(kg)＝身高(cm)－105，本公式适用于身高 165cm 以下者。

这是一种简便、粗略的体重状况计算法，超过标准体重 10％为超重或过重，超过标准体重 20％为肥胖。

二、从身体成分看肥胖成因及影响因素

肥胖的原因颇多，但直接原因是摄入过多的热量，长期摄入超过正常人所需要的热量，会以脂肪的形式贮存在体内各部，尤其贮存于下腹部与臀部，使体重超过正常人的标

准。由于缺乏导致肥胖的生理、病理机制及正确减肥方法的知识，采用一些不够科学的方法，盲目地追求形体美，有时欲速而不达或者事倍功半，或导致诱发一些疾病，损害健康。

（一） 超重与肥胖

超重是指人体超过正常或标准的体重，正常或标准体重是根据个人的身高和体型而定的。肥胖指的是身体脂肪含量过多的一种状态，这也表示身体脂肪的真正含量及其在总体重中的百分比也即体脂百分比超过正常上限。一般认为男性体脂百分比超过 25％，女性超过 35％为肥胖。这两个概念是并不完全一致的，超重不一定代表身体脂肪含量超标，也有可能是身体瘦体重增加导致。对身体健康有影响、能导致慢性疾病的因素是身体脂肪含量增多而并不是体重的增加。

（二） 肥胖的成因

人类肥胖的成因迄今尚未阐明，有若干因素需要考虑，如遗传因素、神经系统因素、饮食生活习惯、代谢紊乱，特别是能量供需失调，以及内分泌调节功能失常等。

1. 遗传因素

肥胖常与遗传有关。据统计，双亲体重正常，其子女肥胖发生率为 10％；双亲中一人肥胖，其子女肥胖发病率 50％；双亲均肥胖，其子女肥胖发病率高达 70％。同卵孪生子在同一环境成长，其体重近似；即使在不同环境成长，其体重差别也小于异卵孪生子之间的差别。肥胖患者不但肥胖具有遗传性，而且脂肪分布的部位及骨骼状态也有遗传性。肥胖的遗传倾向还表现在脂肪细胞数目和（或）细胞体积增大等方面。

据近期研究表明，肥胖是一种多基因遗传病，与肥胖相关的基因或染色体区域已达 200 多个，遗传对肥胖的"贡献率"占到 40％～60％，一半左右的肥胖是由遗传基因决定的。这些基因和蛋白质在人体神经内分泌系统形成一个网络，单独控制某一基因和蛋白质的表达，无法达到减肥效果，需要对整个网络系统进行控制和调节才可能真正解决肥胖问题。

2. 饮食、生活习惯因素

肥胖者往往有饮食增多史，食量较大，喜食甜食或每餐中间加食引起能量过剩，有睡前进食及晚餐多食的习惯。体力活动过少或因病卧床休息，热量消耗少而引起肥胖。社会环境改变和肥胖发生有一定关系：随着生活水平提高，人们热量摄入增多、体力消耗过少导致肥胖。另外，肥胖与家庭教育有关，研究发现，独生子女或一家中最小子女容易肥胖，其主要原因是错误认为婴儿喂养得越胖越好，小孩从哺乳期就营养过度；过分溺爱，养成其不良习惯，如零食尤其是糖果甜食摄入太多；不必要的营养药物刺激食欲、增大食量等。现公认儿童营养过度是造成儿童及成年后肥胖的主要原因。

科学家认为有规律的饮食习惯或更有益于人体健康。有些专家认为预防肥胖和糖尿病可以让孩子从喝白水做起。

3. 遗传与环境的相互作用

肥胖的原因是很复杂的，其实每个人都有自己特有的肥胖原因，认识到这一点对于治疗肥胖是很重要的。只认为肥胖是由贪吃引起的，这种想法是不全面的，会对饮食减肥者造成误导。事实上，有研究表明，部分肥胖者饮食摄入比同年龄、同性别的正常体重者要少，但其体力活动更少一些。

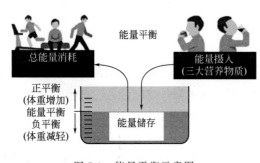

图 7-1　能量平衡示意图

（三）　肥胖的发病机制

不管肥胖的原因是什么，其发病机制基本一致：即饮食能量摄入多于机体消耗量，达到热量正平衡，过剩的能量以脂肪形式储存于体内，脂肪组织增多，形成肥胖。能量平衡示意图见图 7-1。

（四）　与超重和肥胖有关的健康问题

从总体上讲，肥胖分为上半身肥胖（中心性）和下半身肥胖（外周性），见图 7-2。超重和肥胖与死亡率的增加呈显著相关关系，与其有关的高死亡率疾病主要有心脏病、高血压、2 型糖尿病、某些癌症、胆囊疾病、骨关节炎等。

肥胖不仅带来正常身体功能的改变，还可使患上述某些疾病的风险增加，也会产生负面心理效应如自卑等。

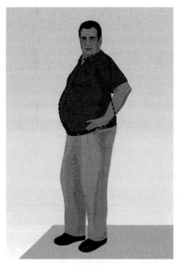
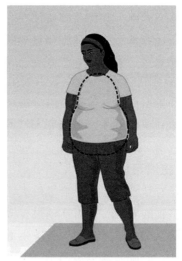

(a) 上半身肥胖　　　　　　　　　　(b) 下半身肥胖

图 7-2　肥胖的种类

三、从能量平衡看健康体重的控制

体重和体脂对运动员成绩的影响是复杂的。重视健康的人们普遍会关注身体内脂肪的含量，因为众所周知的是脂肪含量过多（肥胖）会导致很多健康问题，从最基本的行动不便，到最严重的慢性病以及肿瘤。但是，很多人并不知道，身体的另一种成分——肌肉含量对健康的重要影响。与脂肪相比，肌肉具有更高的代谢率。保有一定量的肌肉可以促进代谢，减少与代谢紊乱有关的慢性病，如动脉粥样硬化、血脂异常、糖尿病等的患病风险。同样的原因，肌肉含量较充足的人，衰老的速度也较慢，会比同龄的缺乏肌肉的人更年轻一些。

体育活动形式不同，可产生正面或负面的影响。例如，在以跑动为主的运动中，比如长跑，需要相对较低的体脂成分和相对较高的瘦体重成分，从而减少跑动过程中需要克服的阻力。与跑相反，在游泳中一定量的脂肪可对浮力和对游泳产生一定正向影响。

体脂在力学上和代谢上对多种体育活动产生负面的影响。力学上，体脂过多，由于增大身体不产生力量的质量，这对那些需要克服体重做垂直或水平加速运动的工作是不利的。若使用的力量相同，过多的体脂将减慢运动的速度。代谢上，脂肪过多增大了工作时移动总体重所需要的代谢值。因而可以设想，在那些包含身体位移的活动中，脂肪量较低，在力学和代谢上是有益的。

四、身体成分的测试方法

（一）直接测量皮褶厚度

肩胛下区皮褶厚度男性为 9.1～14.3mm，平均 13.1mm；女性为 9～12mm，平均 11.5mm，如超过 14mm 可诊断肥胖。三角肌区皮褶厚度男性为 7.9～17.8mm，平均 12.3mm；女性为 13～25mm，平均为 18.1mm；如男性超过 23mm，女性超过 30mm 为肥胖。

（二）由皮褶厚度计算体脂百分率

全身均匀性肥胖者皮下脂肪的厚度与肥胖程度相关，测皮下脂肪的厚度在一定程度上反映身体脂肪的含量。以皮褶厚度数值推测身体密度的公式很多，选择推测公式应考虑到受试者的年龄、性别、身体形态特点。这种测试方法简单实用，可了解体内脂肪分布，是监测运动员身体成分的常用方法。

（三）测量腰围、臀围判断肥胖

腰围是诊断中心性肥胖的重要指标，并与多种慢性代谢性疾病密切相关。腰围男性≥90cm，女性≥85cm 为肥胖。腰臀比：男性≥0.90，女性≥0.85 为肥胖。英国有研究人员指出，用腰围身高比预测肥胖风险比单纯腰围预测更为精准。腰围测量示意图见图 7-3。

（四）体重指数（BMI）

BMI＝体重/身高²（kg/m²）。我国将超

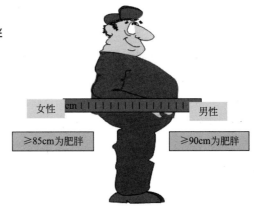

图 7-3　腰围测量示意图

重的 BMI 临界值定为 $24kg/m^2$，肥胖点定为 $28kg/m^2$。世界卫生组织为男性$>27kg/m^2$，女性$>25kg/m^2$ 即诊断肥胖。我国对成年人的 BMI 分级标准如表 7-9。

表 7-9 我国成年人的 BMI 分级标准

分类	BMI	发病危险
体重过低	<18.5	高
正常范围	$18.5 \sim 24$	平均水平
超重	24(不含)~ 28	增高
肥胖	$\geqslant 28.0$	严重

中国大学生男子体重指数正常范围应处于 $17.9 \sim 23.9$，女生应处于 $17.2 \sim 23.9$。见表 7-10。

表 7-10 大学男、女生体重指数（BMI）单项评分表

等级	单项得分/分	男生 BMI/(kg/m^2)	女生 BMI/(kg/m^2)
正常	100	$17.9 \sim 23.9$	$17.2 \sim 23.9$
低体重	80	$\leqslant 17.8$	$\leqslant 17.1$
超重		$24.0 \sim 27.9$	$24.0 \sim 27.9$
肥胖	60	$\geqslant 28.0$	$\geqslant 28.0$

BMI 的应用有其优缺点。优点：体重指数法是进行国际通用大样本测试身体成分的有效方法，简便实用，一般用来评估肥胖在不同人口的发生率。缺点：BMI 不能评定体脂分布变化，如皮下脂肪或者腹部脂肪，另外由 BMI 所评定的超重和肥胖，未区分肌肉和脂肪组织，因此其不能用来代表身体脂肪含量。有研究人员指出，BMI 会漏诊近四成肥胖者，特别是老年人因为身体肌肉质量的下降，BMI 值会偏低而漏诊。

但身高较矮或肌肉量多的人，虽然脂肪量不超标，但仍有可能被误判为体重超标或肥胖。所以，即使外观肥胖，也应通过身体成分分析，测算脂肪和肌肉的比例，判断是否真的肥胖。

例如：即使体重和脂肪都低于标准，如果骨骼肌肉量也符合标准，则属于低脂肪肌肉型；反之，如果骨骼肌肉量达到标准，而体重和脂肪超标，则属肥胖。

因此，最理想的状态是体重、骨骼肌肉量、体内脂肪量都维持标准，只有这样才能真正称得上健康。体内脂肪率＝脂肪重量/体重×100％，具体方法就是先通过身体成分测定的数据，计算出体内脂肪量所占体重的比率，然后与标准值对比。以成人为准，体内脂肪率标准值为：男性 12％～20％，女性为 20％～28％。超出数值范围则被视为脂肪型肥胖。

还有一个是内脏脂肪面积（VFA），正常参考值：$VFA<100cm^2$，$VFA 100 \sim 150cm^2$ 属于增高，$VFA>150cm^2$ 属于显著增高。

第五节
运动健身与运动处方

学习目标

1. 了解运动处方的基本要素。
2. 熟悉制订运动处方的基本程序。
3. 掌握运动处方的制订与实施。

一、运动处方的基本要素

运动处方是指针对个人的身体状况而制订的一种科学的、定量化的、周期性的锻炼方案。具体地讲是根据锻炼者身体检查的资料，按其健康状况、体力情况及运动的目的，用处方的形式，制订适当的运动种类、运动强度、运动时间及运动频度，进行有计划的周期性锻炼的指导性方案。运动处方可根据锻炼者运动的目的、性质不同，分为健身运动处方、康复运动处方、减肥运动处方、竞技运动处方、健美运动处方等不同的种类，见图 7-4。

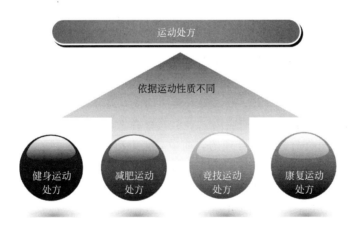

图 7-4　运动处方分类

尽管运动处方有不同的种类，但都必须具备构成运动处方的基本要素，即一个完整、科学的运动处方必须有明确的运动目的，根据运动目的和身体功能状态选择适当的运动类型（种类）、运动强度、运动时间，以及在一天中何时运动，即运动时间带、运动频度等。

（一）运动目的

根据个体不同的身体状况和个人意愿而确定的运动目标即运动的目的。运动的目的是建立在需要的基础上的。根据需要的不同类型，运动处方中运动目的主要有以下方面：①促进生长发育；②增强体质，防止疾病，促进健康；③保持健康，延缓衰老；④运动康复，治疗疾病；⑤缓解压力，提高工作效率；⑥丰富文化生活，调节心理状态，提高生活质量；⑦增强专项体能，提高竞技水平；⑧锻炼身体不同部位肌肉，塑造形体美。

（二）运动类型

运动类型（运动种类）是运动中采用哪种形式的运动，或选择运动项目等。运动种类是确定运动处方性质的重要因素，必须根据运动目的来选择运动的种类。运动的种类可按项目分类，如田径、体操、球类等；可按身体运动功能能力分类，如力量性、速度性、耐力性、柔韧性等；可按动作特点分类，如有氧代谢为主、无氧代谢为主、乳酸能代谢为主等。所以，分类方法不同，运动种类的确定就不同。

为达到全面身体锻炼的效果，应包括以下三种主要运动类型：①有氧耐力性运动；②抗阻力性力量运动；③伸展柔韧性运动。

运动类型选择的原则主要有：①以有氧供能为主的有氧耐力性运动，兼顾个人运动习惯和爱好；②参与运动的主要大肌群的动力性运动与静力性运动结合，全身运动与局部运动结合，以全身动力性运动为主，局部静力性运动为辅；③对于不常运动的人，动作结构上选择以周期性运动为主，动作简单，强度易于控制。

（三）运动强度

人体运动中，运动强度（负荷强度）是指单位时间移动的距离或速度，或肌肉单位时间所做的功。运动强度是运动处方中决定运动量最主要的因素。运动强度分为绝对强度和相对强度两大类。过去的运动处方多使用绝对负荷强度，现在相对负荷强度的使用越来越广泛。

用主观体力感觉等级（RPE）可以对人体的功能状态和所承受的运动负荷强度进行主观描述。因此，近年来得到广泛的应用。对于健身者来说，运动时的主观体力感觉等级在12～15级之间，说明负荷强度是合理的，而中老年人以达到11～13级为宜。

确定合理负荷强度的最好方法，是将靶心率和主观运动强度两种方法进行结合。即先按适宜的心率范围进行运动，然后在运动中结合主观运动强度评价表来掌握负荷强度。这样，在运动中不用停下来测心率便可知道自己的负荷强度是否合理。

健身运动处方中负荷强度的设定，以控制在人体有氧代谢工作的范围内为原则。即按肌肉工作相对强度分类中的高强度、中等强度以下的负荷强度；或按运动供能特点分类中有氧代谢供能为主的运动，青壮年可以进行个体乳酸阈强度以下的有氧运动，中老年则只适宜中等以下强度的有氧运动；若以心率为指标则达到有氧工作心率范围，一般人相当于本人最大心率的60%～85%，中老年人在本人最大心率的60%～75%较为适宜，即每分钟120～160次。

（四）运动时间

运动时间指每次运动持续的时间，是组成运动量的重要因素。在持续的周期性运动中，运动时间乘以负荷强度就是运动量。因此，运动时间依负荷强度而发生变化。在制订运动处方时，有时采取较低的负荷强度和较长的运动时间，而有时则采用短时间高强度的重复运动。负荷强度确定后，持续该强度的运动时间就成为影响锻炼效果的重要因素。运动时间过短，对人体不能产生作用，达不到应有的效果；运动时间过长，又可能超过人体的负担能力，造成疲劳积累而损害身体。因此，确定运动时间应根据运动目的及负荷强度来设定能引起人体产生最佳效果的运动时间，即必要的运动时间。

（五） 运动时间带

运动的时间带是指一天中进行运动的时机（即在何时进行运动）。应根据人的生物节律周期及日节律来合理安排运动的时间带。例如，高血压患者运动的时间带，白天比清晨要好，其理由是人体血液流变学各项指标从 20 点至早上 6 点呈不同程度的上升趋势。其中血黏度、血细胞比容和红细胞聚集指标呈线性上升，尤其 0 点至 6 点升高明显。这与临床资料显示的脑出血发生在凌晨数小时内明显增多极为相关。特别是冬天，由于低气温，血压也容易升高，选择运动的时间带非常重要。

（六） 运动频度

运动频度通常指每周运动的次数。因为健身运动的效果是在每次运动对人体产生的良性作用的逐渐积累中显示出来的，是一个量变到质变的过程，所以要求经常锻炼，或根据不同的运动目的，实施一定周期的运动（运动处方），而不能凭一时的兴趣，三天打鱼、两天晒网，也不能急于求成，运动频度过高。如果一次运动后，运动对人体的良性作用完全消退后再进行第二次运动，则前一次运动的效果不能被蓄积；如果一次运动后，运动对人体的良性作用还未出现（也就是前一次运动的疲劳尚未消除）就紧接着进行第二次运动，则会造成疲劳被蓄积。以上两种运动间隔形式都不能取得满意的效果。后一种形式如长期下去还将造成过度疲劳。可见，运动频度在制订运动处方中的作用是非常重要的。正确地设定运动频度，要根据运动目的和身体情况的不同而区别对待。

（七） 注意事项

以治疗、康复为目的的运动处方中，应指出禁忌参加的运动项目、健身运动中自我观察指征和停止运动的指征，重视做好准备活动和整理活动等。同时要让参加健身运动的人掌握和了解一些必要的体育卫生知识，如运动后不要立即坐下或躺下，以免引起"重力性休克"或其他不适感觉，不能立即吃生冷食物，不能马上游泳或洗冷水浴等。

二、运动处方的制订

制订运动处方时，首先应按照一定的程序进行较系统的身体检查，通过填写运动处方调查表对健康状况进行预检和评价，在此基础上选择运动试验方法进行运动试验，对身体功能进行评定。对于健身和康复运动处方尤其要对心血管功能进行评定，以发现潜在的心血管疾病，确定是否可进行运动锻炼。然后，再进行体力测试，以评定身体素质和体力等级，确定其进行运动的负荷范围。通过以上程序，获得为制订运动处方所必需的较全面的资料和信息，为运动处方的科学性提供依据。最后，在此基础上制订运动处方，并在实施过程中定期进行反馈和调整。

（一）身体检查与功能评价

（1）预检和健康评价。

（2）心血管运动试验。

（3）体质测试　①体力测试；②库珀有氧耐力测定法。

运动处方调查表见表 7-11。

表 7-11　运动处方调查表

姓名：　　　　　　性别：　　　年龄：　　　职业：

联系地址：　　　　　　　　　　　　　　　　　　　处方号：

临床检查

　现有病诊断：

　就诊日期：　　　年　　月　　日

　1. 心电图检查：_____。静息时心率_____次/min。血压_____。

　2. X 射线检查：肺脏_____。

　CT 或 B 超检查：_____。

　3. 化验检查：尿常规_____；胆固醇_____mg/L；脂蛋白_____；甘油三酯_____mg/L。

　4. 运动试验：_____；最大负荷时心率_____次/min。

　5. 12min 跑测验：跑距____m，跑速 100m/____s；2400m 跑体质测试____min，体力等级_____。

　6. 体质强壮指数：强壮、优良、中等、体弱。

　体型：一般、消瘦、肥胖。

身高体重指数：_____，_____。

　7. 运动爱好：_____。

（二）运动处方卡的制订

通过以上几个步骤的工作，可以对受试者健康状况、体力水平和运动能力等有较全面的了解。根据以上检查结果便可制订运动处方，形成运动处方卡，见表 7-12。制定运动处方时要按照处方的内容逐项决定运动目的、运动类型、运动强度、运动时间及时间带、运动频度和注意事项等。其中运动强度应设定出安全界限和有效界限，运动时间应设定出必要的运动时间。

表 7-12　运动处方卡

姓名：　　　　　　性别：　　　年龄：

预计每日得分：　　　每周得分：

最大有氧能力：

　1. 运动目的：_____。

　2. 运动类型及时间分配：_____。

　3. 运动强度：心率控制在_____次/min；相当于最大摄氧量的____%；靶心率_____次/min；主观体力感觉等级（RPE）_____分。

25

姓名：	性别：	年龄：	
预计每日得分：	每周得分：		

4. 锻炼次数及每次持续时间:每周(天)_____,每次_____min。力量锻炼方法_____次/周。

5. 准备活动项目:_____(5~10min);心率_____。

6. 整理活动项目:_____(5~10min);心率恢复时间_____min。

7. 注意事项:_____。

三、运动处方的实施

按照运动处方规定的运动内容，如强度、时间和频度等，进行体育锻炼，即是运动处方的实施。这种体育锻炼不同于学生的体育课，它更强调以个人的身体功能状况为依据，实行有针对性的、周期性的身体锻炼。这种健身运动处方也不同于运动员的竞技运动处方，它是以促进身体健康为目标，更注重身心健康，而不强调运动竞技水平的提高。执行运动处方时要在医生的指导下进行。

（一）实施过程的阶段性

任何一次有目的的锻炼，都应该由三个阶段组成，即准备阶段、正式锻炼阶段或训练阶段和整理阶段。

（二）实施过程中的自我监控

在运动处方的实施过程中，除了按照运动处方中设定的运动类型、运动强度、运动时间、间歇和重复次数等进行运动锻炼外，还应根据运动过程中和运动后身体的反应情况掌握运动量的自我监测和调节。

1. 心率

自我监测首先要学会计算自己的目标心率（靶心率），并能熟练地测定自己的脉搏。常在手腕桡动脉处或耳前方颞浅动脉处用手指触扪动脉搏动次数，也可把手放在左胸部，直接测心搏次数。但不可在颈总动脉处测定，因为触摸颈动脉的压力有时会引起心率明显减慢，并有可能出现心脏活动异常。通常用运动停止后即刻测得的10s脉搏数乘以6，近似地作为运动时的心率。

2. 主观强度感觉

主观强度感觉判定法是已被广泛应用的一种简易而有效的评价运动量的方法，通常以主观体力感觉等级（RPE）表示，也是介于心理和生理之间的一种指标。可以说RPE的表现形式是心理的，但反映的却是生理功能的变化。

3. 自我感觉与基础指标检查

观察每次运动后疲劳的消除情况，运动量适宜的标志是：睡眠良好，次日晨起疲劳感完全消除，感觉轻松愉快，体力充沛，有运动兴趣和欲望。

运动后次日基础状态测定基础心率，波动不超过3~4次/min；呼吸频率不超过2~

3 次/min；血压变化范围上下在 10mmHg；体重减少在 0.5kg 以内。如果数日内有脉搏、血压明显的持续上升，或肺活量、体重等明显的持续下降，则说明运动量偏大，有疲劳积累的征兆，应及时减少运动量。

第六节
体育运动常见损伤的急救及其预防

学习目标

1. 了解运动损伤的症状和特征。
2. 熟悉运动过程中预防和处置肌肉拉伤的方法。

一、肌肉拉伤

肌肉拉伤是指由于肌肉的猛烈收缩或被动牵伸超过了肌肉本身所能承担的限度，而引起的肌肉组织损伤。

1. 症状与体征

有明显的受伤史、疼痛、肿胀（严重者皮下淤血）、压痛，肌肉收缩试验阳性（严重者肌肉收缩畸形，如部分断裂——伤处凹陷；肌腹完全断裂——"双驼峰"畸形；一端短裂——"球状"畸形），功能障碍。

2. 处理

（1）肌肉微细损伤或少量肌纤维短裂

① 冷敷、加压包扎、抬高患肢等。

② 疼痛严重者，可口服止痛药。

③ 24h 后，外敷新伤药、痛点注射、理疗或按摩等。

（2）肌纤维大部分断裂或肌肉完全断裂　经处理后，尽快送往医院处理。

3. 预防

（1）要做好准备活动。

（2）加强易伤部位的锻炼。

（3）运动负荷要合理。

（4）掌握正确的技术动作。

二、关节韧带拉伤

关节韧带拉伤是指在间接外力作用下，关节发生超范围的活动而引起的关节韧带损伤。

（一）膝关节内侧副韧带损伤

1. 症状与体征

（1）膝内侧疼痛（局部压痛明显）。

（2）膝内侧红肿、（2~3 天后）淤血。

（3）屈伸活动受限（半腱肌、半膜肌保护性痉挛）。

（4）若内侧韧带完全断裂，则关节间隙增宽和小腿异常外展。

2. 处理

（1）冷敷、加压包扎。若侧副韧带完全断裂需用夹板固定。

（2）24~48h 后，外敷新伤药；痛点注射。

（3）按摩、理疗（3 天后）、针灸等。

（4）及早进行功能锻炼。

（5）若韧带完全断裂者，应及时送往医院进行手术缝合。

3. 预防

（1）加强股四头肌的力量性练习。

（2）加强保护与自我保护。

（3）避免犯规与粗野动作。

（二）踝关节外侧韧带损伤

1. 症状与体征

（1）有受伤史。

（2）疼痛（压痛明显）。

（3）肿胀和皮下淤血。

（4）出现跛行或功能丧失。

（5）若韧带完全断裂，则关节间距增宽，出现超常内翻。

2. 处理

（1）冷敷、加压包扎、抬高患肢。

（2）24~48h 后，外敷新伤药。

（3）按摩、针灸、理疗、痛点注射。

（4）及早进行功能锻炼。

（5）若韧带完全短裂，经冷敷加压包扎后及时送医院进行手术治疗。

3. 预防

（1）准备活动要充分。

（2）加强足部力量及踝关节的稳定性与协调性的练习。

（3）完善场地设施。

（4）提高自我保护能力。

三、胫腓骨疲劳性骨膜炎

胫腓骨疲劳性腹膜炎是初参加运动训练的人，尤其是青少年较常见的运动损伤，有典型的运动史、发病史和反复疼痛史。

1. 症状与体征

（1）疼痛　疼痛多为隐痛或牵扯痛，严重者出现刺痛或烧灼感，个别有夜间痛。疼痛部位为胫骨内侧中下段及腓骨外侧缘下段。

（2）肿胀　急性期出现凹陷水肿。

（3）压痛　局部骨面上有压痛，并可触摸到硬块压之锐痛（晚期）。

2. 处理

（1）早期症状较轻者

① 减少下肢的跑跳练习。

② 进行局部热敷和外周按摩。

③ 用弹力绷带包扎患部，并抬高患肢。

（2）症状严重者

① 停止跑跳练习。

② 用弹力绷带包扎，并抬高患肢。

③ 中药外敷、按摩、针灸、理疗等。

3. 预防

（1）合理安排运动量，注意改进训练方法。

（2）避免在坚硬的地面上过多地进行跑跳练习。

（3）要及时消除小腿部的肌肉疲劳。

四、膝关节半月板损伤

1. 症状与体征

（1）有明显的受伤史。

（2）疼痛　由于滑膜受牵扯而疼痛；若半月板损伤没有牵扯滑膜则疼痛不明显。

（3）压痛　关节间隙内侧或外侧疼痛。

（4）肿胀　早期有积血和积液，慢性期常有少量积液。

（5）响声。

（6）绞锁。

（7）严重者出现股四头肌萎缩。

2. 处理

（1）控制伤部活动，避免加重损伤。

（2）肿胀明显者，可通过穿刺法抽取积血与积液。

（3）采用石膏或夹板于膝关节微屈位固定2～3周。

（4）加强股四头肌的功能锻炼。

（5）解除固定后，可采用按摩、针灸、理疗和中药外敷等疗法。

3．预防

（1）要做好充分的准备活动。

（2）合理安排局部的负荷量。

（3）提高膝关节的稳定性和灵敏性。

（4）加强保护与自我保护。

五、脑震荡

1．症状与体征

（1）精神恍惚或意识丧失（数秒或 30min 不等）。

（2）呼吸表浅、脉搏缓慢、肌肉松弛、瞳孔扩大但左右对称、神经反射减弱。

（3）清醒后，短时间内反应迟钝，出现"逆行性健忘"。此外伴有头痛、头晕、恶心或呕吐等症状。

2．处理

（1）使伤员安静平卧，头部冷敷，并注意保暖。

（2）昏迷者，刺激人中、内关、涌泉等穴位，呼吸障碍者进行人工呼吸。

（3）昏迷超过 5min，瞳孔扩大且不对称，耳、鼻、口出血及眼球青紫，清醒后有剧烈疼痛、喷射式呕吐或再次出现昏迷者，说明脑组织损伤或继发颅内压增高，应立即送往医院抢救。

（4）患者清醒仍需卧床休息，直到头痛、恶心等症状完全消失，以免引起后遗症。

（5）伤员康复后，可用闭目举臂单足站立平衡试验来判断能否参加体育活动。

3．预防

注意纠正错误动作，提高保护与自我保护能力，遵守体育比赛规则。

六、骨折

1．症状与体征

（1）患处会形成血肿，同时附近软组织受到损伤也出现水肿。

（2）出现青色或紫色的瘀斑，触之疼痛感强烈，若是要移动伤处则疼痛更甚。

（3）活动功能受到了很大限制。

（4）骨骼的中断处出现异常的活动骨擦感或者是发出骨擦音。

2．处理

（1）封闭伤口　对骨折伴有伤口的患者，应立即封闭伤口。最好用清洁、干净的布片或衣物覆盖伤口，再用布带包扎。包扎时，不宜过紧，也不宜过松。过紧时会导致伤肢的缺血坏死，过松时起不到包扎作用，同时也起不到压迫止血的作用。如有骨折端外露，注意不要将骨折端放回原处，应继续保持外露，以免引起深部感染。如将骨折端放回原处，应给予注明，并在后送时向医生交代清楚。

（2）止血　用手压迫止血，如出血量较大，应以手将出血处的上端压在邻近的骨突或骨干上。用清洁的纱布、布片压迫止血，再以宽的布带缠绕固定，要适当用力但又不能过紧。不要用电线、铁丝等直径细的物品止血。如有止血带，可用止血带止血；如无止血带，可用布带。上肢出血时，止血带应放在上臂的中上段，不可放在下 1/3 或肘窝处，以防损伤神经；下肢止血时，止血带宜放在大腿中段，不可放在大腿下 1/3、膝部或腿上段。用止血带时，要放置衬垫。用止血带的时间上肢不超过 1h，下肢不超过 1.5h。

（3）临时固定　伤肢的位置：尽可能保持伤肢于伤后位置，不要任意牵拉或搬运患者。固定器材的选择：最好用夹板固定，如无夹板可就地取材。在条件不满足的情况下，可利用自身固定，如上肢可固定在躯体上、下肢可利用对侧固定、手指可与邻指固定。

（4）伤员搬运

① 现场搬运

a. 单纯的颜面骨折、上肢骨折　在做好临时固定后可搀扶伤员离开现场。

b. 膝关节以下的下肢骨折　可背运伤员离开现场。

c. 颈椎骨折　一个人双手托住伤员枕部、下颌部，维持其颈部伤后位置，另外两个人分别托起伤员腰背部、臀部及下肢。

d. 胸腰椎骨折　一个人托住伤员头颈部，另外两个人分别于同侧托住伤员胸腰段及臀部，另外一个人托住伤员双下肢，维持其脊柱伤后位置。

e. 髋部及大腿骨折　一个人双手托住伤员腰及臀部，伤员用双臂抱住救护者的肩背部，另外一个人双手托住伤员的双下肢。

② 途中搬运　伤员在车上宜平卧，一般情况下，禁用头低位，以免加重脑出血、脑水肿。如遇昏迷患者，应将其头偏向一侧，以免呕吐物被吸入气管，发生窒息。

头部应与车辆行进的方向相反，以免晕厥，加重病情。护送中，如患者有生命危险，应一边抢救一边护送。

3. 预防

通过运动改善身体平衡，增强体力。

七、肌肉痉挛

1. 症状与体征

肌肉痉挛是指肌肉剧烈而突然发生的痉挛性或紧张性疼痛，出现肌肉坚硬、疼痛难耐，往往无法立刻缓解，处理不当时会造成肌肉的损伤。

2. 处理

小腿肌肉痉挛：改卧位为坐位，伸直抽筋的腿，用手紧握前脚掌，忍着剧痛，向外侧旋转抽筋的那条腿的踝关节，剧痛立止。旋转时动作要连贯，一口气转完一周，中间不能停顿。旋转时，如是左腿，按逆时针方向；如是右腿，按顺时针方向。如有人帮助，因是面对面施治，与施治者的方向正好相反，而脚关节的旋转方向不变。要领是将足向外侧一扳，紧跟着折向大腿方向并旋转一周，旋转时要用力，脚掌上翘要达到最大限度。

如果是游泳时抽筋，采用上述方法止痛在操作手法上有一定困难。因此，游泳时抽筋仍是采用手使劲往身体方向扳脚蹬趾的方法。扳脚蹬趾时，大腿要尽量向前伸直，同时脚跟向前蹬。

3．预防

（1）注意保暖。

（2）运动前热身。

（3）合理饮食。

八、运动中腹痛

1．症状与体征

运动不到15min就会感到腹痛，甚至有些人在急步快走中也会发生腹痛，它是因缺乏锻炼、准备不充分及身体情况不佳等原因参加激烈运动时引起的一时性非疾病功能紊乱，包括胃肠痉挛、肝脾区疼痛、腹直肌痉挛等症状。

2．处理

（1）运动中出现腹痛不应惊慌，应当减速慢跑，加强深呼吸，调整呼吸和运动节奏。

（2）用手按压腹痛部位，或弯腰慢跑一段距离，一般腹痛可以减轻或消失。

3．预防

（1）遵守科学训练原则，循序渐进地增加运动负荷，加强身体综合训练，提高心肺功能。

（2）充分的准备活动，能加快体内代谢过程，提高神经系统兴奋性、灵活性，保证器官系统间协调工作，而且能通过肌肉活动起到协调作用，使人体尽快进入运动状态，避免了运动过快使胃肠道缺血缺氧发生胃肠痉挛或功能紊乱。

（3）合理安排饮食，运动前不能吃得太饱或饮水过多，特别是运动前不能喝大量冷饮料、饭后应休息1.5～2h才能进行剧烈活动，运动前避免吃容易产气或难以消化的食物，也不能空腹参加剧烈运动。

（4）运动中注意呼吸节奏，中长跑时要合理分配跑速，避免呼吸肌疲劳或痉挛。

（5）夏季运动时要适当补充盐分，避免水盐代谢失调。

（6）对学生原有疾病应有一定的了解，劝其早就医，在治愈前应避免高强度体育活动。

 —————————— 练习题

一、选择题

1．身体健全不包括以下哪一个？（   ）

A．柔韧性   B．心理健康   C．肌肉力量和耐力   D．心血管功能或有氧运动能力

2．如果不经常练习或者不充分活动，不会缩短和变得较僵硬的是（   ）。

A. 肌肉　　　　B. 肌腱　　　　C. 韧带　　　　D. 脂肪

3. 一般成人每周至少进行（　　）次适度的锻炼，每次至少 30min 以上的运动。

A. 2　　　　B. 3　　　　C. 4　　　　D. 5

4. 为了达到理想的健全水平，使身体达到最佳的生理状态，建议力量练习每周进行
（　　）次。

A. 1～2　　　　B. 2～3　　　　C. 3～4　　　　D. 4～5

5. 哪项不是影响柔韧性的因素？（　　）

A. 年龄　　　　B. 肌肉的发达程度　　　　C. 身高　　　D. 性别

6. 20 岁男子的目标心率是（　　）。

A. 100　　　　B. 120　　　　C. 200　　　　D. 220

7. 进行重量锻炼后，肌肉需要至少休息（　　）h 才能恢复。

A. 12　　　　B. 24　　　　C. 48　　　　D. 72

8. 某女性 20 岁，身高 165cm，她的标准体重是（　　）kg。

A. 59　　　　B. 59.5　　　　C. 65　　　　D. 65.5

9. 腰围是诊断中心性肥胖的重要指标，并与多种慢性代谢性疾病密切相关。男性≥
90cm、女性（　　）cm 为肥胖。

A. ≥75　　　　B. ≥80　　　　C. ≥85　　　　D. ≥90

10. 在重量练习中，保持合理的呼吸技巧是很关键的。正确的呼吸方法是，当肌肉松
弛时（　　），当推举时（　　）。不要屏气，因为氧气有助于防止肌肉疲劳和损伤。

A. 呼气，吸气　　　B. 吸气，呼气　　　C. 呼气，呼气　　　D. 吸气，吸气

二、判断题

1. 肌肉力量和耐力是指我们一次举起、推开或按住的最大重量并保持一定时间的
能力。（　　）

2. 锻炼能使身体处于最佳的运行状态。通过经常运动，心脏会更强壮，静息心率和
脉搏会变慢，血压也会比往常略低。（　　）

3. 身体耗氧量不超过休息时的 4 倍的运动对健康颇有一些益处。（　　）

4. 任何费力的事情如园艺工作、跳舞、家务、与孩子玩耍，都有助于减少罹患多
种慢性疾病的危险，包括心脏病、高血压、糖尿病、骨质疏松症、结肠癌、焦虑和抑
郁症。（　　）

5. 在健康的各个方面中，力量是最容易被忽视的一项内容。（　　）

6. 热身和伸展运动是一回事，都是我们运动前做准备活动的重要组成部分。（　　）

7. 经常地进行肌肉力量练习，会使肌肉中的毛细血管的孔径增大，使得总血液循环
的血量增加 400%，因此，能供给肌肉更多的营养。（　　）

8. 腰臀比：男性≥0.90、女性≥0.85 为肥胖。（　　）

9. 我国将超重的 BMI 临界值定为 25，肥胖点定为 30。（　　）

10. BMI 不能评定体脂分布变化，如皮下脂肪或者腹部脂肪。另外，由 BMI 所评定
的超重和肥胖，未区分肌肉和脂肪组织，因此其不能用来代表身体脂肪含量。（　　）

三、简答题

1. 锻炼的益处有哪些？

2. 肌肉伸展的方法有哪些？

3. 运动处方的基本要素是什么？

4. 如何制订运动处方？

5. 肌肉拉伤怎么处置？

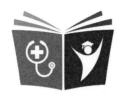

CHAPTER
EIGHT

第八章
中医药健康管理

学习要点　　中医药健康管理秉承中国古代与现代中医药文化精髓理念，弘扬祖国传统医学，将中医药的精髓进行推广。中医药健康管理博大精深、内容丰富多彩，用阴阳学说、五行学说、中药的药性理论、中医体质学说来诠释生命的秘密和健康的意义，人体应与周围环境相互适应，达到"天人合一"的境界。其采用药食同源、针灸推拿、拔罐、刮痧、情志调养、运动保健等中医药理论与技法进行健康指导。

第一节
中医药理论概述

学习目标

1. 了解中医药理论的主要内容。
2. 熟悉中药配伍"七情""十八反""十九畏"。
3. 熟悉中医治未病原则。
4. 掌握阴阳学说、五行学说、药性理论的基本内容。

一、中医药理论主要内容

中医药理论包含了中医学理论体系和中药学理论体系。中医学理论体系是在中国古代哲学思想的影响下，经过长期的临床实践产生并发展起来的，它的基本特点是整体观念和辨证论治。中医学理论体系主要包括阴阳五行学说、藏象学说、气血精津学说、病因学说等，其中阴阳五行学说，作为中国人的自然观和方法论，在古代被广泛应用于各学科领域。古代医学家将阴阳五行学说引入医学领域，用于揭示或说明人体的组织结构、生理特性、病理变化、辨证论治、预防养生等方面，已经成为中医学基础理论体系不可分割的组成部分，是贯穿于整个中医基础理论体系的思想渊源和重要理论。中药学理论体系即中药的性能，是中药作用的基本性质和特征的高度概括，也是在中医药理论指导下认识和使用中药，并用以阐明其药效机制的理论依据。中药的性能又称药性。药性理论是中药理论的核心，主要包括四气、五味、归经、升降浮沉、毒性等。

二、阴阳五行与人体的关系

（一）阴阳学说

阴阳学说属于中国古代的辩证法思想，是中华民族在长期的生产和生活实践中逐渐形成的哲学思想体系之一。阴阳学说认为，宇宙万物是由阴阳两种势力或力量的相互作用而产生、发展和变化的，阴阳是宇宙的根本规律。因此，中国人对宇宙万物的基本看法，也使阴阳学说成为中国人认识和理解自然的宇宙观和方法论。

1. 阴阳的含义

阴阳是对自然界相互关联的事物或现象对立双方属性的概括，也是对一切事物或现象内部对立双方的概括。阴阳最初始的含义是非常朴素的和直观的，在人类生存和生产的过程中，发现人类与太阳的关系最为紧密，人们将日出后的白昼称为阳，日落后的黑夜称为阴。因而，殷商时期的甲骨文中就出现了具有阴阳含义的文字，如"阳日""晦月"等。

2. 阴阳的特性

阴阳作为解释自然界一切事物和现象的理论，具有以下特性：

（1）普遍性　阴阳被用来解释自然界一切事物或现象的发生、发展、运动和变化，以揭示宇宙万物的本质规律，大到宇宙、天体、行星，小到人体的脏腑、器官和组织；或者从抽象的上下、方位、左右、内外，到具体的时间、气候、温度、水火、药物性质等，无一不是阴阳规律的体现。每一个事物或现象之中都存在着阴阳的关系，因而具有普遍意义和一般规律。

（2）关联性　所谓关联，即事物或现象处在同一范畴或同一层面。只有同一范畴、同一层面的事物或现象，才能用阴阳来进行分析、比照、阐释或比拟，从而形成有意义的命题或理论。如天体中的日月，日为阳、月为阴；时间中的昼夜，昼为阳、夜为阴；性别中的雌雄，雄为阳、雌为阴等。

（3）规定性　所谓规定性是指阴阳学说对事物的属性特征的限定或定义是不可改变的。例如凡是炎热的、光明的、向上的、运动的、兴奋的等属性都为阳；凡是寒冷的、黑暗的、趋下的、静止的、抑制的等属性都为阴。

（4）相对性　所谓相对，是指在一定的条件下，事物或现象的整体属性可以因为其内部阴阳双方力量的对比变化，引起事物属性的改变，使事物的属性可以向相反的方向转化。如事物的升降运动，升极则降、降极则升；在一年的气候变化过程之中，春夏秋冬交替变化，属阳的春夏温热气候递变为属阴的秋冬凉寒气候。

3. 阴阳学说的基本内容

阴阳学说的基本内容可概括为阴阳交感与互藏、阴阳对立制约、阴阳互根互用、阴阳消长平衡、阴阳相互转化 5 个方面。

(1) 阴阳交感与互藏　阴阳互藏是指阴阳在一个整体之中，双方各自都相互包含着对方，即阴中有阳、阳中有阴，亦称"阴阳互寓""阴阳互合"。阴阳交感，交是交接、交流、相合或融合之义；感是感应、吸引之义。阴阳交感，就是指阴阳之间相互吸引、感应、交融和影响。在自然界万事万物中，阴阳互藏与阴阳交感是同时发生和同时存在的，二者共同维持事物的整体性。阴阳互藏是阴阳交感的根源，而阴阳交感是阴阳互藏发展的必然趋势，二者有着紧密的内在联系。正因为有了阴阳的互藏和交感两种运动，才能使自然界万事万物既保持各自的特点特性，又按一定的规律发展变化、生化不绝。这就是阴阳一体理论的意义所在。

(2) 阴阳对立制约　阴阳对立制约是指阴阳双方由于属性相反，因而存在着相互对抗、抑制、制衡的关系。相关事物或现象的阴阳属性一旦确立，阴阳双方必然相互对立或对抗，如左与右、上与下、寒与热、明与暗等。阴阳之间相互制约，如水能灭火、火能干水，寒能除热、热能祛寒。正因为自然界这种阴阳相互制约作用，才能维持事物之间和事物内部的协调平衡状态。

(3) 阴阳互根互用　阴阳互根互用是指阴阳双方都以对方作为自己存在的基础或前提条件，而且双方有着相互依存、相互资生、互助互长等关系。阴阳相互依存，表现在阴以阳的存在为前提、阳以阴的存在为前提，无阴就无所谓阳、无阳也就无所谓阴。以温度的寒热而言，寒为阴、热为阳，寒以热为前提而存在、热以寒为前提而存在。没有寒，就不知何为热；没有热，就不知何为寒。人体的阳气以阴精的存在为前提，而人体的阴精以阳气的存在为基础。如大失血，可导致气脱。血属阴、气属阳，大失血使体内之阴枯竭，则体内之阳无所依附而亡脱。

(4) 阴阳消长平衡　阴阳消长平衡是指阴阳之间彼消此长或此消彼长，使之维持一种动态平衡。阴阳消长是阴阳运动变化的形式，具体表现在此消则彼长、此长则彼消，或此消彼消、此长彼长。正因为阴阳这种消长运动，才能促进事物不断地发展变化。阴阳消长，是阴阳量的变化，体现在事物或现象发生了数量的变化。

(5) 阴阳相互转化　阴阳的相互转化，是指事物或现象的阴阳双方，在一定条件下，可以各自向其对立面转化，阴可以转化为阳、阳也可以转化为阴。

阴阳相互转化，一般都产生于事物发展变化的"物极"阶段，即所谓"物极必反"。因此，在事物的发展过程中，如果说阴阳消长是一个量变的过程，那么阴阳转化就是在量变基础上的质变。阴阳转化是阴阳消长超过一定限度的必然结果，当事物发展到极点时就要向它的对立面转化，因此，"极"是阴阳转化的条件。这个"极"就是自然界中"物极必反"规律之"极"。如动极则静、静极则动，寒极生热、热极生寒，升极则降、降极则升，盛极必衰、衰极必盛，等等。说明事物发展变化到极点，必然向相反的方向转变，这是自然界普遍的规律。

（二） 五行学说

五行学说属于中国古代的本原论和系统论。哲学家在寻找和思索宇宙的本原物质的过程中，从中抽象、概括了木、火、土、金、水五种基本元素，一方面用于解释和说明构成世界的本原，另一方面根据五行之间相互资生和相互制约的特性，去阐释自然界事物或现象的发生、发展、变化的内在规律。正是由于事物的发展变化受到五行规律的支配，使事物在运动变化的过程中，保持着系统性、完整性和连续性。

1. 五行的基本概念

"五"，是指木、火、土、金、水五种基本物质；"行"，即运动变化。五行，即木、火、土、金、水五种物质及其运动变化。

五行学说中的"五行"，不再特指木、火、土、金、水五种物质本身，而是一个抽象的哲学概念，古人运用抽象出来的五行特性，采用取象比类和推演络绎的方法，将自然界中的各种事物和现象分归为五类，并以五行相生、相克的关系来解释各种事物发生、发展、变化的规律。

2. 五行的特性

五行的特性是古人通过对木、火、土、金、水五种基本物质的观察、归纳和抽象，逐渐形成的理性认识，并根据五行的特性来推演各种事物的属性，分析各类事物之间的相互联系。

（1）木的特性　古人称"木曰曲直"。曲，屈也；直，伸也。"曲直"是指能屈能伸。木具有树干曲直，向上、向外舒展的特性。因而引申为具有生长、升发、条达、舒畅等性质和作用的事物，均归属于木。

（2）火的特性　古人称"火曰炎上"。炎，热也；上，上升。"炎上"是指火具有炎热、上升、光明的特性。因而引申为具有温热、升腾、光明性质和作用的事物，均归属于火。

（3）土的特性　古人称"土爰稼穑"。爰，通"曰"。春种曰稼，秋收曰穑，"稼穑"是指农作物的播种和收获。土具有生化、载物的特性。因而引申为具有生化、承载、受纳性质和作用的事物，均归属于土。故有"土载四行""万物土中生""土为万物之母"之说。

（4）金的特性　古人称"金曰从革"。从，顺从也；革，即变革。"从革"，是指金有刚柔相济之性。金质地沉重而坚硬，可做兵器用以杀戮，但又顺从人意而更改的柔和之性。因而引申为具有沉降、肃杀、收敛、洁净等性质和作用的事物，均归属于金。

（5）水的特性　古人称"水曰润下"。润，即滋润；下，即向下，是指水具有滋润和向下的特性。因而引申为具有寒凉、向下、滋润、闭藏性质和作用的事物，均归属于水。

3. 事物属性的五行归类

古人运用取象比类法和推演络绎法，将自然界各种事物和现象，以及人体的脏腑组织、生理病理现象依据五行的特性分别归属于木、火、土、金、水五行之中。自然界与人体属性的五行归类见表 8-1。

表 8-1　自然界与人体属性的五行归类

自然界							五行	人体								
五音	五味	五化	五色	五气	五方	五季		五脏	五腑	五官	形体	情志	五华	五液	五神	五脉
角	酸	生	青	风	东	春	木	肝	胆	目	筋	怒	爪	泪	魂	弦
徵	苦	长	赤	暑	南	夏	火	心	小肠	舌	脉	喜	面	汗	神	洪
宫	甘	化	黄	湿	中	长夏	土	脾	胃	口	肉	思	唇	涎	意	缓
商	辛	收	白	燥	西	秋	金	肺	大肠	鼻	皮	悲	毛	涕	魄	浮
羽	咸	藏	黑	寒	北	冬	水	肾	膀胱	耳	骨	恐	发	唾	志	沉

　　五行学说以天人相应为指导思想，以五行为中心，以空间结构的五方、时间结构的五季、人体结构的五脏为基本框架，将人体的生命现象与自然界的事物和现象联系起来，形成了联系人体内外环境的五行结构系统，用以说明人体以及人与自然环境的统一性。

4. 五行学说的内容

　　(1) 五行的正常调节机制　五行的生克制化规律是五行结构系统在正常情况下的自动调节机制。

　　① 相生规律　相生即递相资生、助长、促进之意。五行之间互相滋生和促进的关系称作五行相生。五行相生的次序是：木生火，火生土，土生金，金生水，水生木。

　　在相生关系中，任何一行都有"生我""我生"两方面的关系，《难经》把它比喻为"母"与"子"的关系。"生我"者为母，"我生"者为"子"。所以五行相生关系又称"母子关系"。以火为例，生"我"者为木，木能生火，则木为火之母；"我"生者为土，火能生土，则土为火之子。余可类推。

　　② 相克规律　相克即相互制约、克制、抑制之意。五行之间相互制约的关系称为五行相克。五行相克的次序是：木克土，土克水，水克火，火克金，金克木。

　　在相克关系中，任何一行都有"克我""我克"两方面的关系。《黄帝内经》称之为"所胜"与"所不胜"的关系。"克我"者为"所不胜"，"我克"者为"所胜"。所以，五行相克关系又叫"所胜"与"所不胜"关系。以土为例，"克我"者为木，则木为土之"所不胜"；"我克"者为水，则水为土之"所胜"。余可类推。

　　③ 制化规律　五行中的制化关系，是五行生克关系的结合。相生与相克是不可分割的两个方面。没有生，就没有事物的发生和成长；没有克，就不能维持正常协调关系下的变化与发展。因此，必须生中有克（化中有制），克中有生（制中有化），相反相成，才能维持和促进事物相对平衡协调和发展变化。五行之间这种生中有制、制中有生，相互生化、相互制约的生克关系，称为制化。

　　(2) 五行的异常调节机制　五行结构系统在异常情况下的自动调节机制为子母相及和乘侮胜复。

　　① 子母相及　及，影响所及之意。子母相及是指五行生克制化遭到破坏后所出现的不正常的相生现象，包括母及于子和子及于母两个方面。母及于子与相生次序一致，子及于母则与相生的次序相反。如木行，影响到火行，叫作母及于子；影响到水行，则叫作子及于母。

② 相乘　乘，即乘虚侵袭之意。相乘即相克太过，超过正常制约的程度，使事物之间失去了正常的协调关系。五行之间相乘的次序与相克的次序相同，但被克者更加虚弱。

"相克"和"相乘"是有区别的，前者是正常情况下的制约关系，后者是正常制约关系遭到破坏的异常相克现象。在人体，前者为生理现象，而后者为病理表现。

③ 相侮　侮，即欺侮，有恃强凌弱之意。相侮是指五行中的任何一行本身太过，使原来克它的一行，不仅不能去制约它，反而被它所克制，即反克，又称反侮。

三、中药的药性理论

中药的药性理论主要指药物的性味，通常就是指药物的四气和五味。

（一）四气

四气，又称四性，是指药物的寒、热、温、凉四种不同的药性。

四气中温热与寒凉属于两类不同的性质，温热属阳，寒凉属阴。温与热，凉与寒分别具有共性，但程度上又有差异。有些药物还标以大热、大寒，微温、微寒等，这也仅仅是四气程度不同的进一步区分。一般认为，微寒即凉，凉次于寒，寒次于大寒；微温次于温，温次于热，热次于大热。

此外，还有一种平性药，这类药物作用平和，温热或寒凉之性不显著，故称为平性。但所谓平性，并非绝对，仍有微温、微寒之偏，未越出四气范围。故四气从本质而言，实际上是寒热二性。

（二）五味

五味，是指辛、甘、酸、苦、咸五种不同的药味。此外，还有淡味和涩味。由于长期以来将涩附于酸，淡附于甘以合五行配属关系，故习称五味。

药味的确定，原则上基于口尝、定于临床，即经口尝辨别滋味，经临床证实，将口尝之味与临床作用联系起来，确定药物的药味。《黄帝内经》最早归纳了五味的基本作用，即辛散、酸收、甘缓、苦坚、咸软。按阴阳属性分，辛、甘、淡味属阳，酸、苦、咸味属阴。综合前人的论述和用药经验，五味的作用分述如下：

（1）辛　能散、能行。散，可开腠发汗、解表散邪，如麻黄、薄荷等解表药多具有辛散作用，用于治疗表证。行，指有行气、行血作用，可以促使气血运行、疏通郁滞、消肿止痛，如木香行气止痛，红花、川芎活血化瘀，用于气血阻滞证。

一些具有芳香气味的药物往往也标上"辛"味，如麝香、冰片、苏合香等。这类芳香药物除有行、散作用特点外，还具有芳香辟秽、芳香开窍等作用，用于神昏窍闭证。

（2）甘　能补、能和、能缓。补，可补益阴阳气血之虚，如人参大补元气，熟地黄滋补精血，分别用于治疗气虚证、血虚证。和，协调、调和之意，如甘草调和诸药。缓，缓和急迫，用以治疗拘急疼痛，如白芍缓急止痛。

（3）酸　能收、能涩。收，即收敛；涩，即固涩。具体表现为止咳、止汗、止血、止泻、固崩、止带、固精、缩尿等作用，用于久病体虚脏腑功能衰退所致的自汗、盗汗、久咳虚喘、久泻、遗精、滑精、遗尿、尿频、崩带不止等滑脱病证。如五味子敛汗涩精，五倍子涩肠止泻，乌梅止咳止泻等。

（4）涩　能收敛固涩，与酸味作用相似。如龙骨、牡蛎涩精止遗，赤石脂涩肠止泻，乌贼骨收敛止血、止带。但涩味药的作用与酸味药相似而不尽相同，如酸味药大多具有生津或酸甘化阴的作用，涩味药则不具备。

（5）苦　能燥、能泄。燥，即燥湿，用于湿证。如苍术味苦性温，用于寒湿证；黄连味苦性寒，用于湿热证。泄，有通泄、降泄、清泄之分。如大黄通泄荡涤肠道燥屎；杏仁降泄肺气以平咳喘；栀子清泄火热以除烦。

此外，尚有"苦能坚阴"的说法，实质上与苦能清泄直接相关。即通过苦味的清泄作用，达到保存阴液不使进一步受到伤害。如知母、黄柏清泄相火而坚肾阴，用于肾阴亏损，相火亢盛之证。

（6）咸　能软、能下。软，即具有软坚散结作用，多用于瘰疬、瘿瘤、痰核、癥瘕病证，如海藻、昆布、鳖甲等；下，即泻下，用以治疗坚结便秘，如芒硝。

（7）淡　能渗、能利。渗，即渗湿；利，即利水。多用于治疗水肿、小便不利等证，如茯苓、猪苓、薏苡仁等。

（三）中药的配伍关系

配伍，即根据病情需要和药性特点，选择两种以上药物配合应用的一种用药方法，是中医临床用药的主要形式，也是组成方剂的基础。药物通过配伍，相互之间可以产生协同作用，或抑制作用，或对抗作用。

1. 单行

单行指用单味药治疗疾病，也称单方。适宜于病情比较单纯，或病症较轻者。如清金散，单用一味黄芩治疗轻度肺热咳血；用鹤草芽驱除绦虫等。

2. 相须

相须指性能功效相类似的药物配合应用，可起协同作用，提高疗效。如石膏和知母配合，能明显增强清热泻火的功效；大黄和芒硝共用，能加强攻下泻热的疗效；麻黄和桂枝配伍，能加强解表发汗功效。

3. 相使

相使指在性能功效方面有某些共性，或性能功效虽不相同，但治疗目的一致的药物配合应用，且以一种药为主，另一种药为辅，能提高主药疗效。如补气利水的黄芪与利水健脾的茯苓配伍，茯苓能提高黄芪补气利水的治疗效果。

4. 相畏

相畏指一种药物的毒性或副作用，能被另一种药物减轻或消除。如生半夏和生南星的毒性能被生姜减轻或消除，所以说生半夏和生南星畏生姜。

5. 相杀

相杀指一种药物能减轻或消除另一种药物的毒性和副作用。生姜能减轻或消除生半夏和生南星的毒性和副作用，所以说生姜杀生半夏和生南星的毒。由此可知，相畏、相杀实际上是同一配伍关系的两种提法，是药物间相互对待而言的。

6. 相恶

相恶指两药合用，一种药物能使另一种药物原有功效降低，甚至丧失。如人参恶莱菔子。因莱菔子能削弱人参的补气作用。

7. 相反

相反指两种药物合用，能产生或增强毒性反应或副作用。如甘草与甘遂相反。

中药从单味药到配伍后应用，是前人对中药应用的一大进步。在这基础上，药物按一定法度加以组合，并确定一定的分量比例，制成适当剂型，即为方剂。方剂是药物配伍的发展，也是药物配伍应用的较高形式。

四、治未病原则

预防是指采取一定的措施，防止疾病的发生与发展。中医学对健康和疾病的认识是建立在古代的唯物论和辩证法思想基础上，从整体观念出发，建立的以预防为主的保健观。

中医学历来非常重视对疾病的预防，早在2000多年前的《黄帝内经》中就提出了"治未病"的预防思想，强调了防患于未然的重要性。所谓治未病，包括未病先防、既病防变和愈后防复三方面内容，构成了中医预防理论的三项基本原则。

（一）未病先防

未病先防，就是在疾病未发生之前，采取各种预防措施，以防止疾病的发生。

由于正气不足是疾病发生的内在根据，邪气侵犯是疾病发生的重要条件，因此未病先防必须注重邪正双方的盛衰变化。

1. 调养正气，提高机体抗病能力

人体正气的强弱，由体质所决定。《素问·刺法论》说："正气存内，邪不可干。"一般来说，体质强壮者正气充盛，抗病能力就强，虽有外邪，多不为其所伤；体质虚弱者正气不足，抗病能力就弱，易受邪犯。中医养生学说认为养生的关键就在于增强体质，提高机体的抗病能力，主要从调养精神、顺应四时、起居规律、房事有节、饮食调养、锻炼身体及预防免疫等方面增强体质，提高抗病能力。

2. 外避病邪，防止邪气侵害

邪气是导致疾病发生的重要条件，故未病先防除了调养正气、提高抗病能力外，还要注意避免各种邪气的侵害。如使用药物杀灭病邪，包括燃烧烟熏法、药囊佩带法、浴敷涂擦法、药物内服法等；讲究卫生，做到居处清洁，空气流通，并防止水源和饮食的污染；避免病邪侵袭，如顺四时而适寒暑，及时隔离传染病患者；在日常生活和劳动中注意防范跌仆损伤、虫兽咬伤等各种外伤以及各种有毒化学物质的伤害。

（二）既病防变

既病防变是指如果疾病已经发生，则应争取早期诊断、早期治疗，及时控制疾病的传变，防止病情的进一步发展，以达到早日治愈疾病的目的。

1. 早期诊治

中医学非常重视早期诊断和早期治疗。疾病的发展和演变有一个过程，往往是由表入里，由浅入深，逐步加重，因此必须抓住时机，尽早控制病情。一般在疾病的初期阶段，邪气侵犯的部位较浅，病情较轻，对正气的损害也不甚，而机体抗御邪气、抗损伤及康复

的能力相对较强，故易治而疗效明显，有利于机体早日痊愈。倘若未及时诊断治疗，病邪就可能步步深入，继续耗损正气，使病情由轻而重，日趋复杂，甚至发展到深入脏腑，正气严重受损，治疗就愈加困难。

既病之后，一定要根据疾病发展变化的规律，争取时间及早诊断，并采取正确的治疗措施，以顾护正气，缩短病程，这样才能防止其进一步传变。因此，早期诊治，将病邪消灭在萌芽状态，使疾病在初期阶段即被治愈，是防治的重要原则。

2. 控制传变

所谓传变，是指疾病在发展过程中的转移变化，又称传化。人体是有机的整体，内脏之间在功能上互相协调配合，在病理上也必然会互相影响，互相传变。任何疾病的发展都有一定规律，如外感病之六经传变、卫气营血传变、三焦传变，以及内伤病之五脏传变、脏与腑的表里传变、经络传变等。因此，根据疾病传变规律，采取适当措施，防止其进一步传变，这也是预防的重要原则。如《金匮要略·脏腑经络先后病脉证》所说："见肝之病，知肝传脾，当先实脾"，就是临床上治疗肝病时，常配合健脾和胃的方法，使脾气旺而不受邪。又如在温热病的发展过程中，由于热为阳邪，最易化燥伤阴，热邪常常先损伤中焦胃阴，继而克伐下焦肾阴。针对这一传变规律，在胃阴受损时，应于甘寒养胃的方药中，适当加入一些咸寒滋肾之品，以固护肾阴，防止热邪的深入传变，这就是清代温病大家叶天士所谓的"先安未受邪之地"。上述都是对既病防变原则在理论和实践中的进一步发挥。

（三） 愈后防复

愈后防复是指在疾病初愈时，防止因调养不当、过度劳累、用药不当等因素而复发。控制愈后复发的问题是中医预防理论中的重要内容，为历代医家所重视。邪气未尽、正气未复、诱因的作用，是愈后复发的三个重要因素。注意避免引起复发的诱因，采取积极的康复措施，提高正气的康复能力，祛除余邪，是愈后防复的主要方法。

1. 防止复感新邪而复发

疾病初愈，正气多有损失，尚未恢复，常因感受六淫或者疫气而复发。故应该注意病后生活起居的调理，慎避风寒，对防止疾病复发有着重要意义。

2. 防止过劳而复发

凡病初愈，适当的休息、调养有利于机体正气的恢复。若过早操劳，或房事不节，或劳神思虑、劳伤形神，而致疾病复发者，称为"劳复"。如水肿、痰饮、哮喘等内伤杂病，常可因劳伤正气或复感邪气而反复发作。因此，病后无论工作、学习和运动都应量力而行，防止过劳而使疾病复发。

3. 防止饮食不当而复发

疾病初愈，因饮食不当而致复发者，古人称之为"食复"。疾病初愈，合理的饮食调养则有助于疾病康复。若进食过多，或进食不易消化的食物，既不利于正气恢复，又可因宿食、酒热等而助余邪之势，以致疾病复发。如热病初愈，阴伤未复，余热未尽者，饮食不节，可助热势再燃，或致疾病日久难愈。所以，中医强调病后"忌口"，凡疾病初愈，饮食宜清淡，搭配应合理，不宜多食辛辣肥腻，不宜饮酒，还应该注意患病性质与食物性质是否协调。

4. 防止不良情志刺激而复发

凡病初愈，可因大悲、暴怒、忧虑等不良情志刺激而引起气机紊乱，损伤脏腑而致疾病复发。因此，病后应该注意保持心情愉快舒畅、豁达乐观、心态平稳，避免精神创伤。

5. 防止用药不当而复发

病后因滥用补剂，或药物运用不当而致复发者，古人称之为"药复"。疾病将愈，辅以药物调理，只要使用得当，是促进正气恢复的重要手段。用药一般以扶正不助邪、祛邪不伤正为原则。如果病后药物调理不当，或滥施补药，或补之过早、过急，则易导致邪留不去，引起疾病复发。如阴虚体质的湿热病，当"清凉到十分之六七，往往热减身寒"时，其余邪并未尽去，若骤进温补药物，则可导致疾病复发，热势复燃。

第二节
体质辨识与状态评估

学习目标

1. 掌握中医体质的 9 种基本类型。
2. 掌握体质状态评估的方法。
3. 会进行体质的辨识和体质状态评估。

中医体质是指人体生命过程中，在先天禀赋和后天获得的基础上所形成的形态结构、生理功能和心理状态方面综合的、相对稳定的固有特质，是人类在生长、发育过程中所形成的与自然、社会环境相适应的人体个性特征。中华中医药学会发布了《中医体质分类与判定》标准，将中医体质分为平和质、气虚质、阳虚质、阴虚质、痰湿质、湿热质、血瘀质、气郁质、特禀质 9 种基本类型，每种体质有其独自的特征，是我国第一部指导和规范中医体质研究及应用的文件，旨在为体质辨识及与中医体质相关疾病的防治、养生保健、健康管理提供依据，使体质分类科学化、规范化。

一、体质辨识

1. 平和质（A 型）

（1）总体特征　阴阳气血调和，以体态适中、面色润泽、精力充沛等为主要特征。

（2）形体特征　体形匀称健壮。

（3）常见表现　面色、肤色润泽，头发稠密有光泽，目光有神，鼻色明润，嗅觉通利，唇色红润，不易疲劳，精力充沛，耐受寒热，睡眠良好，胃纳佳，二便正常，舌色淡红，苔薄白，脉和缓有力。

（4）心理特征　性格随和开朗。

（5）发病倾向　平素患病较少。

（6）对外界环境适应能力　对自然环境和社会环境适应能力较强。

2. 气虚质（B型）

（1）总体特征　元气不足，以疲乏、气短、自汗等气虚表现为主要特征。

（2）形体特征　肌肉松软不实。

（3）常见表现　平素语音低弱，气短懒言，容易疲乏，精神不振，易出汗，舌淡红，舌边有齿痕，脉弱。

（4）心理特征　性格内向，不喜冒险。

（5）发病倾向　易患感冒、内脏下垂等病；病后康复缓慢。

（6）对外界环境适应能力　不耐受风、寒、暑、湿邪。

3. 阳虚质（C型）

（1）总体特征　阳气不足，以畏寒怕冷、手足不温等虚寒表现为主要特征。

（2）形体特征　肌肉松软不实。

（3）常见表现　平素畏冷，手足不温，喜热饮食，精神不振，舌淡胖嫩，脉沉迟。

（4）心理特征　性格多沉静、内向。

（5）发病倾向　易患痰饮、肿胀、泄泻等病；感邪易从寒化。

（6）对外界环境适应能力　耐夏不耐冬、易感风、寒、湿邪。

4. 阴虚质（D型）

（1）总体特征　阴液亏少，以口燥咽干、手足心热等虚热表现为主要特征。

（2）形体特征　体形偏瘦。

（3）常见表现　手足心热，口燥咽干，鼻微干，喜冷饮，大便干燥，舌红少津，脉细数。

（4）心理特征　性情急躁，外向好动，活泼。

（5）发病倾向　易患虚劳、失精、不寐等病；感邪易从热化。

（6）对外界环境适应能力　耐冬不耐夏、不耐受暑、热、燥邪。

5. 痰湿质（E型）

（1）总体特征　痰湿凝聚，以形体肥胖、腹部肥满、口黏苔腻等痰湿表现为主要特征。

（2）形体特征　体形肥胖，腹部肥满松软。

（3）常见表现　面部皮肤油脂较多，多汗且黏，胸闷，痰多，口黏腻或甜，喜食肥甘厚腻，苔腻，脉滑。

（4）心理特征　性格偏温和、稳重，多善于忍耐。

（5）发病倾向　易患消渴、中风、胸痹等病。

（6）对外界环境适应能力　对梅雨季节及湿重环境适应能力差。

6. 湿热质（F型）

（1）总体特征　湿热内蕴，以面垢油光、口苦、苔黄腻等湿热表现为主要特征。

（2）形体特征　体形中等或偏瘦。

（3）常见表现　面垢油光，易生痤疮，口苦口干，身重困倦，大便黏滞不畅或燥结，小便短黄，男性易阴囊潮湿、女性易带下增多，舌质偏红，苔黄腻，脉滑数。

（4）心理特征　容易心烦急躁。

（5）发病倾向　易患疮疖、黄疸、热淋等病。

（6）对外界环境适应能力　对夏末秋初湿热气候、湿重或气温偏高环境较难适应。

7. 血瘀质（G型）

（1）总体特征　血行不畅，以肤色晦暗、舌质紫暗等血瘀表现为主要特征。

（2）形体特征　胖瘦均见。

（3）常见表现　肤色晦暗，色素沉着，容易出现瘀斑，口唇暗淡，舌暗或有瘀点，舌下络脉紫暗或增粗，脉涩。

（4）心理特征　易烦，健忘。

（5）发病倾向　易患癥瘕及痛证、血证等。

（6）对外界环境适应能力　不耐受寒邪。

8. 气郁质（H型）

（1）总体特征　气机郁滞，以神情抑郁、忧虑脆弱等气郁表现为主要特征。

（2）形体特征　体形瘦者为多。

（3）常见表现　神情抑郁，情感脆弱，烦闷不乐，舌淡红，苔薄白，脉弦。

（4）心理特征　性格内向不稳定、敏感多虑。

（5）发病倾向　易患脏躁、梅核气、百合病及郁证等。

（6）对外界环境适应能力　对精神刺激适应能力较差，不适应阴雨天气。

9. 特禀质（I型）

（1）总体特征　先天失常，以生理缺陷、过敏反应等为主要特征。

（2）形体特征　过敏体质者一般无特殊；先天禀赋异常者或有畸形，或有生理缺陷。

（3）常见表现　过敏体质者常见哮喘、风团、咽痒、鼻塞、喷嚏等；患遗传性疾病者有垂直遗传、先天性、家族性特征；患胎传性疾病者具有母体影响胎儿个体生长发育及相关疾病特征。

（4）心理特征　随禀质不同情况各异。

（5）发病倾向　过敏体质者易患哮喘、荨麻疹、花粉症及药物过敏等；遗传性疾病如血友病、唐氏综合征等；胎传性疾病如五迟（立迟、行迟、发迟、齿迟和语迟）、五软（头软、项软、手足软、肌肉软、口软）、解颅、胎惊等。

（6）对外界环境适应能力　适应能力差，如过敏体质者对易致过敏季节适应能力差，易引发宿疾。

体质既禀成于先天，也关系于后天。体质的稳定性由相似的遗传背景形成，年龄、性别等因素也可使体质表现出一定的稳定性。然而，体质的稳定性是相对的，个体在生长壮老的生命过程中，由于受环境、精神、营养、锻炼、疾病等内外环境中诸多因素的影响，会使体质发生变化。

体质只具有相对的稳定性，同时具有动态可变性。这种特征是体质可调的基础。药物及有关治疗方法可纠正机体阴阳、气血、津液失衡，是体质可调的实践基础。重视不同体质对疾病与证候的内在联系及对方药等治疗应答反应的差异是实施个体化诊疗、贯彻"因人制宜"思想的具体实践，根据不同体质类型或状态，或益气，或补阴，或温阳，或利湿，或开郁，或疏血，以调整机体的阴阳动静、失衡倾向，体现"以人为本""治病求本"的治疗原则；及早发现、干预体质的偏颇状态，进行病因预防、临床前期预防、临床预防，实现调质拒邪、调质防病及调质防变，以实践中医"治未病"。如阳虚体质怕冷的人，在饮食上，可多食牛肉、羊肉、韭菜、生姜等温阳之品，少食梨、西瓜、荸荠等生冷寒凉食物，少饮绿茶，还可食当归生姜羊肉汤等，进行个体化健康管理。

二、体质状态评估

1. 判定方法

回答《中医体质分类与判定表》（表 8-2）中的全部问题，每一问题按 5 级评分，计算原始分及转化分，依标准判定体质类型。

原始分＝各个条目的分相加。

$$转化分数＝[(原始分－条目数)/(条目数×4)]×100$$

备注：条目数即每项问题数。

表 8-2　中医体质分类与判定表

请根据近一年的体验和感觉,回答以下问题	没有（根本不）	很少（有一点）	有时（有些）	经常（相当）	总是（非常）
阳虚质					
(1)您手脚发凉吗?	1	2	3	4	5
(2)您胃脘部、背部或腰膝部怕冷吗?	1	2	3	4	5
(3)您感到怕冷、衣服比别人穿得多吗?	1	2	3	4	5
(4)您比一般人耐受不了寒冷(冬天的寒冷,夏天的冷空调、电扇等)吗?	1	2	3	4	5
(5)您比别人容易患感冒吗?	1	2	3	4	5
(6)您吃(喝)凉的东西会感到不舒服或者怕吃(喝)凉东西吗?	1	2	3	4	5
(7)您受凉或吃(喝)凉的东西后,容易腹泻(拉肚子)吗?	1	2	3	4	5
判断结果:□是　　　□倾向是　　　□否					
阴虚质					
(1)您感到手脚心发热吗?	1	2	3	4	5
(2)您感觉身体、脸上发热吗?	1	2	3	4	5
(3)您皮肤或口唇干吗?	1	2	3	4	5
(4)您口唇的颜色比一般人红吗?	1	2	3	4	5
(5)您容易便秘或大便干燥吗?	1	2	3	4	5
(6)您面部两颧潮红或偏红吗?	1	2	3	4	5
(7)您感到眼睛干涩吗?	1	2	3	4	5
(8)您感到口干咽燥、总想喝水吗?	1	2	3	4	5
判断结果:□是　　　□倾向是　　　□否					

请根据近一年的体验和感觉,回答以下问题	没有（根本不）	很少（有一点）	有时（有些）	经常（相当）	总是（非常）
气虚质					
(1)您容易疲乏吗?	1	2	3	4	5
(2)您容易气短(呼吸短促,接不上气)吗?	1	2	3	4	5
(3)您容易心慌吗?	1	2	3	4	5
(4)您容易头晕或站起时晕眩吗?	1	2	3	4	5
(5)您比别人容易患感冒吗?	1	2	3	4	5
(6)您喜欢安静、懒得说话吗?	1	2	3	4	5
(7)您说话声音无力吗?	1	2	3	4	5
(8)您活动量稍大就容易出虚汗吗?	1	2	3	4	5
判断结果:□是　　　□倾向是　　　□否					
痰湿质					
(1)您感到胸闷或腹部胀满吗?	1	2	3	4	5
(2)您感到身体沉重不轻松或不爽快吗?	1	2	3	4	5
(3)您腹部肥满松软吗?	1	2	3	4	5
(4)您有额部油脂分泌多的现象吗?	1	2	3	4	5
(5)您上眼睑比别人肿(有轻微隆起的现象)吗?	1	2	3	4	5
(6)您嘴里有黏黏的感觉吗?	1	2	3	4	5
(7)您平时痰多,特别是咽喉部总感到有痰堵着吗?	1	2	3	4	5
(8)您舌苔厚腻或有舌苔厚厚的感觉吗?	1	2	3	4	5
判断结果:□是　□倾向是　　□否					
湿热质					
(1)您面部或鼻部有油腻感或者油亮发光吗?	1	2	3	4	5
(2)您容易生痤疮或疮疖吗?	1	2	3	4	5
(3)您感到口苦或嘴里有异味吗?	1	2	3	4	5
(4)您大便黏滞不爽、有解不尽的感觉吗?	1	2	3	4	5
(5)您小便时尿道有发热感、尿色浓(深)吗?	1	2	3	4	5
(6)您带下色黄(白带颜色发黄)吗?(限女性)	1	2	3	4	5
(7)您的阴囊部位潮湿吗?(限男性)	1	2	3	4	5
判断结果:□是　□倾向是　　□否					

请根据近一年的体验和感觉,回答以下问题	没有 (根本不)	很少 (有一点)	有时 (有些)	经常 (相当)	总是 (非常)
血瘀质					
(1)您的皮肤在不知不觉中会出现青紫瘀斑(皮下出血)吗?	1	2	3	4	5
(2)您两颧部有细微血丝吗?	1	2	3	4	5
(3)您身体上有哪里疼痛吗?	1	2	3	4	5
(4)您面色晦暗或容易出现褐斑吗?	1	2	3	4	5
(5)您容易有黑眼圈吗?	1	2	3	4	5
(6)您容易忘事(健忘)吗?	1	2	3	4	5
(7)您口唇颜色偏暗吗?	1	2	3	4	5
判断结果:□是　□倾向是　　□否					
特禀质					
(1)您没有感冒时也会打喷嚏吗?	1	2	3	4	5
(2)您没有感冒时也会鼻塞、流鼻涕吗?	1	2	3	4	5
(3)您有因季节变化、温度变化或异味等原因而咳喘的现象吗?	1	2	3	4	5
(4)您容易过敏(对药物、食物、气味、花粉或在季节交替、气候变化时)吗?	1	2	3	4	5
(5)您的皮肤容易起荨麻疹(风团、风疹块、风疙瘩)吗?	1	2	3	4	5
(6)您的皮肤因过敏出现过紫癜(紫红色瘀点、瘀斑)吗?	1	2	3	4	5
(7)您的皮肤一抓就红,并出现抓痕吗?	1	2	3	4	5
判断结果:□是　□倾向是　　□否					
气郁质					
(1)您感到闷闷不乐吗?	1	2	3	4	5
(2)您容易精神紧张、焦虑不安吗?	1	2	3	4	5
(3)您多愁善感、感情脆弱吗?	1	2	3	4	5
(4)您容易感到害怕或受到惊吓吗?	1	2	3	4	5
(5)您胁肋部或乳房胀痛吗?	1	2	3	4	5
(6)您无缘无故叹气吗?	1	2	3	4	5
(7)您咽喉部有异物感,且吐之不出、咽之不下吗?	1	2	3	4	5
判断结果:□是　　　□倾向是　　□否					
平和质					
(1)您精力充沛吗?	1	2	3	4	5
(2)您容易疲乏吗?　*	1	2	3	4	5

请根据近一年的体验和感觉,回答以下问题	没有（根本不）	很少（有一点）	有时（有些）	经常（相当）	总是（非常）
平和质					
(3)您说话声音无力吗？＊	1	2	3	4	5
(4)您感到闷闷不乐吗？＊	1	2	3	4	5
(5)您比一般人耐受不了寒冷(冬天的寒冷,夏天的冷空调、电扇)吗？＊	1	2	3	4	5
(6)您能适应外界自然和社会环境的变化吗？	1	2	3	4	5
(7)您容易失眠吗？＊	1	2	3	4	5
(8)您容易忘事(健忘)吗？＊	1	2	3	4	5
判断结果:□是　　　□倾向是　　　□否					

注：标有＊的条目需先逆向计分，即1→5，2→4，3→3，4→2，5→1，再用公式转化分。

2. 判定标准

平和质为正常体质，其他8种体质为偏颇体质。偏颇体质正向计分，平和质有4个条目反向计分（即1→5，2→4，3→3，4→2，5→1）。判定标准见表8-3。

表8-3　平和质与偏颇体质判定标准表

体质类型	条件	判定结果
平和质	转化分≥60分	是
	其他8种体质转化分均＜30分	
	转化分≥60分	基本是
	其他8种体质转化分均＜40分	
	不满足上述条件者	否
偏颇体质	转化分≥40分	是
	转化分30～39分	倾向是
	转化分＜30分	否

3. 示例

示例1　某人各体质类型转化分如下：平和质75分，气虚质56分，阳虚质27分，阴虚质25分，痰湿质12分，湿热质15分，血瘀质20分，气郁质18分，特禀质10分。根据判定标准，虽然平和质转化分≥60分，但其他8种体质转化分并未全部＜40分，其中气虚质转化分≥40分，故此人不能判定为平和质，应判定为是气虚质。

示例2　某人各体质类型转化分如下：平和质75分，气虚质16分，阳虚质27分，阴虚质25分，痰湿质32分，湿热质25分，血瘀质10分，气郁质18分，特禀质10分。根据判定标准，平质转化分≥60分，同时，痰湿质转化分在30～39之间，可判定为痰湿质倾向，故此人最终体质判定结果基本是平和质，有痰湿质倾向。

第三节
中医药健康指导

1. 了解"药食同源"的中药品种。
2. 熟悉药食同源中药对糖尿病等常见病的健康指导。
3. 熟悉常用穴位并进行健康指导。
4. 掌握针灸、推拿、拔罐、刮痧的养生保健技法。
5. 掌握情志变化对人的健康的影响并进行调养。
6. 掌握太极拳、五禽戏、八段锦等运动保健功法。

一、药食同源

中国自古以来就有"药食同源"之说，认为许多食物既是食物也是药物，食物和药物一样同样能够防治疾病。在古代原始社会中，人们在寻找食物的过程中发现了各种食物和药物的性味和功效，认识到许多食物可以药用，许多药物也可以食用，两者之间很难严格区分。这就是"药食同源"理论的基础，也是食物疗法的基础。

1. 药食同源目录

国家卫健委对药食同源中药、可用于保健食品的中药和保健食品禁用中药作出具体规定。

（1）国家卫健委公布的既是食品又是药品的中药名单　丁香、八角茴香、刀豆、小茴香、小蓟、山药、山楂、马齿苋、乌梢蛇、乌梅、木瓜、火麻仁、代代花、玉竹、甘草、白芷、白果、白扁豆、白扁豆花、龙眼肉（桂圆）、决明子、百合、肉豆蔻、肉桂、余甘子、佛手、杏仁（甜、苦）、沙棘、牡蛎、芡实、花椒、赤小豆、阿胶、鸡内金、麦芽、昆布、枣（大枣、酸枣、黑枣）、罗汉果、郁李仁、金银花、青果、鱼腥草、姜（生姜、干姜）、枳椇子、枸杞子、栀子、砂仁、胖大海、茯苓、香橼、香薷、桃仁、桑叶、桑椹、橘红、桔梗、益智仁、荷叶、莱菔子、莲子、高良姜、淡竹叶、淡豆豉、菊花、菊苣、黄芥子、黄精、紫苏、紫苏子、葛根、黑芝麻、黑胡椒、槐米、槐花、蒲公英、蜂蜜、榧子、酸枣仁、鲜白茅根、鲜芦根、蝮蛇、橘皮、薄荷、薏苡仁、薤白、覆盆子、藿香。（以上为 2002 年公示的品种）

2014 年新增中药材：人参、山银花、芫荽、玫瑰花、松花粉、粉葛、布渣叶、夏枯草、当归、山奈、西红花、草果、姜黄、荜茇，在限定使用范围和剂量内作为药食两用之品。

2018 年新增 9 种中药材作为按照传统既是食品又是中药材名单：党参、肉苁蓉、铁皮石斛、西洋参、黄芪、灵芝、天麻、山茱萸、杜仲叶，在限定使用范围和剂量内作为药食两用之品。

（2）国家卫健委公布的可用于保健食品的中药名单（2002 年）　　人参、人参叶、人参果、三七、土茯苓、大蓟、女贞子、山茱萸、川牛膝、川贝母、川芎、马鹿胎、马鹿茸、马鹿骨、丹参、五加皮、五味子、升麻、天冬、天麻、太子参、巴戟天、木香、木贼、牛蒡子、牛蒡根、车前子、车前草、北沙参、平贝母、玄参、生地黄、生何首乌、白及、白术、白芍、白豆蔻、石决明、石斛（需提供可使用证明）、地骨皮、当归、竹茹、红花、红景天、西洋参、吴茱萸、怀牛膝、杜仲、杜仲叶、沙苑子、牡丹皮、芦荟、苍术、补骨脂、诃子、赤芍、远志、麦冬、龟甲、佩兰、侧柏叶、制大黄、制何首乌、刺五加、刺玫果、泽兰、泽泻、玫瑰花、玫瑰茄、知母、罗布麻、苦丁茶、金荞麦、金樱子、青皮、厚朴、厚朴花、姜黄、枳壳、枳实、柏子仁、珍珠、绞股蓝、胡芦巴、茜草、荜茇、韭菜子、首乌藤、香附、骨碎补、党参、桑白皮、桑枝、浙贝母、益母草、积雪草、淫羊藿、菟丝子、野菊花、银杏叶、黄芪、湖北贝母、番泻叶、蛤蚧、越橘、槐实、蒲黄、蒺藜、蜂胶、酸角、墨旱莲、熟大黄、熟地黄、鳖甲。

（3）国家卫健委公布的保健食品禁用中药名单（毒性或者副作用大的中药）（2002 年）　　八角莲、八里麻、千金子、土青木香、山莨菪、川乌、广防己、马桑叶、马钱子、六角莲、天仙子、巴豆、水银、长春花、甘遂、生天南星、生半夏、生白附子、生狼毒、白降丹、石蒜、关木通、农吉痢、夹竹桃、朱砂、米壳（罂粟壳）、红升丹、红豆杉、红茴香、红粉、羊角拗、羊踯躅、丽江山慈菇、京大戟、昆明山海棠、河豚、闹羊花、青娘虫、鱼藤、洋地黄、洋金花、牵牛子、砒石（白砒、红砒、砒霜）、草乌、香加皮（杠柳皮）、骆驼蓬、鬼臼、莽草、铁棒槌、铃兰、雪上一枝蒿、黄花夹竹桃、斑蝥、硫黄、雄黄、雷公藤、颠茄、藜芦、蟾酥。

2. 常见病健康指导

（1）糖尿病　　糖尿病是一种常见慢性内分泌代谢性疾病。典型糖尿病患者以多饮、多尿、多食、体重减轻为特点，即"三多一少"，属中医"消渴"范畴。中医治疗糖尿病在改善症状、防治并发症等方面，有其独到之处，并均有良好疗效。严格控制饮食，忌摄入过多热量，是降低血糖、控制病情、防止并发症发生的首要条件。进食的总热量应根据患者的标准体重、生理条件、劳动强度及工作性质而定。患者可常食猪肾、黄鳝、猪脊肉、淡菜、田螺、山药、玉米须、蘑菇、苦瓜、南瓜等食物。食用植物油，少吃盐，禁食各种糖类，戒烟禁酒。

一些药食同源的食物，糖尿病患者可以将其作为日常健康养生应用。

① 桑叶促进胰岛素分泌　　桑叶本来是蚕的食物，它同时还是一味药。我国最早药书《神农本草经》称桑叶为"神仙叶"，入脾、肝、大肠经，具有疏散风热、清肺润燥、平抑肝阳、清肝明目、凉血止血的作用。现代科学研究也证实，桑叶中的生物碱和多糖可以提高葡萄糖耐量，防止高血糖；可促进胰岛素分泌，有效调节血糖。

② 荷叶健脾升阳助血糖吸收　　荷叶不止有观赏价值，更有"夏日百药"之称。荷叶味苦、辛、微涩，性凉，归心、肝、脾经，可清香升散，具有消暑利湿、健脾升阳、散瘀止血的功效。

③ 苦瓜刺激胰岛素释放　苦瓜以味苦得名，入心、肝、脾、肺经，除了是食材之一，还具有药用功效，被称为"植物胰岛素"。苦瓜提取物的主要活性成分是苦瓜素，能刺激胰岛素释放，阻碍血液中葡萄糖形成，在非胰岛素依赖型糖尿病治疗中起巨大作用。

④ 冬瓜皮缓解"三多"本领高　冬瓜皮性微寒而味甘淡，归肺、脾、小肠经，能清热利水肿。历代本草记载，它能治肿胀、消热毒、利小便，尤其适用于湿热所致之小便不利等症。冬瓜皮可使糖尿病患者的"三多"（饮多、食多、尿多）症状得到明显改善。

（2）慢性支气管炎　慢性支气管炎根据其临床症状、特征及发病规律，属中医咳嗽、喘证范畴。中医药治疗慢性支气管炎有其独到之处，尤其是其"未病（发作）先防，冬病夏治"的治疗原则，在临床应用时每每取得满意疗效。在膳食方面需吃清淡易消化的食物，禁食肥甘、厚味、辛辣、过咸食物。可以用于慢性支气管炎的药物与食物有：清化热痰类（用于热痰病症）的白萝卜、冬瓜子、荸荠、紫菜、海蜇、海藻、海带、鹿角菜等；温化寒痰类（用于寒痰病症）的洋葱、杏子、芥子、生姜、佛手、香橼、桂花、橘皮等；止咳平喘类（用于咳嗽喘息病症）的百合、梨、枇杷、落花生、杏仁、白果、乌梅、小白菜等。

二、针灸推拿

1. 概念

针灸是针法和灸法的总称。针法是指在中医理论的指导下把针具（通常指毫针）按照一定的角度刺入患者体内，运用捻转与提插等针刺手法来对人体特定部位进行刺激，从而达到治疗疾病的目的。刺入点称为人体腧穴，简称穴位。根据最新针灸学教材统计，人体共有 361 个正经穴位名。灸法是以预制的灸炷或灸草在体表一定的穴位上烧灼、熏熨，利用热的刺激来预防和治疗疾病。通常以艾草最为常用，故称为艾灸，另有隔药灸、柳条灸、灯芯灸、桑枝灸等方法。2006 年针灸被列入第一批国家级非物质文化遗产名录。

推拿是用手在人体上按经络、穴位运用推、拿、按、摩、揉、捏、点、拍等形式多样的手法和力道，以期达到疏通经络、推行气血、扶伤止痛、祛邪扶正、调和阴阳、延长寿命的疗效。

2. 常用穴位健康指导

（1）合谷　位于手背第 1、2 掌骨之间（图 8-1）。平时多按揉，可以健脾胃、促进消化。

（2）关元　位于前正中线上，脐下 3 寸（图 8-2）。这个穴位可以调节肾阳不足、小便不利等，对于一些男科、妇科疾病也有效。

（3）命门　位于腰部，后正中线上，第 2 腰椎棘突下凹陷中（图 8-3）。这个穴位对后腰痛、腰酸、小便不利有很好的作用。

（4）足三里　位于外膝眼下 3 寸（图 8-4）。这个穴位可以缓解腹痛、消化不良、痰湿重的症状。

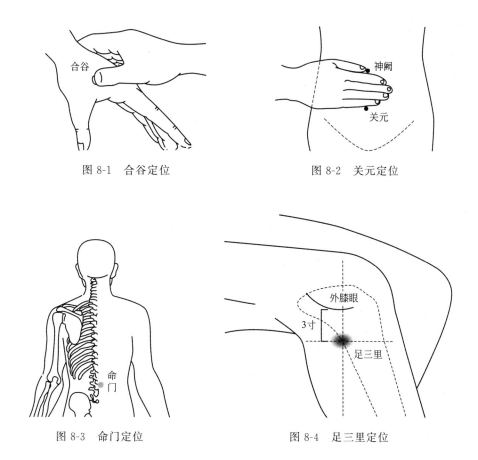

图 8-1　合谷定位　　　　　　　　　图 8-2　关元定位

图 8-3　命门定位　　　　　　　　　图 8-4　足三里定位

（5）太溪　位于内踝尖与跟腱之间的凹陷处（图 8-5）。这个穴位可以补肾阴、滋肾阴，对于肾阴虚所致盗汗、失眠的症状很有效果。

（6）神阙　在腹部，脐中央（图 8-6）。这个穴位最好用灸法和热敷，点揉和针灸不适宜用。对腹泻、腹痛有用。

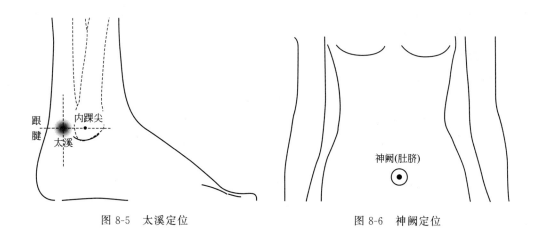

图 8-5　太溪定位　　　　　　　　　图 8-6　神阙定位

三、拔罐刮痧

1. 拔罐

拔罐疗法又名"火罐气""吸筒疗法""负压疗法"，是指用罐状器具扣在患处或穴位上，用烧火、温热等方法排去其中的空气产生负压，使罐具紧吸在皮肤上，通过其负压效应造成局部组织瘀血，从而起到治疗作用的一种常用的外治疗法。拔罐疗法在我国古代称为"角法"或"角吸法"。

拔罐养生常用方法主要有增加活力法、祛除浊气法、疏通经络法等。

（1）增加活力法　取穴：劳宫、涌泉、三阴交、足三里。劳宫位于手掌心，是手厥阴心包经的主穴，是回阳九针穴之一，具有振奋阳气、清心泻火、宽胸利气、增加活力的功能，配合涌泉、三阴交、足三里，效果更加明显，经常在此拔罐可使人解除疲劳，保持旺盛的精力。

（2）祛除浊气法　取穴：涌泉、足三里。涌泉位于足心，是足少阴肾经的井穴。肾为"先天之本"，主藏精，包括先天之精及后天之精，又主生长、发育、生殖，是人体的生命之源，肾气充则生长发育正常，精力旺盛，反之则生长发育迟缓，精力不足。肾为主水之脏，肾的生理功能异常则水液代谢出现障碍，人体就会出现湿毒侵袭的现象，湿邪重着黏腻，易趋于下，不易排出，常阻塞经络气血，引发其他疾病。经常予涌泉拔罐可以及时祛除体内的湿毒浊气，疏通肾经，使经络气血通畅、肾脏功能正常、肾气旺盛。配伍足三里更可使人体精力充沛，进而延缓衰老，使体质康健。

（3）疏通经络法

① 任、督二脉透罐法　任、督二脉透罐法是对传统腹背阴阳配穴法的继承和发展。任脉为阴脉之海，督脉为阳脉之海，在任、督二脉透罐可以通透全身的阴经与阳经，起到疏通经络、平衡阴阳作用，对人体五脏六腑均有防病治病的效果。

② 背俞穴及华佗夹脊穴　背俞穴及华佗夹脊穴纵贯整个颈背腰部，五脏六腑之经气均在此流通。现代医学证明背俞穴及华佗夹脊穴位于人体脊髓神经根及动、静脉丛附近，在这两处腧穴用走罐法，可以疏通五脏六腑之经气，调整全身气血经络的协调，增强机体的抗病能力。现在背俞穴及华佗夹脊穴走罐已经成为人们最常用的保健方法，尤其对颈椎病、腰椎病更可以收到明显的疗效。

2. 刮痧

刮痧是以中医经络腧穴理论为指导，通过特制的刮痧器具和相应的手法，蘸取一定的介质，在体表进行反复刮动、摩擦，使皮肤局部出现红色粟粒状或暗红色出血点等"出痧"变化，从而达到活血透痧的作用。因其简、便、廉、效的特点，临床应用广泛，适合医疗及家庭保健。还可配合针灸、拔罐、刺络放血等疗法使用，加强活血化瘀、祛邪排毒的效果。

常用的预防保健刮痧疗法有：

（1）感冒刮痧疗法　采用穴位（风池、太阳、大椎、风门、肺俞、夹脊等穴）刮痧法，将红花油或万花油涂擦于穴位局部皮肤上，操作者用手紧握刮痧板从上至下刮拭，用力宜均匀柔和，痛甚处应反复重刮，每次治疗时间约15min。刮拭出痧后再予饮温开水或生姜汁糖水以发汗解表。隔日治疗 1 次。

（2）黄褐斑刮痧疗法　先清洁皮肤，再均匀涂抹润肤乳，按照额头、眼周、面颊、口周、鼻部、下颌的顺序，用面部刮痧板依次从面部中间向两侧沿肌肉纹理走向或顺应骨骼形态单方向刮拭，在色斑、痛点处采用压力大、速度慢的手法。然后按揉太阳、印堂、迎香、颧髎、承泣、四白、承浆、大迎、颊车及黄褐斑部位。刮拭速度宜缓慢柔和，力度均匀平稳，以皮肤潮红为度，不要求出痧。每周 2 次，4 周为一个疗程。

四、情志调养

所谓情志，即指喜、怒、忧、思、悲、惊、恐等人的七种情绪。在正常情况下，七情活动对机体生理功能起着协调作用，不会致病。七情六欲，人皆有之，情志活动属于人类正常生理现象，是对外界刺激和体内刺激的保护性反应，有益于身心健康。只有在突发的或长期的精神刺激下和不规律的生活习惯才能受到影响，导致脏腑气血功能紊乱，影响人的健康。

强烈或长期的七情刺激，表现为：

（1）喜则气缓　适度的喜悦，有利于气血调和，缓和紧张情绪，而狂喜暴喜则涣散心气，使人精神难以集中，引起心悸失眠，甚至失神狂乱。"过喜"的调养方法如下：首先，要有忧患意识，不存非分之想，不图非分之欲。其次，保持心情平静，诸事不强求，努力之后，顺其自然。

（2）怒则气上　遇到不愉快的事情，暂时而轻度地抒发心中的不快，能使压抑的情绪得到发泄，从而缓解紧张的精神状态。但是，怒则气上，且伤肝，还会影响到周围人的心情。过度地发怒，会引起头痛头胀、面红耳赤、食欲减退，严重的还会出现呕吐、腹痛，甚至昏厥。"过怒"的调养方法如下：学会泄怒，可以向亲近的人倾诉，或自己大哭一场；学会移怒，强制自己做一些平时感兴趣的事，如唱歌、看电影、散步、做操等，使头脑逐渐冷静下来。

（3）悲（忧）则气消　过度悲哀损耗肺气，症状有声低气微、气短胸闷、萎靡不振。"过悲"的调养方法：当哭则哭，不要压抑心中的郁闷；以思止哭，进而化悲痛为力量。

（4）思则气结　思虑过度，会伤及心脾，引起食欲减退、腹胀、心悸、多梦，甚则痴呆。如果是情欲不遂引起的思虑过度，会伤及肝肾。思虑过度的调养方法：建议经常参加社交活动及文体活动，开发个人的兴趣爱好，并广交朋友，学会倾诉。

（5）恐则气下　恐是指恐惧过度，常由惊致恐。恐伤肾，肾气不固，会引起面色苍白、头昏、尿频、精气损耗等症。学会避恐，培养果敢的精神，是防治"过恐"的重要方法。

（6）惊则气乱　《素问·举痛论》中说："惊则心无所依，神无所归，虑无所定，故气乱矣。"惊，是指受到突然的、意外的、较强烈的刺激，从而导致的情绪波动。注意保持淡定从容的心态，遇到意外时方能泰然处之。

五、运动保健

运动保健又叫中医健身术，是运用传统的导引、吐纳、武术等体育运动方式进行锻炼的方法，通过活动筋骨关节、调节气息、宁心安神，来疏通经络、行气活血、调和脏腑，达到增强体质、益寿延年的目的。千百年来，人们在养生实践中总结出许多宝贵的经验，使运动养生不断地得到充实和发展，形成了融导引、气功、武术、医理为一体的具有中华民族特色的养生方法。源于导引、气功的功法如五禽戏、八段锦等；源于武术的功法如太极拳、太极剑等。无论哪种功法，运用到养生方面，则都讲求调息、意守、动形，都是以畅通气血经络、活动筋骨、调和脏腑为目的。融诸家之长为一体，是运动养生的一大特点。

1. 太极拳

太极拳是我国传统的健身拳术之一。由于其动作舒展轻柔，动中有静，圆活连贯，形气和随，外可活动筋骨，内可流通气血、协调脏腑，故不但用于技击、防身，而且更广泛地用于健身防病，深为广大群众所喜爱，是一种行之有效的传统养生法。

太极拳是中华民族辩证的理论思维与武术、气功、引导术的完美结合，是高层次的人体文化。其拳理来源于《易经》《黄帝内经》《黄庭经》等中国传统哲学、医术、武术等经典著作，并在其长期的发展过程中又吸收了道、儒、释等文化的合理内容，故太极拳被称为"国粹"。

太极拳的运动特点：中正安舒、轻灵圆活、松柔慢匀、开合有序、刚柔相济，动如行云流水，连绵不断。这种运动既自然又高雅，可亲身体会到音乐的韵律、哲学的内涵、美的造型、诗的意境。在高级的享受中，使疾病消失，使身心健康。

2. 五禽戏

五禽戏是一种中国传统健身方法，由五种模仿动物的动作组成。五禽戏又称"五禽操""五禽气功"等，据说由东汉医学家华佗创制。它是中国民间广为流传的，也是流传时间最长的健身方法之一，其健身效果被历代养生家称赞。五禽戏属古代导引术之一，它要求意守、调息和动形协调配合。意守可以使精神宁静，神静则可以培育真气；调息可以行气、通调经脉；动形可以强筋骨、利关节。

由于是模仿五种禽兽的动作，意守的部位不同所起的作用也有区别：虎戏即模仿虎的形象，取其神气、善用爪力和摇首摆尾、鼓荡周身的动作，要求意守命门。命门乃元阳之所居、精血之海、元气之根、水火之宅，意守此处，有益肾强腰、壮骨生髓的作用，可以通督脉、祛风邪。鹿戏即模仿鹿的形象，取其长寿而性灵，善运尾闾。尾闾是任、督二脉通会之处，意守此处，可以引气周营于身、通经络、行血脉、舒展筋骨。熊戏即模仿熊的形象，熊体笨力大，外静而内动，要求意守中宫（脐内），以调和气血。练熊戏时，着重于内动而外静，这样可以使头脑虚静、意气相合、真气贯通，且有健脾益胃之功效。猿戏即模仿猿的形象，猿机警灵活，好动无定。练猿戏就是要外练肢体的灵活性，内练抑制思想活动，达到思想清静、体轻身健的目的，要求意守脐中，以求形动而神静。鸟戏又称鹤戏，即模仿鹤的形象，动作轻翔舒展。练鸟戏要意守气海，气海乃任脉之要穴，为生气之海。练鹤戏可以调达气血、疏通经络、活动筋骨关节。

五禽戏的五种功法各有侧重，但又是一个整体，是一套有系统的功法，如果经常练习且不间断，则具有养精神、调气血、益脏腑、通经络、活筋骨、利关节的作用。神静而气足，气足而生精，精足而化气动形，达到三元（精、气、神）合一，则可以收到祛病、健身的效果。恰如华佗所说："亦以除疾，兼利蹄足"。

3. 八段锦

八段锦是由八种不同动作组成的健身术，故名"八段"；因为这种健身功作对强身益寿、祛病除疾效果甚佳，而且体势动作古朴高雅，有如展示给人们一幅绚丽多彩的锦缎，故称为"锦"。

（1）站势八段锦的练法　两手托天理三焦，左右开弓似射雕，调理脾胃须单举，五劳七伤往后瞧，摇头摆尾去心火，两手攀足固肾腰，攒拳怒目增气力，背后七颠百病消。

（2）坐式八段锦的练法　闭目冥心坐，握固静思神，叩齿三十六，两手抱昆仑，左右鸣天鼓，二十四度闻。微摆撼天柱，赤龙搅水津，漱津三十六，神水满口匀，一口分三咽，龙行虎自奔。闭气搓手热，背摩后精门，尽此一口气，想火烧脐轮。左右辘轳转，两脚放舒伸，叉手双虚托，低头攀脚频。以候逆水上，再漱再吞津，如此三度毕，神水九次吞，咽下汨汨响，百脉自调匀。河车搬运讫，发火遍烧身，邪魔不敢近，梦寐不能昏，寒暑不能入，灾病不能迍，子后午前作，造化合乾坤，循环次第转，八卦是良因。

八段锦对人体的养生康复作用，从其歌诀中即可看出。例如"两手托天理三焦"，即说明双手托天的动作，对调理三焦功能是有益的。两手托天，全身伸展，又伴随深呼吸，一则有助于三焦气机运化，二则对内脏亦有按摩、调节作用，起到通经脉、调气血、养脏腑的效果。同时，对腰背、骨骼也有良好作用。其他诸如"调理脾胃须单举""摇头摆尾去心火"等，均是通过宣畅气血、舒展筋骸而达到养生的目的。八段锦的每一段都有锻炼的重点，而综合起来，则是对五官、头颈、躯干、四肢等全身各部位进行了锻炼，对相应的内脏以及气血和经络起到了保健、调理的作用，是身体全面调养的健身功法。

 ——————————— 练习题

一、选择题

1. 以下哪项不是中医学理论体系主要包括的内容？（　　　）

A. 阴阳五行学说　　B. 藏象学说　　　C. 气血精津学说　　D. 整体观念

2. （　　　）是中药理论的核心。

A. 四气　　　　　　B. 药性理论　　　C. 五味　　　　　　D. 升降浮沉

3. 五行学说中"木"的特性是（　　　）。

A. 炎上　　　　　　B. 升发　　　　　C. 肃降　　　　　　D. 滋润

4. 肝属性的五行归类为（　　　）。

A. 金　　　　　　　B. 木　　　　　　C. 土　　　　　　　D. 火

5. 五行相生的次序是（　　　）。

A. 木生火　　　　　B. 木生土　　　　C. 土生水　　　　　D. 水生火

6. 阴阳气血调和、体态适中、面色润泽、精力充沛是（　　　）的主要特征。

A. 平和质　　　　　B. 气虚质　　　　C. 阳虚质　　　　　D. 阴虚质

7. 一些药食同源的食物，糖尿病患者可以将其作为日常健康养生应用，其中（　　　）

能促进胰岛素分泌。

A. 荷叶　　　　　　B. 桑叶　　　　　　C. 苦瓜　　　　　　D. 冬瓜

8. 可以健脾胃、促进消化的穴位是（　　　）。

A. 合谷　　　　　　B. 关元　　　　　　C. 命门　　　　　　D. 足三里

9. 位于外膝眼下 3 寸的穴位是（　　　）。

A. 合谷　　　　　　B. 关元　　　　　　C. 命门　　　　　　D. 足三里

10.（　　　）是以中医经络腧穴理论为指导，通过特制的器具和相应的手法，蘸取一定的介质，在体表进行反复刮动、摩擦，使皮肤局部出现红色粟粒状或暗红色出血点等变化，从而达到活血的作用。

A. 拔罐　　　　　　B. 刮痧　　　　　　C. 针灸　　　　　　D. 推拿

二、判断题

1. 中医理论体系的主要特点包括整体观念、恒动观念。（　　　）

2. 五行学说概括了木、火、土、金、水五种基本元素。（　　　）

3. 阴阳的特性为普遍性、关联性、规定性、相对性、单一性。（　　　）

4. 阴阳的基本内容可概括为阴阳交感与互藏、阴阳对立制约、阴阳互根互用、阴阳消长平衡、阴阳相互转化。（　　　）

5. 以五行学说阐释五脏病变的相互传变关系为相生。（　　　）

6. 强烈或长期的七情刺激，表现为怒则气上、喜则气缓、悲（忧）则气消、恐则气下、思则气结。（　　　）

7. 涌泉穴位于足心，是足少阴肾经的井穴。（　　　）

8. 足三里位于外膝眼下 4 寸。（　　　）

9. 2009 年中华中医药学会发布了《中医体质分类与判定》标准，将中医体质分为平和质、气虚质、阳虚质、阴虚质、痰湿质、湿热质、血瘀质、气郁质、特禀质 9 种基本类型。（　　　）

10. 特禀质的总体特征为气机郁滞，以神情抑郁、忧虑脆弱等气郁表现为主要特征。（　　　）

三、简答题

1. 以五行相生规律说明五脏之间的资生关系。

2. 依据五行相生规律确定的治法有哪些？

3. 未病先防主要从哪些方面进行？

4. 常见的传统保健功法有哪些？

5. 太极拳的运动特点是什么？

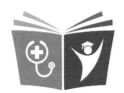

CHAPTER NINE

第九章

健康教育与日常防护

学习要点　　健康与每个人都息息相关，随着时代的进步、社会的发展，人们对健康的要求也更高了。大学生作为时代的先锋，应该具有良好的生活方式、行为习惯，以及具备预防疾病，保持心理健康、人格健全和适应社会的能力。作为新时代的大学生，只有身心健康，才能更好地投入学习、生活和工作，家庭才能更和谐，社会才能更稳定。

第一节
健康教育

学习目标

1. 了解健康教育的意义。
2. 熟悉健康教育的原则。

20 世纪 70 年代以来，健康教育在全球迅速发展，完整的学科体系逐步形成。尤其是近 20 年来，全球性健康促进活动的兴起，健康教育与健康促进在卫生保健总体战略中的地位得到了全世界的关注。健康教育与健康促进的内涵、特征、研究领域等诸多问题正处于不断探讨发展和完善之中。

一、健康教育的意义

健康教育是通过信息传播和行为干预，帮助个人和群体掌握卫生保健知识、树立健康观念，自愿采纳有利的健康行为和生活方式的教育活动与过程，其目的是消除或减轻影响健康的危险因素，预防疾病，促进健康和提高生活质量。健康教育的重点是促进个人或群体改变不良的行为与生活方式。

健康教育的意义是提高人群对健康的认识，使他们懂得一些基础的卫生保健知识，养成科学、文明、健康的生活习惯。社区健康教育所面对的应是社区每一位成员。

由于社会由不同结构的成员组成，因此，开展健康教育必须按照各类人群不同的学习需求和学习起点，设计不同的教育方式和内容，既要开展有针对性的技能培训学习，如家庭护理、婴儿养护、紧急救护等方面的科学知识，也要开展较纯粹的自我提升、养生修性式的学习活动。许多时候，通过学习来获取快乐，也是促使人们愿意进行学习的目的。

二、健康教育的原则

1. 实用性

健康教育的内容十分广泛，从事健康管理的人员在对患者或健康人进行健康教育时，选择对受教育者实用的内容，从而增加其接受健康教育的兴趣。

2. 可行性

执行健康教育计划时，必须考虑被服务对象的状态能否接受，实施教育的方式、方法应具可行性，确保教育目的的达成。

3. 针对性

不同的教育对象，其接受能力和行为习惯都可能不同，有针对性的教育内容和教育手段，将使受教育者更容易接受，并获得教育效果。

4. 保护性

任何护理措施都必须注意对被服务对象及家属的身心进行保护。如对癌症初期的患者，可通过保护性健康教育措施，增加患者的适应性，使患者安全渡过心理危险期。

5. 阶段性

要根据患者的疾病发展或健康人的身心发展的不同阶段，采取相应的护理健康教育措施。

6. 程序性

通过评估、诊断、计划、实施、评价的过程，保证健康教育的及时和有效。贯彻护理健康教育程序是开展护理健康教育最重要的保证。

第二节
日常防护

学习目标

1. 通过学习能做到合理膳食、营养均衡。
2. 通过学习能选择适当的运动保持身体健康。
3. 能具有健康的心理状态及自我调节能力。
4. 能戒除不良嗜好。

一、均衡营养、平衡膳食

膳食、营养、食品安全与人们生活息息相关，合理营养是健康的基础。随着我国社会经济的发展和人民生活水平的提高，人们对营养与健康日渐重视，科学饮食、合理营养、注重食品安全、促进健康已成为社会的基本需求。

在营养学上，能使人体的营养需要与膳食供给之间保持平衡状态，以及使各种营养素满足人体生长发育、生理及身体活动的需要，且各种营素之间保持适宜比例的膳食，称作平衡膳食。

要做到平衡膳食，要求从膳食合理搭配做起，也就是要吃多样化食物。没有一种天然食物能满足人体所需的全部营养素，因此，膳食必须由多种食物组成。同时，要保证三大宏量营养素的合理比例。

《中国居民膳食指南》（2019）中脂肪、蛋白质和碳水化合物占总能量的比例应分别为：脂肪占总能量的 20％～25％，不宜超过 30％；蛋白质占总能量的 10％～15％；碳水化合物占总能量的 60％～70％。除饮食外，每日身体活动应为 6000 步。

《中国居民膳食指南》（2019），一般人群膳食指南共有 10 条，适合于 6 岁以上的正常人群。这 10 条是：

1. 食物多样，谷类为主，粗细搭配

谷类食物是中国传统膳食的主体，是人体能量的主要来源。谷类包括米、面、杂粮，主要提供碳水化合物、蛋白质、膳食纤维及 B 族维生素。坚持谷类为主是为了保持我国膳食的良好传统，避免高能量、高脂肪和低碳水化合物膳食的弊端。

人们应保持每天适量的谷类食物摄入，一般成年人每天摄入 250～400g 为宜。另外要注意粗细搭配，经常吃一些粗粮、杂粮和全谷类食物。稻米、小麦不要研磨得太精，以免所含维生素、矿物质和膳食纤维流失。

2. 多吃蔬菜水果和薯类

新鲜蔬菜水果是人类平衡膳食的重要组成部分，也是我国传统膳食重要特点之一。蔬

菜水果能量低，是维生素、矿物质、膳食纤维和植物化学物质的重要来源。

薯类含有丰富的淀粉、膳食纤维以及多种维生素和矿物质。富含蔬菜、水果和薯类的膳食对保持身体健康，保持肠道正常功能，提高免疫力，降低患肥胖、糖尿病、高血压等慢性疾病风险具有重要作用。

推荐我国成年人每天吃蔬菜 300～500g，水果 200～400g，并注意增加薯类的摄入。

3. 每天吃奶类、大豆或其制品

奶类除含丰富的优质蛋白质和维生素外，含钙量较高，且利用率也很高，是膳食钙质的极好来源。

大豆含丰富的优质蛋白质、必需脂肪酸、多种维生素和膳食纤维，且含有磷脂、低聚糖，以及异黄酮、植物固醇等多种植物化学物质。

应适当多吃大豆及其制品，建议每人每天摄入 30～50g 大豆或相当量的豆制品。

4. 常吃适量的鱼、禽、蛋和瘦肉

鱼、禽、蛋和瘦肉均属于动物性食物，是人类优质蛋白、脂类、脂溶性维生素、B 族维生素和矿物质的良好来源，是平衡膳食的重要组成部分。

瘦畜肉铁含量高且利用率好；鱼类脂肪含量一般较低，且含有较多的多不饱和脂肪酸；禽类脂肪含量也较低，且不饱和脂肪酸含量较高；蛋类富含优质蛋白质，各种营养成分比较齐全，是很经济的优质蛋白质来源。

5. 减少烹调油用量，吃清淡少盐膳食

脂肪是人体能量的重要来源之一，并可提供必需脂肪酸，有利于脂溶性维生素的消化吸收，但是脂肪摄入过多是引起肥胖、高血脂、动脉粥样硬化等多种慢性疾病的危险因素之一。

膳食盐的摄入量过高与高血压的患病率密切相关。食用油和食盐摄入过多是我国城乡居民共同存在的营养问题。为此，建议我国居民应养成吃清淡少盐膳食的习惯，即膳食不要太油腻，不要太咸，不要摄食过多的动物性食物和油炸、烟熏腌制食物。

建议每天烹调油摄入量不宜超过 25g 或 30g。

6. 食不过量、天天运动，保持健康体重

保持健康体重进食量和运动是保持健康体重的两个主要因素，食物提供人体能量，运动消耗能量。如果进食量过大而运动量不足，多余的能量就会在体内以脂肪的形式积存下来，增加体重，造成超重或肥胖；相反若食量不足，可由于能量不足引起体重过低或消瘦。

正常生理状态下，食欲可以有效控制进食量，不过有些人食欲调节不敏感，满足食欲的进食量常常超过实际需要。食不过量对他们意味着少吃几口，不要每顿饭都吃到十成饱。

由于生活方式的改变，人们的身体活动减少，目前我国大多数成年人体力活动不足或缺乏体育锻炼，应改变久坐少动的不良生活方式，养成天天运动的习惯，坚持每天多做一些消耗能量的活动。

7. 三餐分配要合理、零食要适当

合理安排一日三餐的时间及食量，进餐定时定量。早餐提供的能量应占全天总能量的

25％～30％，午餐应占 30％～40％，晚餐应占 30％～40％，可根据职业、劳动强度和生活习惯进行适当调整。

一般情况下，早餐安排在 6：30～8：30，午餐在 11：30～13：30，晚餐在 18：00～20：00 进行为宜。要天天吃早餐并保证其营养充足，午餐要吃好，晚餐要适量。不暴饮暴食，不经常在外就餐，尽可能与家人共同进餐，并营造轻松愉快的就餐氛围。

零食作为一日三餐之外的营养补充，可以合理选用，但来自零食的能量应计入全天能量摄入之中。

8. 每天足量饮水，合理选择饮料

饮水应少量多次，要主动，不要感到口渴时再喝水。饮水最好选择白开水。

饮料多种多样，需要合理选择，如乳饮料和纯果汁饮料含有一定量的营养素和有益膳食成分，适量饮用可以作为膳食的补充。有些饮料添加了一定的矿物质和维生素，适合热天户外活动和运动后饮用。有些饮料只含糖和香精香料，营养价值不高。有些人尤其是儿童青少年，每天喝大量含糖的饮料代替喝水，是一种不健康的习惯，应当改正。

9. 如饮酒应限量

在节假日、喜庆和交际的场合，人们饮酒是一种习俗。高度酒含能量高，白酒基本上是纯能量食物，不含其他营养素。

无节制地饮酒，会使食欲下降，食物摄入量减少，以致发生多种营养素缺乏、急慢性酒精中毒、酒精性脂肪肝，严重时还会造成酒精性肝硬化；过量饮酒还会增加患高血压、中风等疾病的危险；并可导致事故及暴力的增加，对个人健康和社会安定都是有害的，应该严禁酗酒；另外饮酒还会增加患某些癌症的危险。

若饮酒尽可能饮用低度酒，并控制在适当的限量以下，建议成年男性一天饮用酒的酒精量不超过 25g，成年女性一天饮用酒的酒精量不超过 15g。

孕妇和儿童青少年应忌酒。

10. 吃新鲜卫生的食物

吃新鲜卫生的食物是防止食源性疾病、实现食品安全的根本措施。正确采购食物是保证食物新鲜卫生的第一关。

烟熏食品及有些加色食品可能含有苯并芘或亚硝酸盐等有害成分，不宜多吃。

食物合理储藏可以保持新鲜，避免受到污染。高温加热能杀灭食物中大部分微生物，延长保存时间；冷藏温度常为 4～8℃，只适于短期贮藏；而冻藏温度低达－12～－23℃，可保持食物新鲜，适于长期贮藏。

烹调加工过程是保证食物卫生安全的一个重要环节。需要注意保持良好的个人卫生以及食物加工环境和用具的洁净，避免食物烹调时的交叉污染。

食物腌制要注意加足食盐，避免高温环境。有一些动物或植物性食物含有天然毒素，为了避免误食中毒，一方面需要学会鉴别这些食物，另一方面应了解对不同食物去除毒素的具体方法。

青少年作为正在长身体的特殊群体，日常需要消耗更多能量，因此膳食指导略有不同。青少年的膳食指南多吃谷类，供给充足的能量。保证鱼、肉、蛋、奶、豆类和蔬菜的

摄入。加强体力活动，避免盲目节食。

中国居民平衡膳食宝塔（2019）如图 9-1 所示。

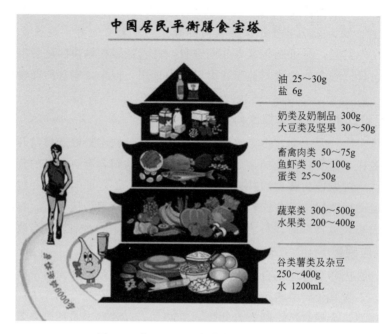

图 9-1　中国居民平衡膳食宝塔（2019）

二、适当运动

1. 运动的选择

根据体内物质代谢的状况可将运动分为有氧运动和无氧运动。

（1）有氧运动　也叫作有氧代谢运动，是指人体在氧气充分供应的情况下进行的体育锻炼。有氧运动的好处是可以提升氧气的摄取量，能更好地消耗体内多余的热量；特点是强度低、有节奏、持续时间较长。通过这种锻炼，氧气能充分酵解体内的糖分，增强和改善心肺功能，预防骨质疏松，还可提高机体对疾病的抵抗能力、抗衰老、增加脂肪消耗、改善胰岛素敏感性、帮助控制血糖。调节心理和精神状态，是健身的主要运动方式。

有氧运动的运动强度一般为中等强度或略高于中等强度。常见的有氧运动项目包括步行、快走、慢跑、滑冰、瑜伽、游泳、骑自行车、跳绳、跳舞、韵律操、一般性对抗的球类运动。

（2）无氧运动　是指人体肌肉在无氧供能代谢状态下进行的运动。但日常生活中我们所认为的无氧运动是指肌肉在"缺氧"的状态下高速剧烈的运动。无氧运动大部分是负荷强度高、瞬间性强的运动，运动后心率可达 150 次/min 左右、呼吸急促，所以很难持续长时间，而且疲劳消除的时间也慢。

常见的无氧运动项目有短跑、举重、投掷、跳高、跳远、拔河、俯卧撑、潜水、肌力训练（长时间的肌肉收缩）等。研究发现，通过无氧运动可以提高人体的肌肉力量和爆发力、增加肌肉体积、提高运动速度。

（3）两者选择　至于选择有氧运动还是无氧运动，首先要看自己的锻炼目的是什么和个人的实际情况。有氧运动的强度相对较低，比较安全，人体各器官的负荷也相对较小，不易出现伤害事故；无氧运动强度相对较高，人体各器官承受的负荷也是相对较大，可以更好地提高其工作能力。对于年轻人来说，想提高自己的身体素质、提高机体承受剧烈运动的能力，必须安排一定比例的无氧运动，而年纪相对较大的人，则应该以有氧运动为主，可适量地做一些无氧运动。

2. 身体活动指南要点

目前我国多数成年人身体活动不足或缺乏体育锻炼，应改变久坐少动的不良生活方式，养成天天运动的习惯，坚持每天多做一些消耗体力的活动。建议成年人每天进行累计相当于步行 6000 步以上的身体活动，如果身体条件允许，最好每天进行 30min 中等强度的身体运动。

合理选择有益健康的身体活动量，应遵循"动则有益、贵在坚持、多动更好、适度量力"的基本原则。关于要进行多少身体活动，很久以来，许多国家都陆续出台和更新适用于本国的身体活动指南。WHO 于 2010 年出台的《有益健康的身体活动建议》对不同年龄人群的身体活动进行了原则性的建议，影响相对较广。我国于 2011 年出台了《中国成人身体活动指南（试行）》，对于不同年龄人群的身体活动推荐简述如下：

（1）儿童、青少年身体活动指南　儿童和青少年的身体活动包括在家庭、学校和社区中的玩耍、游戏、体育运动、交通往来、家务劳动、娱乐、体育课或有计划的锻炼等。其参加身体活动的目的是增进心肺、肌肉和骨骼健康以及改善心血管和代谢健康的生物指标。有氧活动应是儿童和青年人日常身体活动的主要内容。

依据 WHO《有益健康的身体活动建议》，对于 5～17 岁儿童和青少年进行身体活动的推荐要点为：

① 每天应当至少进行 60min 中等强度到高强度身体活动。

② 每天身体活动超过 60min 将可获得额外的健康效益。

③ 每周应当包括至少 3 次加强肌肉和骨骼的活动。

（2）18～64 岁成人身体活动指南　该年龄组成年人的身体活动包括日常生活、家庭和社区环境内的休闲时间活动、交通往来（如步行或骑自行车）、职业活动（如工作）、家务劳动、玩耍、游戏、体育运动或有计划的锻炼等。该年龄组人群参加身体活动的目的是增进心肺、肌肉和骨骼健康，改善生活质量，减少慢性非传染性疾病、抑郁症风险。

WHO《有益健康的身体活动建议》对 18～64 岁成人身体活动建议如下：

① 18～64 岁成年人应每周至少完成 150min 中等强度有氧活动，或每周累计至少 75min 高强度有氧活动，或中等强度和高强度两种活动相当量的组合。

② 有氧活动应每次至少持续 10min。

③ 为获得更多的健康效益，成人应增加、达到每周 300min 中等强度或每周 150min 高强度有氧活动，或中等强度和高强度两种活动相当量的组合。

④ 每周至少应有 2 天进行大肌群参与的增强肌肉力量的活动。

（3）65 岁以上成人身体活动指南　该年龄组的成人，身体活动包括在日常生活、家庭和社区中的休闲时间活动、交通往来（如步行或骑车）、职业活动（如果仍然从事工作的话）、家务劳动、玩耍、游戏、体育运动或有计划的锻炼。该年龄组的成人参加身体活动的目的是增进心肺、肌肉、骨骼和功能性的健康，减少慢性非传染性疾病、抑郁症和认知功能下降等风险。

WHO《有益健康的身体活动建议》对老年人的身体活动建议如下：

① 每周应从事至少 150min 的中等强度身体活动，或每周至少 75min 的高强度活动，或中等强度和高强度活动综合起来达到这一等量的身体活动。

② 为获得额外的健康效益，他们应将中等强度身体活动增加至每周或应达到 300min 或应达到等量的身体活动。

③ 行动不便者每周应至少有 3 天从事身体活动以加强平衡和防止跌倒。

④ 每周应至少有 2 天从事肌肉力量练习。

不同类型身体活动的强度宜因人而异。为有利于心肺健康，每次应至少持续活动 10min。

3. 身体活动伤害的预防

身体活动伤害，指活动中和活动后发生的疾病，如外伤和急性心血管事件。运动本身是造成身体活动伤害的一个诱发因素，但也可以是直接致病因素。

运动锻炼的风险与效益并存，有益健康的身体活动必须适度。适度的含义包括个体身体活动的形式、时间、强度、频度、总量及注意事项等具体计划和实施。运动锻炼有助于促进健康、预防疾病，但安排不当也有发生意外伤害的风险。

为避免身体活动伤害，锻炼中应注意：

（1）量力而行、循序渐进，并采取必要的保护措施。

（2）学习安全知识，注重自我监测运动中不适症状。

（3）掌握发生意外时的应急处置技能。

（4）平常很少活动的人、中老年人、患者和有潜在疾患的个体，在开始锻炼和增加活动量时应进行必要的健康筛查和运动能力评估。

（5）较大强度身体活动对心肺功能有更好的改善作用，但也易引起运动伤害，因此更应合理安排运动量。

三、科学睡眠

睡眠是人类不可缺少的一种生理现象。人的一生中，睡眠占了近 1/3 的时间，它的质量好坏与人体健康与否有密切关系。从某种意义上说，睡眠的质量决定着生活的质量。

调查发现，每天睡觉少于 8h 的成人只有 70％ 的注意力放在工作上，工作效率只有最佳状态的 70％，工作质量下降 20％。睡眠充足，人的机体才能够得到很好的修复，第二天又可以饱满的热情投入学习、工作和生活中。睡眠充足不是说睡的时间越长越好，而是说深睡眠的时间越长越好。午饭半小时后小憩一会儿非常重要，可以确保整个下午和晚上的头脑清醒、精力充沛。刚吃过饭血糖急剧上升，如果一吃过饭就睡觉，这样容易诱发糖尿病，故不可一吃过饭就睡觉。

要改变睡觉的种种不良习惯：

（1）避免亮着灯睡觉。人睡觉时虽然闭着眼睛，但灯光仍然会被人体所感知。

（2）睡前避免激烈运动。

（3）睡前不要饮用浓茶、酒精浓度高的饮料。

（4）睡前不要看惊险侦探之类的书籍、电影、电视。

同时，要注意睡的姿势与方向，睡眠最好取双腿弯曲右侧卧位，方向最好是使人体保持和地球磁场的磁力线平行，也就是南北向。睡前最好用热水洗脚。养成开窗睡眠的好习惯，使空气流通，有利安眠，但开窗时要注意不要让风直接吹身体，特别是头部。可开侧窗，并注意盖好被子。还要注意不轻易服用安眠药，可睡前喝杯热牛奶，因牛奶含有的色氨酸，有轻度的催眠作用。

四、维护和促进心理健康

人们在日常生活、社交、学习和工作中会遭遇到各种压力，受到各种挫折，对身心健康造成不同程度的伤害，导致健康水平下降甚至出现身心障碍。及时进行心理健康维护和促进，不但有助于消除身心障碍、恢复健康，还能拓展心理潜能，提高心理承受能力，促进个体心理发展得更为成熟。

1. 心理健康维护与促进的基本原则

（1）理想与现实相结合的原则　正确树立人生观和价值观，热爱生活，积极工作，认真学习，关注情感，感受体验，注重参与；不片面追求成就、荣誉和利益，视成就为动力、荣誉为过程、利益为激励。学会不断自我激励，提升潜力，是维护心理健康的基础。

（2）躯体与心理相结合的原则　规律生活，合理膳食，积极锻炼，按时作息。工作学习量力而行，尽心尽职，注意劳逸结合，张弛有度，尽力避免失误，避免躯体和心理过度疲劳和紧张。促进身体健康和心理健康同步发展，是保持心理健康的基本措施。

（3）科学与具体相结合的原则　科学合理安排生活和工作，面对现实中的具体问题和挑战要进行有针对性的具体分析，结合自身的目标、潜力资源进行整合，学会扬长避短，在不断反思中学习和进步，是减少心理挫折的重要策略。

（4）整体与差异相结合的原则　个体与社会之间总会存在一定的差距和冲突，及时适应环境，与时俱进，化解冲突。善于发现自身与社会或他人之间的差距，及时采取措施进行纠正，始终保持个体的生活节奏与时代同步，融入社会文化，增强社会认同感，是提高心理健康水平的保障。

（5）指导与主体相结合原则　在个人心理发展出现偏离时及时得到他人的指导，发现他人心理发展出现偏离时及时给予指导，建立良好的人际关系，与人为镜，互助互学，是构建健康心理的重要环节。

（6）发展与矫治相结合的原则　人生的意义就在于成长与经历，个体的心理在发展中会不断遭受挫折，又会在挫折中不断学习和自我纠正。但有时挫折难以克服和纠正，阻碍了个体的成熟与发展，出现心理问题或心理障碍。矫治是心理挫折难以克服时的有效方法，是防治心理障碍的重要措施。

2. 大学生心理健康教育的途径

（1）保持浓厚的学习兴趣和求知欲望　基于认知活动的人生观与价值观是一切心理活动和行为动机的基础。合理的认知，不仅有意于心理健康，减少行为偏差，还直接影响自身和他人的感受和态度，提高心理承受能力。学习是大学生的主要任务，有了浓厚的学习兴趣就能够自觉地遨游于浩瀚的知识海洋，拼命地汲取新知识，发展多方面的能力，以提高自身素质，更好地适应社会发展的需要。

（2）保持和谐的人际关系　生活和职业角色与社会发展同步有助于家庭关系的和谐、成员之间的交流，更容易获得社会和他人的认同。心理健康的学生乐于与他人交往，在交往中能用理解、宽容、友好、信任和尊重的态度与人和睦相处。通过人际交往，使他们能够认识大学生的社会责任，培养遵守纪律和社会道德规范的习惯。增强心理适应能力，能与他人同心协力、合作共事，与集体保持协调的关系，保证大学生心理的健康发展。

（3）培养良好的心理素质与健全的人格　良好的心理素质和健全的人格容易获得更好的人际交流、更高的工作效率、更多的社会资源、更强的心理承受能力，从而更好地保障心理健康水平。培养良好的人格品质，首先，应该正确认识自我，培养悦纳自我的态度，扬长避短，不断完善自己；其次，应该提高对挫折的承受能力，对挫折有正确的认识，在挫折面前不惊慌失措，采取理智的应对方法，化消极因素为积极因素。挫折承受能力的高低与个人的思想境界、对挫折的主观判断、挫折体验等有关。提高挫折承受能力应努力提高自身的思想境界，树立科学的人生观，积极参加各类实践活动，丰富人生经验。

（4）规律生活，有效应对　有规律、健康的生活习惯不但能确保机体状态良好，使人精力充沛，还有助于心理功能稳定、思路清晰、应对能力增强、工作效率提高。维多利亚宣言中提出了健康四大基石，即合理膳食、适量运动、戒烟限酒、心理平衡。生活方式对心理健康的影响已为科学研究所证明。健康的生活方式，指生活有规律、劳逸结合、科学用脑、坚持体育锻炼、不饮酒、不吸烟、讲究卫生等。学会科学用脑就是要勤用脑、合理用脑、适时用脑，避免用脑过度引起神经衰弱，使思维、记忆能力减退。

（5）积极锻炼，培养兴趣　积极锻炼身体有助于保持健康体魄，合理的兴趣活动有助于改善生活体验、提升激情、增加生活乐趣。丰富多彩的业余活动不仅丰富了大学生的生活，而且为大学生的健康发展提供了课堂以外的活动机会。大学生应培养多种兴趣，发展业余爱好，通过参加各种课余活动，发挥潜能，振奋精神，缓解紧张，维护身心健康。通过社会交往能实现思想交流和信息资料共享。发展社会交往可以不断地丰富和激活人们的内心世界，有利于心理保健。

（6）自我觉察，善交朋友　自我觉察和自我反省是个体心理发展趋于成熟的重要标志，学会自我觉察和自我反省有助于从挫折中成长，变压力为动力；善交朋友不仅有助于疏解压力，还有助于获得更多的心理援助和社会支持。

（7）释放压力，寻求帮助　会适时释放压力有助于减轻心理负担，保持心理健康，提高抗压能力。定期放松是公认释放压力的有效方法之一。当发生心理问题，通过自身努力不能解决时，要敢于求助于专业心理老师或心理咨询机构，获取解决问题的适当途径，达到降低和减少心理障碍、防止精神疾病、保障心理健康的目的。

五、戒除不良嗜好

1. 饮酒

纵酒，不但直接损害身心健康，而且也是构成社会不安定的因素。过量饮酒能造成人酒精中毒，产生脑的功能性和器质性变化以及慢性胃炎、肝脏损害等病症。长期饮酒造成的慢性酒精中毒，可使内脏器官及神经系统发生代谢障碍性的改变。目前，我国每年因酗酒而造成酒精中毒人数达 1000 多万，每年因纵酒死于心血管病的人数达百万人。男性每天喝白酒不超过 50mL（1 两），酒精含量＜30g，啤酒不超过 640mL，葡萄酒不超过 200mL（女性饮酒量需减半）可能会减少心脑血管病的发生。每天饮酒过量者发生脑梗死的危险性明显增加。酒精可能通过多种机制导致发生脑卒中的风险增加，包括升高血压、导致高凝状态、引起心律失常、降低脑血流量等。

大学生应做到以下几点：一是不断提高自己的修养和自控能力，不要刻意地去培养或放任自己的饮酒习惯；二是饮酒一定要掌握度，量力而行，适可而止。同时，劝酒时也要举止得体，掌握分寸，切不可纠缠不休，强加于人。

2. 吸烟

（1）吸烟危害　吸烟使用依旧是导致全球可预防死亡的首要死因。每年，吸烟导致全球近 600 万人死亡并造成数千亿元的经济损失，绝大多数发生在低收入和中等收入国家，而预计这一不平等状况将在未来数十年中持续扩大。如果当前的趋势继续下去，到 2030 年，全世界每年因吸烟导致的死亡人数将超过 800 万，其中 80% 的过早死亡将发生在低收入和中等收入国家。通观 21 世纪，若不采取紧急行动，吸烟将使 10 亿人甚至更多人失去生命。

吸烟是心血管病的三大经典危险因素（高血压、血脂异常和吸烟）之一。吸烟可促进动脉粥样硬化，进而明显增加心脑血管病的发病和死亡风险。此外，吸烟也是恶性肿瘤和慢性阻塞性肺部疾病等其他多种慢性病的危险因素，是哮喘恶化和发作的常见诱因。吸烟至少与 40 种疾病和 20 种癌症有关，烟草中的 4000 多种化学物质中有几种已经被证实为致癌物，已知有害的常见物质有焦油、尼古丁和一氧化碳等。

我国是烟草消费大国，中国人消费的香烟占世界香烟产量的 1/3。中国疾病预防控制中心于 2019 年发布的《2018 年中国成人烟草调查报告》显示，2018 年我国 15 岁及以上人群吸烟率为 26.6%，其中，男性为 50.5%，女性为 2.1%，农村为 28.9%，城市为 25.1%。由此估计我国约有 3 亿吸烟者，此外还有 9 亿多的被动吸烟者。中国疾病预防控制中心于 2020 年 5 月 31 日发布的《2019 年中国中学生烟草调查报告》显示，2019 年初中学生尝试吸卷烟的比例为 12.9%，现在吸卷烟的比例为 3.9%，现在电子烟使用率为 2.7%；2019 年高中学生尝试吸卷烟、现在吸卷烟以及现在使用电子烟的比例分别为 24.5%、8.6% 和 3.0%；职业学校学生尝试吸卷烟、现在吸卷烟以及现在使用电子烟的比例分别为 30.3%、14.7% 和 4.5%，职业学校男生三者比例则分别高达 43.2%、23.3% 和 7.1%。因此，为了保护人民身体健康，减少吸烟危害，各国政府对控烟工作十分重视，正在采取一系列措施控制吸烟，提倡全人群不吸烟、戒烟，减少被动吸烟，并重视从小学生开始进行吸烟有害健康的宣传教育。

（2）自我戒烟法　吸烟是一种典型的成瘾行为，又称依赖性行为，是依赖综合征中的一种行为表现，由物质使用障碍所致。这种成瘾行为的影响因素包括社会环境因素、社会心理因素、文化因素、传播媒介因素、团体因素和家庭因素。烟草中的致成瘾物质主要是尼古丁，这使得戒烟很困难，尤其对于烟龄很长、烟量很大、开始吸烟年龄较小和吸入较深的人群。

所以，如果为尚未吸烟者，请不要开始吸烟；如果为偶尔吸烟者，趁尚未成瘾之时请立即戒烟；如果已经是经常吸烟者，戒烟仍然有益，戒烟能降低患病的危险性。

任何年龄的人戒烟都可获得健康上的真正收益。如戒烟一时有困难，每天吸烟应限制在 5 支以内，逐步减少吸烟量直至彻底戒烟。

自我戒烟法可大致分为以下几个阶段：

① 第一阶段　准备阶段。

做出戒烟决定，牢记戒烟的原因；制订详细的戒烟计划，通常为 1～3 个月，要树立戒烟必定成功的信心；保持愉快的心情和良好的精神状态，才能更好地投入戒烟行动当中；寻求家人、朋友和同事的支持和鼓励，增加戒烟的成功率。

戒烟计划内容包括：

a. 告诉家人、朋友或者同事自己准备戒烟。

b. 告诉他们自己要从哪天开始戒烟。

c. 记录自己 1 周的吸烟习惯，以便戒烟时应对。

d. 扔掉所有烟草产品和吸烟用具。

e. 开始延迟 5～10min 吸第一支烟。

f. 多吃水果蔬菜。

g. 进行适当的身体锻炼。

h. 减少在可吸烟场所停留的时间。

i. 尽量保持忙碌状态，即使是在休闲时间。

j. 减少与吸烟者的交往，和已经戒烟的人交朋友。

k. 复习戒烟自助资料。

l. 考虑使用戒烟药物、短信以及热线帮助自己戒烟。

m. 回顾以往戒烟失败的经历，从中找出那些对自己有帮助的，以便汲取经验教训。

n. 练习当别人给自己递烟时，自己应当如何应答，例如："不用了，谢谢，我已经不抽烟了。""谢谢，不过我已经下决心不抽烟了。"

② 第二阶段　行动阶段。

创造良好环境，如丢弃所有的香烟、打火机和烟具，清洗牙齿和带有烟味的衣服；记好戒烟日记，按计划逐步减少吸烟量，不要奢望一天就能戒烟成功，应采用台阶法，有计划地减少吸烟数量，延长吸烟间隔时间，淡化戒断症状，减轻不适感。假如，戒烟之前是一天一包香烟的量，在戒烟的第 1 周每天不超过 15 支，第 2 周每天不超过 10 支，第 3 周每天不超过 7 支，第 5 周每天不超过 3 支，第 6 周每天不超过 1 支，第 7 周完全不吸烟，应对戒断症状。

③ 第三阶段　维持阶段。

认真对待戒断反应；尽量避免和吸烟的人在一起；减少自己的空闲时间，积极参加体育运动和健康有益的公益活动；多做放松运动；多想自己戒烟的原因；调整膳食，适当多吃碱性食品，如蔬菜水果；多向心理医师或戒烟门诊咨询。

防止复吸：如果已经超过 4 周，表明戒烟已经进入戒烟维持期，千万别放松警惕，再碰一支烟的行为经常会导致复吸。

3. 网络成瘾

根据《中国青少年健康教育核心信息及释义（2018 版）》，网络成瘾指在无成瘾物质作用下对互联网使用冲动的失控行为，表现为过度使用互联网后导致明显的学业、职业和社会功能损伤。其中，持续时间是诊断网络成瘾障碍的重要标准，一般情况下，相关行为需至少持续 12 个月才能确诊。

网络过度使用者主要表现为一种不自主的长期强迫性使用网络的行为。当过度地使用网络对身体造成伤害，给工作、学习和社会人际交往带来了痛苦，甚至正常的生活和社会的行为都受到了影响，应该进行矫正。网络成瘾的表现形式有网络色情成瘾、网络关系成瘾、网络购物成瘾、网络游戏成瘾等。

中国互联网络信息中心（CNNIC）发布的第 45 次《中国互联网络发展状况统计报告》显示，截至 2020 年 3 月，我国网民规模为 9.04 亿，互联网普及率达 64.5%；手机上网网民规模达 8.97 亿，较 2018 年底增长 7992 万，占网民整体的 99.3%；我国网络视频（含短视频）用户规模达 8.50 亿，较 2018 年底增长 1.26 亿，占网民整体的 94.1%。从数据中不难看出，手机已经逐步成了主要的网络使用媒介。在校大学生的智能手机持有率是非常高的，将近 100%，且大学生又是主要的网民组成人群，因此，大学生对手机的使用和依赖程度也是比较高的。

（1）网络成瘾对大学生的危害

① 危害身体健康　大学生网瘾人群会无节制过度上网，导致其身体健康受到危害。很多网瘾大学生产生失眠多梦、抑郁、情绪暴躁、免疫力降低、记忆力衰退、腰颈椎病、眼部疾病、头晕乏力、心悸、皮肤斑等问题；他们在上网时身体长时间机械运动或保持一个固定的姿势，严重损害了骨骼与肌肉系统的健康，产生静脉血栓、静脉曲张、腕关节综合征等相应症状。美国哈佛医学院心理专家 Orzack 致力于网瘾障碍研究长达 20 年，他的研究表明，网瘾会影响人神经系统、内分泌系统、视力的健康，网瘾者会不同程度出现睡眠差、无法处理个人卫生、饮食不规律、腰背痛、偏头痛、眼睛干涩等状况。

② 人际交往能力减弱　网络成瘾者的社会人际交往大多发生在网络虚拟世界里，具有匿名性和隐蔽性等特点，在网络中由于直接面对的是智能设备，虽然有言语或者文字的交流，但是相对于面对面的交流，这种借助终端的交流方式很少能实现真正的感情交流。大学生只有在现实社会中建立正常的社交关系，才能够实现社会化发展。但是网瘾大学生正常面对面的社交已经被"人—网络—人"的社交模式取代，长此以往，在回归现实的社会交往时就会出现不适应、无法融入等问题，从而导致社交焦虑、社交恐惧等问题。

③ 性格发生变化，危害心理健康　网络成瘾者由于长期沉浸在网络世界中，容易产生的社交问题，难以融入现实社会，产生心理问题，极易形成性格方面的孤僻和心理的孤

独感。网瘾大学生容易产生暴力倾向、易激动、恍惚、孤僻、焦虑、烦躁、抑郁等心理障碍。相关研究指出：网瘾大学生心理问题主要表现为情绪失常，其中，12.6%产生过自杀念头，23%情绪不佳，26.7%焦虑不安，55%情绪激动。大学生网瘾者习惯于在网络中寻求寄托，对生活缺少热情与兴趣，对自己定位有偏差，容易产生心理障碍或心理偏差，甚至会产生自杀与自残的行为。

④ 影响学业和生活习惯　网络为大学生提供了丰富的学习机会与学习资源，国家也非常重视网络教育平台的建设与发展。但是，网瘾大学生无法用正确的心态对待网络，更无法用正确的方式使用网络，他们上网的活动很多和学习并没有关系。在高校中出现网瘾大学生逃课玩游戏、通宵和网友视频聊天，弱化了学习动力，降低了学习效率，影响了班内学风，危害了学业发展。据华东某高校对 237 名退学试读和留级学生的调查，有 80%的学生因迷恋网络而导致成绩下降。网络成瘾者由于要满足自己上网的需求，例如，在网络游戏中获得更多的成功体验，获得更多的购物乐趣等，需要投入大量的钱，这些钱的主要来源是家里支付给学生的生活费，这就使得部分网络成瘾者为了满足网络需求，节衣缩食，影响了身体健康和生活质量，甚至一些网络成瘾者走上了"校园贷"之路。

（2）大学生网络成瘾防控策略

① 大学生网络成瘾离不开自身因素，需要从自身去克服　网瘾大学生自控的第一步是控制在线时间。可根据自身习惯，制定适合自己的克服网络成瘾的方案，可以是一天少上网一个小时，也可以是两个小时甚至更多，然后逐步增加自己少上网的时间，同时可通过控制上网时间的 APP 来帮助自己达到减少上网时间的目的。第二步是向老师和专业人士寻求帮助。网络成瘾有部分是源于人性的需求。马斯洛需求理论提出："人有生理需求、安全需求、社交需求、社交需求、尊重需求和自我实现需求。"而部分网络成瘾的大学生交际能力差，在生活和学习中遇到困难，往往选择网络来发泄，或逃避现实世界，从而沉迷网络。当现实和网络转换不过来时，网络成瘾者容易产生人格障碍，甚至造成对社会有害的事情。因此，网络成瘾的大学生发现自己无法克服网络成瘾，应积极寻求教师和专业人士的帮助。同时上网的时候明确自身目标，知道自己想要什么，在形形色色的网络世界中找到适合自己、有利于自己的信息。

② 家庭配合是大学生网络成瘾防控体系的重要一步　家庭对一个人的影响是较大的，父母应该以自身为子女的好榜样，正确对待网络，而不是在家天天玩手机或忙于工作，应多关心孩子的生活和心理健康，常与孩子沟通，一起学习，打造较好的家庭氛围。每个人都有情感需求，在父母过度苛责下，孩子通常不会也不敢向父母倾诉自己的真实想法，而选择在网络空间中发表或者通过网游、网购等方式发泄自己的情绪。父母应积极地配合学校的工作，与老师多沟通，与孩子多交流，了解孩子的心理健康状态和上网情况，发现上网时间长或出现异常应及时制止并加以引导，使其形成正确的上网观念。

③ 社会支持是大学生网络成瘾防控的基础　在全媒体融合的时代，大学生网络成瘾防控体系的建立离不开社会的支持。互联网公司需提高自己的社会责任感，主动承担责任，同时重视经济和社会效益。据《2019 年教育信息化和网络安全工作要点》通知，"全国师生网络学习空间开通数量新增 1000 万个"，国家对网络空间的重视程度加深，数字教育资源服务供给在改善，这样的网络学习方式的推进和良好社会学习氛围的建立，对于大

学生网络成瘾防控体系的建立有着一定的帮助。

④ 学校监管和心理教育是大学生网络成瘾的关键　大学生网络成瘾的防控离不开学校的管理。高校可以实行校园网管制，控制在校学生利用校园网的上网时间，营造较好的学习氛围，举办各种各样的活动，降低大学生对网络的兴趣度，可一定程度上缓解其网络成瘾现象。开展心理健康教育课程，关注学生心理健康状况。针对网瘾学生进行思想政治教育，帮助他们形成正确的三观，尽快摆脱网瘾。

4. 吸毒

根据《中华人民共和国刑法》第三百五十七条规定，毒品是指鸦片、海洛因、甲基苯丙胺（冰毒）、吗啡、大麻、可卡因以及国家规定管制的其他能够使人形成瘾癖的麻醉药品和精神药品。吸毒即"吸食毒品"，毒品的这种使用方式与医疗目的无关。持续吸毒能使人上瘾，严重影响人体健康。据统计，全球约有 2.75 亿人至少使用过一次毒品，其中近 3100 万人为吸毒成瘾者。中国和世界上许多国家都以立法形式严禁这一行为。

国家禁毒委员会办公室发布的《2018 年中国毒品形势报告》中指出，截止到 2018 年底，全国现有吸毒人员 240.4 万人（不含戒断 3 年未发现复吸人数、死亡人数和离境人数），占全国人口总数的 0.18%。

毒品市场花样多，新类型毒品不断出现。为吸引消费者、迷惑公众，一些毒贩不断翻新毒品花样，变换包装形态，新类型毒品不断出现，具有极强的伪装性、迷惑性和时尚性，以青少年在娱乐场所滥用为主，给监管执法带来难度。据国家毒品实验室检测，全年新发现新精神活性物质 31 种，新精神活性物质快速发展蔓延是目前全球面临的突出问题。

（1）毒品的危害

① 对身心的危害

a. 毒性作用　毒性作用是指用药剂量过大或用药时间过长引起的对身体的一种有害作用，通常伴有机体功能失调和组织病理变化。中毒主要特征有嗜睡、感觉迟钝、运动失调、幻觉、妄想、定向障碍等。

b. 戒断反应　是长期吸毒造成的一种严重和具有潜在致命危险的身心损害，通常在突然终止用药或减少用药剂量后发生。许多吸毒者在没有经济来源购毒、吸毒的情况下，或死于严重的身体戒断反应引起的各种并发症，或由于痛苦难忍而自杀身亡。戒断反应也是吸毒者戒断难的重要原因。

c. 精神障碍　吸毒所致最突出的精神障碍是幻觉和思维障碍。他们的行为围绕毒品转，甚至为吸毒而丧失人性。

d. 感染性疾病　静脉注射毒品给滥用者带来感染性合并症，最常见的有化脓性感染和乙型肝炎，甚至感染艾滋病。此外，吸毒还会损害神经系统、免疫系统，易感染各种疾病。

② 对家庭和社会的危害

a. 对家庭的危害　吸毒者在自我毁灭的同时，也迫害自己的家庭，使家庭陷入经济破产、亲属离散，甚至家破人亡的困难境地。

b. 对社会生产力的巨大破坏　吸毒首先导致身体疾病，影响生产，其次是造成社会财富的巨大损失和浪费，同时毒品活动还造成环境恶化，缩小了人类的生存空间。

c. 毒品活动扰乱社会治安　毒品活动加剧诱发了各种违法犯罪活动，扰乱了社会治安，给社会安定带来巨大威胁。

③ 对人体的危害　目前流行最广、危害最严重的毒品是海洛因，海洛因属于阿片类药物。在正常人的脑内和体内一些器官，存在着内源性阿片肽和阿片受体。在正常情况下，内源性阿片肽作用于阿片受体，调节着人的情绪和行为。人在吸食海洛因后，抑制了内源性阿片肽的生成，逐渐形成在海洛因作用下的平衡状态，一旦停用就会出现不安、焦虑、忽冷忽热、起鸡皮疙瘩、流泪、流涕、出汗、恶心、呕吐、腹痛、腹泻等症状。这种戒断反应的痛苦，反过来又促使吸毒者为避免这种痛苦而千方百计地维持吸毒状态。冰毒和摇头丸在药理作用上属中枢兴奋剂，可毁坏人的神经中枢。

（2）辨识毒品

① 识别鸦片和海洛因　鸦片为一种黑褐色膏状物，有一种特殊的呛人气味，没有嗅过的人如果近闻，可不自禁地打喷嚏。仔细嗅之，其气味中包含蜜糖、烟叶及石灰水等杂味。海洛因成品的包装为灰白色长方形扁块，一般被塑料薄膜热封，外面通常用黄色不透明的胶带纸缠绕，有 250g、350g 等不同规格包装。零散毒品交易中的海洛因，一般用方形或长方形白纸包装，每包 0.1～1g 不等。海洛因毒品一般为白色或灰色块状、粉末状物质，也有棕色较潮湿粉末状物质，还有一些因掺入其他物质后呈浅黄色、灰色等。大多数海洛因毒品均有醋酸气味。如果发现这种特殊包装的小纸包，应引起高度重视。

② 识别食物中添加了罂粟壳　第一，从外观上识别。罂粟壳外形为枣核形，如鸽子蛋大小，一头尖，另一头呈 9～12 瓣冠状物。其壳体上往往有人为切割的多道刀痕。第二，初吃加了罂粟壳的火锅和卤制品后，一般有心跳加快、脸微红、口感舒服，吃后不易入睡等感觉。第三，如觉得吃的火锅、卤制品等食物可疑，就需要留下不少于 50mL 的火锅汤（最好取下层含油少的汤），送到当地的毒品检测机构或公安局的刑事技术化验室进行成分分析。

（3）防止吸毒　现在有不法分子说吸冰毒不会让身体上瘾，引诱青少年走入歧途，这种观点是绝对错误的，青年人要坚决抵制，吸毒者结局多是被关入戒毒所，甚至因大量吸食毒品而死亡。

① 无论是青少年还是成年人都应该防止吸毒。

② 接受毒品基本知识和禁毒法律法规教育，了解毒品的危害，懂得"吸毒一口，掉入虎口"的道理。

③ 树立正确的人生观，不盲目追求享受、寻求刺激、赶时髦。

④ 不听信毒品能治病、毒品能解脱烦恼和痛苦、毒品能给人带来快乐等各种说辞。

⑤ 不结交有吸毒、贩毒行为的人。如发现亲朋好友中有吸、贩毒行为的人，一是要劝阻，二要远离，三要报告公安机关。

⑥ 不进歌舞厅，决不吸食摇头丸等兴奋剂。

⑦ 即使自己在不知情的情况下，被引诱、欺骗吸毒一次，也要珍惜自己的生命，不再吸第二次。

第三节
健康档案

学习目标

1. 了解健康档案建立的意义及原则。
2. 熟悉健康档案的管理与应用。

一、健康档案的建立

健康档案是记录有关健康信息的系统化文件，包括病历记录、健康检查记录、保健卡以及个人和家庭一般情况记录档案等。它是健康管理服务工作中收集、记录健康信息的重要工具。

健康档案的建立一般通过入户调查或结合日常的医疗和公共卫生业务，在居民就诊、接种、保健、康复的同时，同步收集完善居民健康资料，也可通过信息化手段自动获取来自信息化业务系统中的健康档案数据，如计划生育信息系统、计划免疫信息系统、医院信息系统、妇幼保健信息系统、慢性病管理信息系统等，通过信息化的技术手段自动将各信息系统中的数据汇总到健康档案信息库中，以上健康档案的信息需利用计算机进行管理，形成电子健康档案，电子健康档案的建立需以居民的主索引作为唯一标志，以便居民健康信息的共享和动态更新。

1. 建立健康档案的意义

（1）满足自我保健的需要　健康档案是客户健康信息的全记录，帮助客户系统、完整地了解自己不同生命阶段的健康状况及接受医疗卫生机构的健康咨询和指导的情况，提高客户自我预防保健意识和主动识别健康危险因素的能力。

（2）满足健康管理的需要　持续积累、动态更新的健康档案有助于健康管理服务提供者系统地掌握服务客户的健康状况，及时发现重要疾病或健康问题，筛选高危人群并实施有针对性的防治措施，从而达到预防疾病和促进健康的目的。

2. 建立健康档案的原则

（1）真实性原则　信息的真实性是有效实施健康管理的关键，因此健康档案的信息应该是真实而准确的。建立档案应该在向服务对象说明健康档案的内容、用途并征得其同意之后建立，因为只有得到服务对象的配合才能得到真实的信息，对健康管理才有实际意义。另外，记录的资料不能带有记录者的主观想法和判断。

（2）目的性原则　建立健康档案的目的是收集健康相关信息，综合观察和分析健康问题，为实施健康管理提供科学依据，因此信息的记录形式应易于整理和分析。运用计算机管理是一种较为有效的形式，不但易于统计、分析和输出，也利于信息的更新。

（3）及时更新原则　健康档案是个体或群体健康相关信息的持续记录，包括各种信息的演变过程，因此应及时更新内容，防止成为"死档"。

（4）完整性原则　影响健康的因素是多方面的，个人及群体涉及的危险因素很多，因此建立健康档案应考虑到各种影响健康的因素，防止重要的健康信息被漏掉。需要服务对象填写的问卷保证其填写的完整性。

二、健康档案的管理与应用

通过健康档案，可及时、有效、准确、系统地提供居民的健康信息，以辅助医疗机构的诊断和治疗、公共卫生机构的预防和保健，也便于医疗卫生管理机构的决策和数据分析，同时更利于居民全面系统地了解自身健康状况，有助于其进行有效的预防和康复，也为医患交流和健康教育提供了一个良好的平台。通过健康档案及其延伸的服务，最终打破传统的以医疗救治为主的健康干预模式，转变为以居民预防康复为主的健康保护模式，真正提高居民自身的健康意识，减少其患病率。

1. 健康档案的管理

健康档案的管理必须实行计算机管理，包括健康档案的存储、调阅、更新、迁移等，并要兼顾其安全性、高效性、准确性和快捷性。可采用服务器端集中式部署、分布式部署或两者结合的方式，进行统一的数据存储管理。在居民进行医疗或公共卫生服务时，工作人员可通过"健康卡"中的居民主索引及时调阅区域数据中心的健康档案数据；居民可通过身份证号或健康卡在医疗卫生机构的终端，如触摸屏、工作电脑中调阅，也可在家通过公共网络查询。健康档案的更新是在居民进行医疗或公共卫生服务时，通过健康卡中的主索引实时更新数据中心的健康档案信息；居民在家中，也可通过公共网络，通过输入身份证号和健康卡号实时更新权限内的健康档案信息。居民由于搬迁、婚嫁等原因，为了服务和管理方便，其健康档案需进行迁移，需原服务机构向新服务机构提交申请，并记录迁移的时间、原因、新服务机构和原服务机构等信息。

健康档案数据安全管理主要包括隐私数据信息保护的安全管理、数据调阅共享的安全管理、数据备份管理等。

（1）隐私数据保护的安全管理　访问居民相关隐私数据需通过居民授权、匿名化服务等方式；能够根据病种、角色等提供多维度授权；需对关键数据信息（字段级、记录级、文件级）加密存储等。

（2）数据调阅共享的安全管理　对数据的调阅共享，需通过身份认证、角色授权、责任认定、电子签名等方式。

（3）数据备份管理　健康档案数据库应设置预定的备份策略对数据进行本地备份或异地备份；制定数据库系统备份和恢复方案，应能够防止因用户失误和介质失效而造成的数据损失发生；应采用专业的备份软件为整个系统数据提供高速、可靠的备份和恢复能力。

通过计算机进行管理，建立区域数据共享中心，实现区域性的电子健康档案，并结合一卡通"健康卡"模式，实现区域内健康档案的高效、准确、快捷应用。

2. 健康档案的应用

（1）健康档案特别是区域性的电子健康档案，可实现区域内居民健康数据的实时共享和应用，提高了区域内的医疗卫生业务机构的工作效率及医疗业务管理机构的管理效率，从而真正为居民的健康服务。可辅助医疗机构的诊断和治疗、公共卫生机构的预防和保健，提高了医疗卫生机构的业务质量和工作效率。利用健康档案，特别是区域性的电子健康档案平台，可及时、全面、准确、系统地提供居民的健康档案资料给就诊医生，使医生的诊断和治疗方案更加客观准确，也缩短了医生诊疗时间。同样，如疾病预防控制中心、社区卫生服务中心和（或）站、妇幼保健院等公共卫生机构通过区域电子健康档案，对居民的预防、保健、健康教育、重点人群随访等工作也更高效，从而提高了医疗卫生机构的业务质量和工作效率。

（2）健康档案特别是区域性的电子健康档案，系统、全面、准确地记录着居民的健康信息，其海量的数据为管理部门的数据分析和最终决策提供了有力依据和帮助，为改善区域内居民的健康状况奠定了基础。如区域内某个片区＞60岁以上老年人高血压特别多，就需要进行实地考察和分析，是不是环境或其他原因，如饮用水中盐分太高等，从而为决策提供线索和依据，也可更好地改善居民居住环境和自身健康，同时，便于居民全面系统地了解自身健康状况，有助于其进行有效的预防和康复，也为医患交流提供一个良好的平台。

（3）通过健康档案特别是区域性的电子健康档案，居民可通过健康档案的居民服务平台了解自身的健康状况，并可通过平台与医生进行交流，可对医疗卫生机构的服务进行评价，也可通过平台更新权限内的健康档案信息，不仅有助于居民对自身健康情况的了解，也增强了医患交流和对医疗卫生服务机构工作的监督。

（4）海量的健康档案数据，可用于建立各种与健康相关的资源库，为教学科研提供全面、系统、准确的资料，为基层医疗卫生服务工作的科学研究提供翔实的数据和资料，通过这些资料也可对健康档案和基层卫生服务工作进行总结和分析，为制订下一步的工作和改进计划提供依据，同时也为患者之间提供了一个良好的平台，有利于同病或同需求的患者之间进行交流。

 —————————— 练习题

一、选择题

1. 要做到平衡膳食，保证三大宏量营养素的合理比例，碳水化合物提供的能量占总能量的（　　）。

A. 50%～65%　　B. 10%～15%　　C. 20%～30%　　D. 5%～10%

2. 中国营养学会制定的《中国居民平衡膳食宝塔》分（　　）层。

A. 二　　　　　　B. 三　　　　　　C. 四　　　　　　D. 五

3. 推荐成人每天摄入食盐不超过（　　）。

A. 8g　　　　　　B. 10g　　　　　　C. 4g　　　　　　D. 6g

4. 为减少心脑血管病的发生，男性每天喝白酒不宜超过（　　）。

A. 200mL　　　　B. 150mL　　　　C. 100mL　　　　D. 50mL

5. 下列运动属于有氧运动项目的是（　　）。

A. 短跑　　　　　　B. 举重　　　　　　C. 瑜伽　　　　　　D. 跳高

6. 下列运动属于无氧运动项目的是（　　）。

A. 短跑　　　　　　B. 游泳　　　　　　C. 瑜伽　　　　　　D. 慢跑

7. 如果戒烟已经超过 4 周，表明戒烟已经进入（　　）。

A. 暂时戒除期　　　B. 行动阶段　　　　C. 戒烟维持期　　　D. 彻底戒除期

8. 18～64 岁成年人应每周至少完成（　　）中等强度有氧活动，或每周累计至少 75min 高强度有氧活动，或中等强度和高强度两种活动相当量的组合。

A. 200min　　　　　B. 150min　　　　　C. 100min　　　　　D. 50min

9. 下列不属于毒品的是（　　）。

A. 鸦片　　　　　　B. 大麻　　　　　　C. 酒精　　　　　　D. 罂粟壳

10. 下列有关毒品对身心的危害不正确的是（　　）。

A. 幻觉、妄想、定向障碍　　　B. 可振奋精神　　　C. 戒断反应　　　D. 精神障碍

二、判断题

1. 睡前不要饮用浓茶、酒精浓度高的饮料。（　　）

2. 吸烟是心血管病的三大经典危险因素（高血压、血脂异常和吸烟）之一。（　　）

3. 罂粟壳可作为食品调味剂放入火锅底汤中，增加口感。（　　）

4. 熬夜、没精神时，可以服用有"可待因"成分的"止咳水"提神。（　　）

5. 吸毒所致最突出的精神障碍是幻觉和思维障碍。（　　）

6. 为避免大学生无节制过度上网，校园内可禁止使用网络。（　　）

7. 健康档案有助于健康管理服务提供者系统地掌握服务客户的健康状况，筛选高危人群并实施有针对性的防治措施，从而达到预防疾病和促进健康的目的。（　　）

8. 偶尔尝试一次"毒品"，对身体无碍。（　　）

9. 健康档案可提高居民自身的健康意识，减少其患病率。（　　）

10. 维多利亚宣言中提出了健康四大基石，即合理膳食、适量运动、戒烟限酒、心理平衡。（　　）

三、简答题

1. 当你身边有沉迷网络的同学，你应该怎么帮助他改掉网络成瘾的习惯？

2. 从个人、社会等角度说一说毒品的危害。

3. 请根据自己的实际情况制订一份适合自己的身体活动计划。

4. 请通过自己所学的知识，为家人制订一份健康膳食指南。

5. 请简要阐述建立健康档案的意义。

附　　录

国务院关于实施
健康中国行动的
意见

中华人民共和国
传染病防治法
（修订）

遏制结核病行动
计划（2019—
2022 年）

突发公共卫生事
件应急条例

突发公共卫生事
件与传染病疫情
监测信息报告
管理办法

大专院校新冠肺
炎疫情防控技术
方案

使用有毒物品作
业场所劳动保护
条例

群体性不明原因
疾病应急处置方
案（试行）

练习题参考答案

参 考 文 献

[1] 张卓然. 医学微生物和免疫学 [M]. 北京：人民卫生出版社，2003.

[2] 马如娅. 护理技术 [M]. 北京：人民卫生出版社，2006.

[3] 胡怀明，邱洪斌，李晓霞. 预防医学 [M]. 北京：人民军医出版社，2002.

[4] 吴建军，万学中. 突发公共卫生事件其应急处理 [M]. 长春：东北师范大学出版社，2011.

[5] 张爱华，张华. 公共卫生与预防医学实验教程 [M]. 北京：科学出版社，2012.

[6] 王陇德. 健康管理师 [M]. 北京：人民卫生出版社，2019.

[7] 王玉国，施洪涛. 当代大学生安全教育简明教程 [M]. 哈尔滨：哈尔滨工业大学出版社，2008.

[8] 凌文华，孙志伟. 预防医学 [M].3 版. 北京：人民卫生出版社，2015.

[9] 饶朝龙，朱继民. 预防医学 [M].3 版. 上海：上海科学技术出版社，2017.

[10] 傅华. 预防医学 [M].6 版. 北京：人民卫生出版社，2013.

[11] 詹平，陈华. 环境卫生学 [M]. 北京：科学出版社，2008.

[12] 郝吉明，马广大，王书肖. 大气污染控制工程 [M].3 版. 北京：高等教育出版社，2010.

[13] 王郁. 水体污染控制工程 [M]. 北京：化学工业出版社，2008.

[14] 杨景辉. 土壤污染与防治 [M]. 北京：科学出版社，2015.

[15] 张忠. 食品营养学 [M]. 北京：中国轻工业出版社，2017.

[16] 王陇德. 健康管理师基础知识 [M]. 北京：人民卫生出版社，2019.

[17] 刘鹏. 我国居民膳食结构变化趋势及影响因素分析——基于 CHNS 数据库的研究 [D].2016.

[18] 谢宁. 中医学基础 [M]. 北京：中国中医药出版社，2016.

[19] 王文，王玉霞，蔡伟. 中医学基础 [M]. 北京：高等教育出版社，2019.

[20] 赵斌. 运动保健 [M]. 广西：广西师范大学出版社，2014.